요양
보호사

필기 실기
핵심 총정리

박지원 저

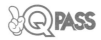다락원

현재 대한민국은 고령사회(전체 인구 대비 65세 이상의 노인인구가 14% 이상인 국가)로 진입하였으며, 2026년에는 초고령사회(전체 인구 대비 65세 이상의 노인인구가 20% 이상인 국가)로 진입할 것으로 보입니다.

노인인구 증가는 인간 수명의 증가라는 긍정적인 면도 있지만, 사회적 역할의 상실, 수입의 감소, 건강 악화로 인한 유병장수, 소외와 고독감이라는 부정적인 면의 사회적 문제를 가지고 있습니다.

이러한 사회적 환경 변화에 대처하기 위해 2008년 7월 노인장기요양보험제도가 시행되었습니다. 이에 발맞추어 요양보호사는 새로운 직업으로 자리매김하게 되었으며, 현재 요양보호사는 노인장기요양보험제도에 있어 중요한 핵심요원이 되었습니다.

이와 같은 요양보호사가 되기 위해서는 소정의 교육기관에서 320시간을 이수하고 요양보호사 필기, 실기 시험에 응시하면 됩니다. 요양보호사 필기, 실기 시험은 관련 핵심 이론서와 실전모의고사 문제집을 반복 학습한다면 합격할 수 있습니다. 이번에 출간하는 〈원큐패스 요양보호사 필기 실기 핵심 총정리〉의 특징은 다음과 같습니다.

〈원큐패스 요양보호사 필기 실기 핵심 총정리〉

▶ 최신 출제 경향을 분석하여 꼭 알아야 할 이론과 예상문제를 단원별로 수록하였습니다.

▶ 각 문제마다 상세한 설명과 표준교재 페이지를 표시하여 스스로 반복하여 학습할 수 있습니다.

▶ 새로운 출제 경향에 맞추어 그림 문제 50문제를 수록하였습니다.

▶ 2024년 7월 표준교재 개정 시 추가된 내용은 [2025년 대비 특별부록]으로 수록하였습니다. 2025년 2월부터 시행되는 시험을 준비하는 수험생은 부록을 통해 추가로 학습할 수 있습니다.

이에 예비 요양보호사님들은 〈원큐패스 요양보호사 필기 실기 핵심 총정리〉를 통해 자신감 있게 시험에 임하시기를 바라며 수험생 여러분들의 합격을 기원합니다.

❶ 시험일정(CBT)

한국보건의료인국가시험원(국시원) 공지사항 참조
https://www.kuksiwon.or.kr

❷ 시험시간

구분	입장시간	중도 퇴실 가능 시간	시험시간
오전 시험 (1사이클)	09:20~09:40	11:00~	10:00~11:30 (90분)
오후 시험 (2사이클)	12:50~13:10	14:30~	13:30~15:00 (90분)

※ 시험센터에 따라 시험일과 시험시간(오전/오후)이 다르게 운영될 수 있으므로, 해당 내용은 구간별 '시험일정 공개일'에 다시 한 번 확인하시기 바랍니다.

❸ 시험과목

시험과목	문제 수	배점	총점	비고
1. 필기시험 요양보호론(요양보호와 인권, 노화와 건강증진, 요양보호와 생활지원 및 상황별 요양보호기술)	35문제	1점/1문제	35점	객관식 (5지 선다형)
2. 실기시험	45문제		45점	

※ 모든 교육 과정(이론강의·실기연습·현장실습)은 본인 시험일 전일까지 이수해야 한다.
※ 개정된 교육과정 교육 이수자가 아닌 경우에는 다시 교육을 이수해야 한다.

❹ 시험방식

1 시험방식(CBT)

① 원서 접수 시 본인이 응시하고자 하는 시험일과 시험시간, 시험센터를 선택한다.
② 기존 지필시험(PBT)과 동일한 객관식 5지 선다형 문제 유형으로, 데스크톱 PC(모니터, 마우스)를 이용하여 답안을 클릭하여 선택한다.

2 유의사항

① 응시자는 PC를 이용한 방식으로만 시험에 응시할 수 있으며, 별도의 종이 문제지 및 OMR 답안 카드를 제공하지 않는다.
② 응시자는 PC 모니터의 문제를 읽고, 답안은 마우스로 클릭하여 선택한다.
③ 응시자는 감독관의 지시에 따라 시험 기기(PC)를 사용해야 한다.
④ 컴퓨터 시험 '응시자 안내 동영상'은 국시원 홈페이지(www.kuksiwon.or.kr) 「시험정보-컴퓨터시험-CBT」에서, '튜토리얼(CBT를 사전 체험할 수 있는 프로그램)'은 「시험정보-컴퓨터시험-CBT 체험하기-요양보호사 상시 CBT 체험하기」에서 각각 확인 가능하다.
※ 튜토리얼 프로그램은 모바일 환경에서는 구동되지 않을 수 있다.

5 교육시간

1 교육시간

구분		총시간	이론	실기	실습
신규자		320	126	114	80
경력자	기타 일반	223	126	57	40
	요양/재가	203	126	57	20
	요양+재가	183	126	57	0
국가자격 (면허) 소지자	간호사	40	26	6	8
	사회복지사	50	32	10	8
	물리치료사, 작업치료사, 간호조무사	50	31	11	8

2 자격 취득 절차

교육 신청	자격 취득 희망자 → 요양보호사 교육기관 ※ 교육 신청 자격(학력, 나이) 제한 없음 ※ 교육 대상자 확인(경력자, 국가자격(면허) 소지자) 후 등록
교육 이수	교육기관(실습기관) 교육수료 증명 서류 발급 ※ 발급 서류 : 요양보호사 교육수료증명서
시험 실시 공고	한국보건의료인국가시험원(국시원) 홈페이지(https://www.kuksiwon.or.kr) 공고 참조
원서 접수	한국보건의료인국가시험원(국시원) 요양보호사 바로가기(회원 가입 후 온라인 접수)
시험 시행	한국보건의료인국가시험원(국시원) 시험 센터에서 컴퓨터 시험 시행
합격자 발표	한국보건의료인국가시험원(국시원) 홈페이지 발표 및 문자 안내
자격증 신청	한국보건의료인국가시험원(국시원) 요양보호사 자격증 발급 홈페이지(온라인 신청 및 증빙서류 우편 제출)
자격증 승인·발급	시·도지사 명의의 요양보호사 국가자격증 발급
자격증 발급 사실 통보	자격증 발급 사실을 합격자가 수료한 요양보호사 교육기관 관할 시·도지사에게 통보

이 책의 구성

핵심 이론

- 최신 출제 경향을 분석하여 꼭 알아야 할 이론을 정리하여 수록하였습니다.
- 중요한 부분은 눈에 띄게 표시하여 빠르게 학습할 수 있습니다.

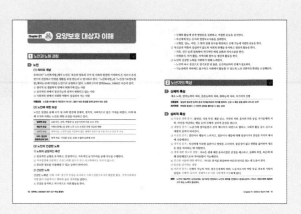

출제 예상문제

- 출제 예상문제를 단원별로 수록하여 이론에서 학습한 내용을 곧바로 반복 학습할 수 있습니다.
- 문제마다 상세한 해설과 표준교재 페이지를 기재하여 수험자가 스스로 추가 학습할 수 있습니다.

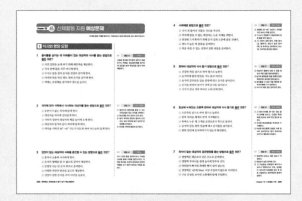

그림 문제 50

- 새로운 출제 경향에 맞추어 그림 문제 50문제를 수록하였습니다.
- 다양한 그림 문제를 풀어볼 수 있게 하여 학습률을 높였습니다.

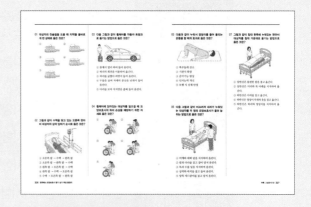

[특별부록] 2025년 대비

- 2024년 7월 개정된 표준교재를 반영하여 2025년 2월부터 시행되는 시험을 준비하는 수험생을 위하여 추가되는 내용은 부록으로 수록하여 추가로 학습할 수 있습니다.

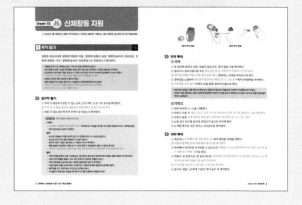

특별부록 2025년 대비

신체활동 지원 – 투약 돕기

가사 및 일상생활 지원 – 주거환경 관리

※ 2025년 출제 범위에 추가되는 투약 돕기 및 주거환경 관리 이론과 문제를 별도로 수록함

PASS

공인중개사

필기 실기 핵심 총정리

2025년 대비 최신 출제기준 수록

제1편 저

※ 2024년 7월 개정되어 내용이 추가되었으니 2025년 2월부터 시행되는 시험 수험자는 참고하여 추가로 학습하세요.

1 투약 돕기

정확한 대상자에게 정확한(적합한) 약물, 정확한(정해진) 용량, 정확한(올바른) 복용경로, 정확한(정해진) 시간, 정확한(올바른) 복용방법으로 복용하는지 확인한다.

- 약물을 만지기 전·후에는 반드시 비누로 손을 깨끗하게 씻는다.
- 약의 종류에 따라 그대로 투여해야 하는 약이 있으므로 약국에서 가져온 상태대로 투약한다.
- 요양보호사 임의대로 약을 쪼개거나 가루로 내지 말고 약사나 의사에게 문의하여 지시에 따른다.
- 유효기간이 지났거나 확실치 않은 약물은 절대 사용해서는 안 된다.
- 처방된 이외의 약은 섞어주지 말아야 한다.
- 잘못 복용된 약이 있을 경우 즉시 시설장이나 관리책임자에게 보고한다.
- 대상자가 금식일 때, 고혈압 대상자인 경우 금식이라도 반드시 투약한다.
- 투약 전 반드시 손 씻기 후 약물을 만진다.

1 경구약 돕기

① 투약 시 대상자가 삼킬 수 있는 능력, 금식 여부, 오심·구토 유무를 확인한다.
② 투약 전·후 물을 충분히 제공하여 위장관에서 잘 흡수되도록 한다.
③ 복용 후 입을 벌리게 하여 투약이 잘 되었는지 확인한다.

> **TIP 투약 방법에 따른 주의사항**
> - **가루약**
>   - 숟가락을 사용하여 약간의 물에 녹인 후 투약하거나 바늘을 제거한 주사기를 이용하여 녹인 가루약을 흡인하여 입안으로 조금씩 주입한다.
> - **알약**
>   - 손으로 약병에서 약을 꺼내지 말고 약 뚜껑에 담아 다시 손으로 옮긴다.
>   - 손으로 만진 약은 절대 약병에 다시 넣지 않는다.
>   - 알약이 개수가 많은 경우에는 2~3번에 나누어 투약한다.
>   - 물을 충분히 제공하여 약을 삼키기 쉽게 해주고 위장관에서 흡수가 잘되도록 한다.
>   - 대상자가 손을 떨거나 입안에 넣는 중에 약을 떨어뜨려 잃어버릴 경우 직접 입안에 넣어 준다.
> - **물약**
>   - 약병 뚜껑을 안쪽이 위로 가도록 놓고, 병 안쪽이 손에 닿지 않도록 하여 약병에 세균이 들어가지 않게 한다.
>   - 사용 전에 약물을 흔들어 섞고 색이 변하거나 혼탁한 약물은 버린다.
>   - 약병 계량컵을 눈높이로 들고 처방된 용량만큼 따른 후 투약한다.
>   - 라벨이 붙은 쪽을 손바닥으로 오도록 잡고 라벨의 반대쪽 방향으로 용액을 따른다.
>   - 병뚜껑을 닫기 전에 종이 수건으로 입구를 닦는다.
>   - 약 용량이 적을 때는 바늘을 제거한 주사기를 이용하여 복용하게 한다.

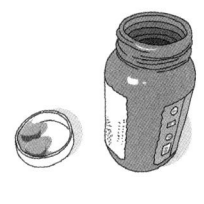

[알약 투여 방법]

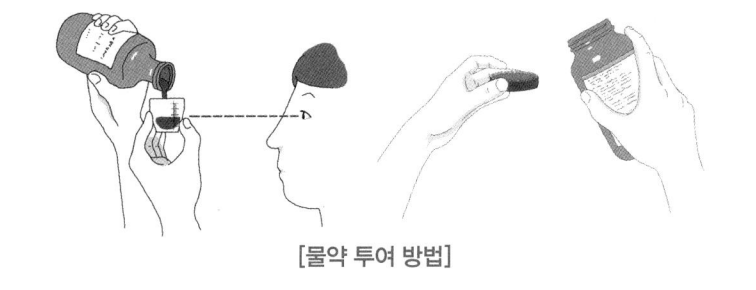

[물약 투여 방법]

2 안약 투여

(1) 안약

① 약 겉면에 대상자 이름, 약품의 유효기간, 점적 방울 수를 확인한다.
② 멸균수나 생리식염수를 적신 멸균 솜으로 눈 안쪽에서 바깥쪽으로 닦아준다.
③ 하안검(아랫눈꺼풀) 아래 멸균 솜을 대고, 대상자는 천정을 바라보도록 한다.
④ 결막낭을 노출하여 하안검의 중앙이나 외측으로 1~2cm 높이에서 안약용액을 투여한다.
⑤ 비루관을 잠시 눌러 안약이 코를 통해 내려가지 않도록 한다.

> • 한쪽 눈만 감염이 있을 경우 반대쪽 눈이 감염되지 않도록 소독솜으로 안쪽에서 바깥쪽으로 닦아준다.
> • 각막에 직접 점안하는 것보다 결막에 점안하면 점적기가 눈에 닿아서 오염되거나 눈을 다치게 할 위험이 줄어들어 각막이 보호된다.

(2) 안연고

① 안약 투여의 ①~②를 시행한다.
② 안연고 사용 시 처음 나오는 것은 거즈로 닦아내어 외부 공기에 감염되는 것을 예방한다.
③ 안연고 끝을 아래 결막낭 위에 놓고 안쪽에서 바깥쪽으로 2cm 정도 짠다.
④ 눈을 감고 안구를 움직여 안연고가 골고루 퍼지게 한다.
⑤ 눈꺼풀 밖으로 나온 연고는 소독솜으로 닦아낸다.

3 귀약 투여

① 대상자는 투여해야 할 귀를 위쪽으로 하여 편안한 자세를 취한다.
② 면봉에 용액을 묻혀 귓바퀴와 외이도를 닦아낸다.
③ 투여액이 차가우면 어지러울 수 있으므로 약병을 손으로 따뜻하게 하거나 잠시 온수에 담가 체온과 가까운 상태로 한다.
④ 약물이 귀 안쪽으로 잘 들어가도록 귓바퀴를 후상방(뒷쪽)으로 잡아당겨 외이도가 곧게 펴지도록 하여 약물이 잘 들어가게 한다.
⑤ 귀 입구를 눌러주고 5분 정도 누워 있도록 한다.
⑥ 솜으로 귀를 느슨하게 15분간 막아 놓은 후 제거한다.

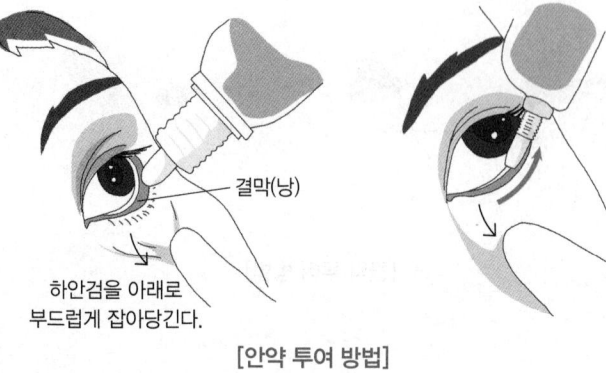
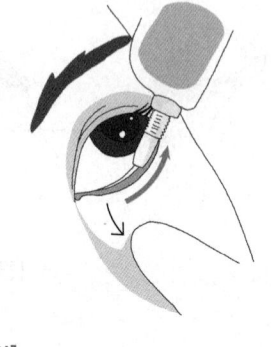
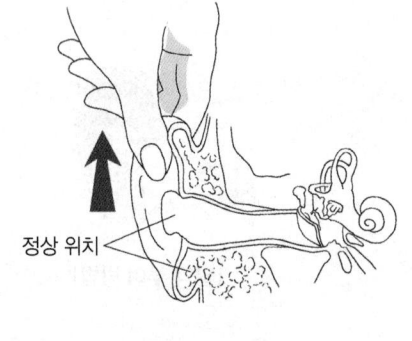

결막(낭)

하안검을 아래로
부드럽게 잡아당긴다.

정상 위치

[안약 투여 방법]　　　　[귀약 투여 방법]

4 주사 주입 돕기

주사 주입은 의료인의 영역이므로 요양보호사는 시행하지 않으며 대상자에게 정확하게 투여되는지 확인하고 이상증상 발생 시 시설장, 관리책임자, 간호사에게 즉시 보고한다.

① 수액세트, 주사바늘이 대상자와 분리되지 않도록 주의한다.

② 수액병은 대상자의 심장보다 항상 높게 유지한다.

③ 주사 부위가 붉게 되거나, 붓거나, 통증, 약물이 주입되지 않을 때, 혈액이 역류될 때, 부작용 증상(가슴답답, 어지러움, 오심, 구토)이 있을 때, 조절기를 잠근 후 즉시 시설장이나 관리책임자에게 보고한다.

④ 바늘을 제거한 후에는 1~2분간 지그시 누르고 피멍이 들 수 있으므로 비비지 않는다.

5 약 보관

모든 약은 치매 대상자, 아동이나 반려동물이 닿지 않는 안전한 곳에 보관해야 하며 유효기간이 지난 약물은 반드시 폐기한다. 약물을 보관할 때는 약병에 쓰인 보관법을 따른다.

① 알약 : 원래의 약 용기에 넣어 건조하고 그늘진 서늘한 곳에 보관한다.

② 가루약 : 숟가락 사용 시 이물질이나 물기가 있으면 변하기 쉬우므로 물기가 없어야 한다.

③ 시럽제(물약)

- 직사광선을 피해 서늘하고 그늘진 곳에 보관하거나 보관법을 따른다.
- 남은 약을 먹는다면 반드시 색깔, 냄새를 확인하여 이전과 다르면 폐기한다.
- 약병에 입을 대고 먹을 경우 침으로 약물이 변질될 수 있으므로 반드시 깨끗한 계량컵이나 스푼을 사용한다.
- 덜어낸 시럽을 다시 용기에 넣으면 변질될 수 있으므로 남은 약은 반드시 버린다.

④ 안약·귀약 : 투약 후 남은 약물은 소독솜으로 닦아 상온의 그늘진 곳에 보관한다.

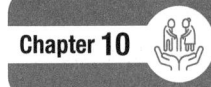

■ 정답 옆에 기재된 페이지는 「요양보호사 양성 표준교재」 참고 페이지입니다.

1 투약 돕기 (2024 표준교재 개정판 367~373p)

1 가루약을 복용할 때 사레에 자주 걸리는 대상자를 돕는 방법으로 옳은 것은?

① 하루분의 약을 물에 녹여 두고 나누어 먹인다.

② 머리를 뒤로 젖혀 가루약을 삼키게 한다.

③ 가루약을 혀 밑에 넣어 녹여서 삼키게 한다.

④ 가루약을 2~3회 분량으로 나누어 입에 넣어준다.

⑤ 바늘이 없는 주사기에 물로 녹인 가루약을 조금씩 먹인다.

01 정답 ⑤ 368p

① 약이 변질될 수 있으므로 약 먹는 시간에 맞춰 먹는다.

⑤ 가루약은 숟가락을 사용하여 약간의 물에 녹인 후 투약하거나 바늘을 제거한 주사기(무침 주사기)를 이용하여 녹인 가루약을 흡인하여 입안으로 조금씩 주입한다.

2 대상자의 알약 복용을 돕는 방법으로 옳은 것은?

① 알약이 크면 쪼개서 제공한다.

② 고개를 뒤로 젖혀 한 알씩 넣어준다.

③ 약이 잘 흡수되도록 커피와 함께 먹게 한다.

④ 남은 알약은 손으로 집어 약병에 다시 넣어 보관한다.

⑤ 대상자가 심하게 손을 떨면 약을 직접 입에 넣어준다.

02 정답 ⑤ 368p

⑤ 대상자가 손을 떨거나 입안에 넣다가 떨어뜨려 약을 잃어버릴 우려가 있으면 직접 입안에 넣어준다.

3 처방된 알약의 개수가 많은 대상자의 복약을 돕는 방법으로 옳은 것은?

① 뜨거운 물에 녹인 후 제공한다.

② 큰 알약을 쪼개서 제공한다.

③ 삼키기 쉽게 갈아서 가루로 제공한다.

④ 먹기 좋게 약에 꿀을 섞어서 제공한다.

⑤ 알약을 두세 번으로 나누어 먹게 한다.

03 정답 ⑤ 368p

⑤ 삼킴 장애가 있는 경우 기도흡인의 위험이 있을 수 있어 나누어 복용하게 한다.

4 대상자에게 투여할 물약을 준비하는 방법으로 <u>옳은</u> 것은?

① 색이 변한 물약은 흔들어서 따른다.
② 계량컵을 눈높이 위에서 놓고 따른다.
③ 약병 뚜껑은 안쪽이 바닥을 향하도록 놓는다.
④ 약 이름 라벨이 붙어있는 쪽을 잡고 따른다.
⑤ 병 입구 안쪽을 휴지로 닦은 후 뚜껑을 닫는다.

5 대상자의 물약 복용을 돕는 방법으로 <u>옳은</u> 것은?

① 색깔이 변한 약물은 흔들어 섞어 사용한다.
② 뚜껑 안쪽이 아래로 향하도록 놓는다.
③ 라벨이 붙은 쪽으로 용액이 흘러내리게 따른다.
④ 손으로 병 입구를 깨끗이 닦은 후에 뚜껑을 닫는다.
⑤ 계량컵에 처방 용량보다 많이 따른 약은 병에 다시 넣지 않고 버린다.

6 안연고 투여 방법으로 <u>옳은</u> 것은?

① 안연고 처음에 나온 것을 사용한다.
② 아래 결막낭 바깥쪽 1/3 지점에 점안한다.
③ 아래 결막낭 안쪽에서 바깥쪽으로 점안한다.
④ 비루관을 1분 이상 눌러준다.
⑤ 눈꺼풀 밖으로 나온 연고는 면봉으로 닦아준다.

7 대상자에게 안연고를 투약하는 방법으로 <u>옳은</u> 것은?

① 투약한 후 눈을 가볍게 문질러준다.

② 눈의 바깥쪽에서 안쪽 방향으로 투여한다.

③ 안연고 투약 후 비루관을 가볍게 눌러준다.

④ 뚜껑을 열어 처음부터 나오는 연고를 사용한다.

⑤ 눈꺼풀 밖으로 나온 연고는 생리식염수를 적신 멸균 솜으로 닦아낸다.

07　　정답 ⑤　　371p

⑤ 오염을 예방하기 위해 생리식염수를 적신 멸균 솜으로 닦아낸다.

8 다음 중에서 눈에 안약을 점적하는 위치로 <u>옳은</u> 것은?

08　　정답 ④　　371p

④ 하부결막낭을 노출하여 아랫눈꺼풀(하안검)의 중앙이나 외측으로 1~2cm 높이에서 안약 용액을 투여한다. 각막에 직접 점안하여 오염되거나 눈을 다치게 할 위험이 줄어들고 각막이 보호된다.

9 염증이 있는 오른쪽 귀에 물약을 넣는 방법으로 <u>옳은</u> 것은?

① 약을 냉장보관 후 즉시 넣는다.

② 약을 넣은 후 귀 입구를 눌러준다.

③ 귓바퀴를 후하방으로 잡아당기고 약을 넣는다.

④ 약을 넣은 후 오른쪽 귀를 아래로 향하게 한다.

⑤ 약을 넣기 전 면봉으로 귓속을 깨끗이 닦는다.

09　　정답 ②　　371~372p

① 차거나 뜨거우면 내이를 자극하여 오심, 구토, 어지러움을 유발할 수 있다.

② 귀 입구를 잠깐 부드럽게 눌러주고 약물이 흡수되도록 약 5분간 누워있도록 한다.

③ 귓바퀴를 후상방으로 잡아당기고 약을 넣는다.

④ 약을 넣은 후 오른쪽 귀를 위로(치료할 귀를 위쪽으로) 향하게 한다.

⑤ 귓바퀴와 외이도(귀 입구)를 닦는다.

10 다음 그림에서 중이염을 앓고 있는 대상자에게 귀약을 투여할 때 귓바퀴를 잡아당기는 방향으로 <u>옳은</u> 것은?

① 가   ② 나   ③ 다   ④ 라   ⑤ 마

10　　정답 ②　　371~372p

② 귓바퀴를 후상방으로 잡아당겨 약물 투여가 쉽도록 한 후 측면을 따라 정확한 방울 수의 약물을 점적한다.

11 귀약을 투여한 직후에 대상자에게 오심과 구토 증상이 나타날 수 있는 경우로 <u>옳은</u> 것은?

① 너무 차가운 귀약을 투여한 경우
② 옆으로 누운 자세로 귀약을 투여한 경우
③ 귀약 투여 전에 귀지를 제거한 경우
④ 귓바퀴를 후하방으로 잡아당겨 투여한 경우
⑤ 약이 귀안의 측면을 따라 흘러 들어가도록 투여한 경우

11　　정답 ①　　371~372p

① 귀약이 차거나 뜨거우면 내이를 자극하여 오심, 구토, 어지러움을 일으킬 수 있다. 손으로 약병을 따뜻하게 하거나 미온수에 잠시 담근다.

12 정맥주사 바늘이 제거된 후에 알코올 솜으로 절대 비비지 않는 이유로 <u>옳은</u> 것은?

① 주사 부위가 감염될 수 있기 때문에
② 주사 부위가 피멍이 들 수 있기 때문에
③ 주사 부위에 부종이 생길 수 있기 때문에
④ 알코올이 혈관 내로 흡수될 수 있기 때문에
⑤ 수액이 심장 쪽으로 빨려 들어갈 수 있기 때문에

12　　정답 ②　　372p

1~2분간 알코올 솜으로 지그시 누르고, 절대 비비지 않는다. 비비면 피멍이 들기 때문이다. 일정 시간 이상 눌러도 지혈이 되지 않으면 간호사에게 알린다.

13 정맥주사를 맞고 있는 대상자가 주사 부위가 붓고 아프다고 할 때 대처방법으로 <u>옳은</u> 것은?

① 주삿바늘을 즉시 제거한다.

② 즉시 수액조절기를 잠근다.

③ 주사 부위에 온찜질을 한다.

④ 주사 맞는 팔을 심장보다 높게 한다.

⑤ 부어오른 부위를 알코올 솜으로 눌러준다.

14 약물의 성분과 효과가 유지되도록 보관하는 방법으로 <u>옳은</u> 것은?

① 사용기간이 지난 귀약은 냉동 보관한다.

② 알약은 건조한 곳에 보관한다.

③ 안약은 햇볕이 잘 드는 곳에 보관한다.

④ 가루약은 물약에 녹여 서늘한 곳에 보관한다.

⑤ 갈색 병에 들어있는 물약은 직사광선이 드는 곳에 보관한다.

15 대상자의 약물 복용을 돕는 방법으로 <u>옳은</u> 것은?

① 알약은 약병에서 약 뚜껑으로 옮긴 후에 손으로 옮긴다.

② 캡슐 약은 캡슐을 제거한 후 복용하게 한다.

③ 가루약은 약을 입에 먼저 넣고 물을 마시게 한다.

④ 약병 가장자리에 묻은 물약은 손가락으로 닦아낸다.

⑤ 물약은 계량컵을 눈높이 위로 들고, 처방된 양만큼 따른다.

---

13 정답 ② 372p

주사 부위가 붉게 되거나 붓거나 통증이 있는 경우 조절기를 잠근 후 즉시 간호사, 시설장이나 관리책임자에게 보고한다.

14 정답 ② 373p

② 알약은 원래의 약용기에 넣어 건조한 곳, 햇빛을 피해 보관해야 습기가 차지 않고 약성분이 변질되지 않는다.

15 정답 ① 367~373p

① 알약은 약병에서 약 뚜껑으로 옮긴 후에 손으로 옮긴다. 손으로 만진 약은 약병에 다시 넣지 않는다.

② 캡슐 약은 그대로 복용하게 한다.

③ 가루약은 숟가락을 사용하여 약간의 물에 녹인 후 투약하거나, 바늘을 제거한 주사기를 이용하여 녹인 가루약을 흡인하여 입안으로 조금씩 주입한다.

④ 약병 가장자리에 묻은 물약은 멸균 솜으로 닦아낸다.

⑤ 물약은 뚜껑을 열어 뚜껑의 위가 바닥으로 가도록 놓고 계량컵을 눈높이로 들고 처방된 양만큼 따른 후 대상자에게 투약한다.

※ 2024년 7월 개정되어 내용이 추가되었으니 2025년 2월부터 시행되는 시험 수험자는 참고하여 추가로 학습하세요.

1 주거환경 관리

1 안전한 주거환경 조성

(1) 기본 원칙

① 대상자와 가족의 희망사항, 건강상태, 사생활을 충분히 고려한다.
② 일상생활 동작(ALD)에 맞게 기능적이며 자립성을 높일 수 있는 환경을 조성한다.

(2) 안전한 주거환경 조성

1) 현관

① 문턱이 있으면 경사로를 설치하고, 휠체어가 통과할 수 있게 입구의 폭을 넓힌다.
② 야간에는 조명을 켜두고, 문고리는 열고 닫기가 편한 막대형으로 설치한다.
③ 안전하게 신발을 벗을 수 있도록 의자를 배치하고, 짐 같은 장애물은 두지 않는다.

2) 거실

① 출입구의 문턱을 없애고, 비상시를 대비해 응급호출기와 화재경보기를 설치한다.
② 전기코드 등은 벽쪽으로 고정시켜 통행에 불편을 주지 않는다.

3) 대상자의 방

① 남향 또는 남동향이 좋고, 화장실이나 욕실은 가깝게 하고 출입구의 문턱을 없앤다.
② 자주 쓰는 물건, 요양보호에 필요한 물품은 항상 손이 닿을 수 있는 위치에 둔다.
③ 가구 진열시 필요하면 모서리 덧대기를 한다.
④ 창가에 물건을 두어 햇빛을 차단하지 않게 하며, 커튼은 두꺼운 것과 얇은 것을 병용하여 온도, 채광, 소음 등의 조절에 이용한다.

4) 부엌과 식당

① 싱크대와 가스레인지는 대상자 손이 닿는 위치로 조정한다.
② 화상과 화재에 주의한다.
③ 휠체어가 사용 가능한 식탁을 사용한다.

5) 화장실, 욕실

① 출입문의 문턱을 없애고, 욕조 바닥은 미끄럼 방지 매트를 깔아 낙상을 예방한다.
② 안전손잡이는 대상자가 쓰기 편한 쪽, 마비가 없는 쪽, 양변기 옆, 세면대 등에 설치한다.
③ 습기가 많은 장소이므로 낮 시간 동안에 환기를 시킨다.

6) 계단

① 계단의 가장자리는 미끄러지지 않게 고무 등을 댄다.
② 안전손잡이(직경 35~40mm)를 계단과 복도에 설치하여 낙상사고를 예방한다.

2 ▶ 쾌적한 주거환경 조성

(1) 환기

대상자나 가족의 동의를 얻어, 하루에 2~3시간 간격으로 3번, 최소한 10~30분 창문을 열어 환기하고, 바람이 대상자에게 직접 닿지 않도록 주의한다.

(2) 실내온도·실내습도

① 여름은 22~25℃, 겨울은 18~22℃, 습도는 40~60%가 쾌적하지만, 대상자의 상태에 맞게 적정수준을 유지하여 바깥과의 온도차가 크지 않게 한다.
② 습기가 많은 곳에는 환풍기를 작동한다.
③ 국소난방보다는 전체난방이 바람직하다.

(3) 소음

보청기를 사용하는 경우 소음에 주의한다.

(4) 채광

커튼, 발, 블라인드를 이용하여 직사광선을 피한다.

(5) 조명

① 조명은 공간 전체로 고루 퍼지도록 용도에 맞는 조명등을 설치한다.
② 계단이나 복도는 무릎 아래쪽 위치에 보조등을 설치하여 안전사고에 대비한다.
③ 배설물을 치울 때는 간접조명보다 배설물을 확인할 수 있는 직접조명을 사용한다.

3 ▶ 청결한 주거환경 조성

(1) 청소하기

1) 침실

① 실내 청소를 할 때는 진공청소기나 젖은 걸레로 먼지를 제거한다.
② 특별한 상황을 제외하고는 오전에 정리하고 낮 동안에 활동할 수 있는 환경을 만든다.

2) 화장실

① 낮 시간 동안 충분히 환기시키고, 바닥에 물기가 없도록 건조하게 유지한다.
② 일주일에 한 번 정도는 소독제와 솔을 이용하여 바닥을 닦아준다.
③ 양변기에 물때가 끼었을 때는 솔에 식초를 묻혀 양변기 안쪽을 깨끗이 닦는다.
④ 화장실 배수구 뚜껑은 솔로 씻고, 물때를 씻어낸 뒤 소독제를 희석한 물을 부어준다.

3) 쓰레기 관리

① 쓰레기통에 냄새가 날 경우 식초를 수세미에 살짝 묻혀 닦은 후 물로 헹군다.
② 음식물 쓰레기는 발생 당일 치운다.

4) 주방

개수대 및 수납장, 배수구, 선반, 냉장고 등은 정리 후 깨끗이 닦고 정리한다.

(2) 물품 및 주변정돈

물품정리나 귀중품은 반드시 대상자나 가족의 동의를 얻어 책임 하에 정리한다.

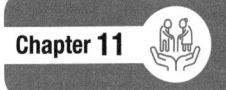

■ 정답 옆에 기재된 페이지는 「요양보호사 양성 표준교재」 참고 페이지입니다.

1 주거환경 관리 (2024 표준교재 개정판 558~565p)

1 안전하고 쾌적한 주거환경 관리로 <u>옳은</u> 것은?

① 안전손잡이는 마비가 있는 쪽에 설치한다.

② 쓰레기통은 소독제를 수세미에 묻혀 닦아낸다.

③ 실내 습도를 60~80%로 유지한다.

④ 배설물 등을 치울 때는 간접조명을 사용한다.

⑤ 야간에 화장실에 조명을 켜둔다.

01 **정답 ⑤** 559~563p

① 안전손잡이는 마비가 없는(건강한) 쪽에 설치한다.

② 식초를 살짝 수세미에 묻혀 닦아낸 후 물로 씻는다.

③ 습도는 40~60%가 적당하다.

④ 배설물을 치울 때는 배설물 확인이 쉬운 직접 조명을 사용한다.

⑤ 야간에는 화장실, 계단, 복도 등 넘어질 위험이 있는 장소에는 조명을 켜둔다.

2 재가방문 시 안전한 주거환경을 조성하기 위한 방법으로 <u>옳</u>은 것은?

① 창가에 화분을 두어 햇빛을 차단한다.

② 현관에 의자를 두어 앉아서 신발을 신고 벗도록 한다.

③ 식당 출입구에 문턱을 두어 거실과 구분한다.

④ 욕실의 안전손잡이는 마비가 있는 쪽에 설치한다.

⑤ 계단 천장 위에 보조등을 설치한다.

02 **정답 ②** 559~563p

① 햇빛을 차단하지 않도록 창가에 물건을 두지 않는다.

② 현관에서 안전하게 신발을 신고 벗을 수 있도록 의자를 놓아둔다.

③ 출입구의 문턱을 없애고, 미끄럽지 않은 바닥 소재를 사용한다.

④ 안전손잡이는 마비가 없는(건강한) 쪽에 설치한다.

⑤ 계단 높이를 잘 볼 수 있게 천장 위에 조명을 설치하고 무릎 아래에 보조등을 설치하면 안전사고를 예방할 수 있다.

3 재가대상자의 주거환경을 안전하게 관리하는 방법으로 <u>옳은</u> 것은?

① 암막 커튼으로 자연채광을 차단한다.

② 다리 간격이 넓은 식탁을 사용한다.

③ 거실과 방이 구분되도록 문턱을 설치한다.

④ 사용하기 편하도록 깊은 욕조를 선택한다.

⑤ 열고 닫기 편하도록 둥근형 문고리를 설치한다.

03　　정답 ②　　559~560p

① 자연채광은 밝고 습도가 낮으며 자외선에 의한 살균효과가 있으며, 자연채광으로 인한 각막장애를 예방하기 위해 커튼, 블라인드, 발 등을 사용한다.

② 휠체어에 앉아서도 이용할 수 있는 것으로 선택하고 대상자의 앉은키와 휠체어의 높이를 고려하여 충분히 움직일 수 있는 공간이 확보될 수 있도록 한다.

③ 출입구의 문턱을 제거하여 낙상 및 휠체어의 이동 공간을 확보한다.

④ 욕조에 물이 차면 중심을 잃고 미끄러질 수 있으므로 높이가 낮은 욕조를 사용한다.

⑤ 문고리는 열고 닫기가 용이하도록 막대형으로 설치한다.

4 재가대상자의 주거환경을 쾌적하고 안전하게 관리하는 방법은?

① 전체난방보다 국소난방을 한다.

② 창가에 화분을 올려놓는다.

③ 습도를 20~30%로 유지한다.

④ 얼굴을 비추도록 조명을 설치한다.

⑤ 환기는 낮 동안 2~3시간 간격으로 한다.

04　　정답 ⑤　　562p

① 국소난방보다는 전체난방이 바람직하다.

② 햇빛을 차단하지 않도록 창가에 물건을 두지 말고, 커튼을 얇은 것과 두꺼운 것을 병용한다.

③ 습도는 40~60%가 적당하다.

④ 공간 전체로 고루 퍼지도록 용도에 맞는 조명등을 설치한다.

⑤ 환기는 하루에 2~3시간 간격으로 3번, 최소한 10~30분 창문을 열어 환기한다.

5 시설에서 실내 환경을 청결하고 쾌적하게 조성하는 방법으로 <u>옳은</u> 것은?

① 보조난방으로 온도를 조절한다.
② 습기가 많은 곳에는 가습기를 사용한다.
③ 방바닥의 먼지는 빗자루로 제거한다.
④ 양변기의 물때는 솔에 식초를 묻혀 닦는다.
⑤ 쓰레기통에서 냄새가 나면 방향제를 뿌린다.

05 　정답 ④　　562~565p

① 전체난방으로 온도를 조절하고 겨울철 실내온도를 유지하기 위해 보조 난방 기구를 사용한다.
② 습기가 많은 곳은 환풍기를 사용하고, 건조한 겨울철에는 가습기를 이용한다.
③ 솔에 식초를 묻혀 변기 안쪽을 닦는다.
④ 양변기에 물때가 끼었을 때는 솔에 식초를 묻혀 변기 안쪽을 닦는다.
⑤ 냄새가 나는 경우에는 식초를 수세미에 살짝 묻혀서 닦아낸 후 물로 헹군다.

1 노인과 노화 과정

1 노인

(1) 의미와 개념

우리나라 「노인복지법」에서 노인은 '후손의 양육과 국가 및 사회의 발전에 기여하여 온 자로서 존경받으며 건전하고 안정된 생활을 보장 받는다'고 명시하고 있다. 「노인복지법」과 「노인장기요양보험법」에서는 65세 이상을 노인으로 규정하고 있다. 노화의 3가지 영역(Breen, 1960)은 다음과 같다.

① 생리적 및 생물학적 면에서 퇴화기에 있는 사람
② 심리적인 면에서 정신기능과 성격이 변화되고 있는 사람
③ 사회적인 면에서 지위와 역할이 상실되어 가는 사람

이중초점 노인을 바라볼 때 개인만이 아니라 그들이 속한 환경을 함께 살펴야 하는 관점

(2) 노인에 대한 보상

노인은 일생을 통해 국가 및 사회 발전에 경제적, 정치적, 사회적으로 많은 기여를 하였다. 이에 대해 국가와 사회는 노인을 위한 보상을 마련하고 있다.

경제적 보상	교통시설, 공원, 박물관 등 공공시설의 이용 요금 감면
제도적 보상	사회보장제도를 통한 노후 소득 보전과 질병 치료와 예방
정치적 보상	어버이날, 노인의 날을 지정하여 젊은 세대의 귀감이 될 모범 어르신 선정 후 포상
지적·정신적 문화유산의 전수	정책 자문, 기록물 등록, 유형·무형의 문화재 보전

(3) 노인의 건강한 노화

1) 노화의 긍정적인 측면

① 일상적인 균형을 유지하고, 안정적이고, 지속적인 동기부여를 통해 직무를 수행한다.
② 의사결정에 신중하고 조심스러워 실수가 적고 사고력에서도 뒤지지 않는다.
③ 중요한 정보를 추출해낼 수 있는 능력이 뛰어나다.

2) 건강한 노화

건강한 노화란 신체·사회·정신적 안녕을 유지하고 사회구성원으로서의 활발한 활동, 지역사회에서 차별 없이 자립적이고 행복한 삶을 영위함을 말한다.
① 건강을 유지하고 적극적으로 사회 활동을 한다.

- 신체와 활동에 맞게 영양분을 섭취하고, 적절한 운동을 실시한다.
- 자신에게 맞는 음식과 영양보조식품을 섭취한다.
- 고혈압, 당뇨, 비만, 그 밖의 질병 유무를 확인하고 신체 기능에 적합한 운동을 한다.

② 자신감과 역할이 상실되지 않도록 사회적 관계를 유지하고 생산적 활동을 한다.
- 가족, 친구 등과 접촉하며 적극적인 애정 표현과 의사소통을 한다.
- 자원봉사, 여가 활동, 지역사회 참여 등 생산적 활동을 한다.

③ 노인의 건강한 노화를 지원하기 위해 노력한다.
- 노인의 욕구 중심으로 장기요양 및 돌봄, 보건의료와의 연계가 필요하다.
- 기능상태의 저하에도 불구하고 사회에서 활동할 수 있도록 노인 친화적인 환경을 조성해준다.

2 노년기의 특성

1 신체적 특성

세포 노화, 면역능력의 저하, 잔존능력의 저하, 회복능력 저하, 비가역적 진행

잔존능력 일상에 필요한 능력수준과 최대능력과의 차이를 말하며, 긴급 시 혹은 운동 중에 나타나는 능력

비가역적 변화된 환경이 그 이전의 상태로 돌아갈 수 없는 상태

2 심리적 특성

① 우울증 경향 증가 : 불면증, 식욕 부진, 체중 감소, 기억력 저하, 흥미와 의욕 상실, 자기통제력 저하, 타인을 비난하는 행동 등의 신체적·심리적 증상을 겪는다.

② 내향성 증가 : 노년기에 접어들면서 심적 에너지가 내면으로 향하고, 사회적 활동 감소 등으로 내향적 성격이 되어간다.

③ 조심성 증가 : 결단이나 행동이 느려지고, 질문이나 대답에 대해 망설이거나 중립을 지키며 매사에 신중해진다.

④ 경직성 증가 : 자신에게 익숙한 습관이나 방법을 고수하며, 융통성이 없고 변화를 싫어하며 새로운 일을 처리하는 데 저항한다.

⑤ 생에 대한 회고의 경향 : 지나온 생에 대한 응어리졌던 감정을 해소하고, 실패와 좌절, 죽음에 대해 담담해짐으로써 자아통합이 가능해진다.

⑥ 친근한 사물에 대한 애착심 : 지나온 과거를 회상하며 마음의 안식을 찾는 데 도움이 된다.

⑦ 유산을 남기려는 경향

⑧ 의존성 증가 : 신체적 기능의 저하, 중추신경계의 퇴화, 노동자로서의 역할 상실, 중요한 사람의 상실로 신체적·심리적·경제적으로 다른 사람에게 의존하게 된다.

애착 노인의 대표적인 심리상태로, 장기요양 현장에서 노인의 애착을 인정하고 환경조성이나 서비스 제공과정에 활용하고자 하는 노력이 중요하다.

3 ▶ 사회적 특성

노인은 사회적 역할 변화로, 경쟁사회에서 노동력의 노화와 생산성의 감소 등을 겪으면서 젊은 세대와의 경쟁에서 뒤처지게 되고 상실감과 고립감을 느끼게 된다.

① 역할 상실(예 은퇴)　　　　　　② 경제적 빈곤
③ 유대감 상실　　　　　　　　　 ④ 사회적 관계 위축

사회적 역할　개인이 사회에 참여하고 가치를 인정받으며 자기정체성을 유지하는 기반으로, 노인의 역할은 은퇴자, 친구, 시민, 자원 봉사자, 종교인, 동호회원, 서비스 수혜자 등이다.

4 ▶ 생애주기와 특성

(1) 생애주기(life cycle) : 개인의 출생에서 사망까지의 전 과정을 의미한다.

(2) 통합 대 절망

① 통합 : 지금까지 맞이했던 모든 사건과 상황들이 자신의 삶이라는 것, 그리고 그것이 바로 현재의 자신이라는 것으로 긍정하며, 죽음도 이런 사건의 일부로 인식한다.
② 절망 : 지나온 삶과 현재의 자신을 부정적으로 인식하고, 다가오는 죽음 앞에서 좌절하는 심리 상태를 말한다.

3 가족관계 변화와 노인 부양

1 ▶ 노인 거주 형태의 변화

현대 사회의 노인 거주 형태는 전반적으로 기혼 자녀와의 동거는 줄어든 반면, 혼자 살거나 노인 부부만 사는 세대가 늘어나는 추세이다.

2 ▶ 가족관계의 변화

(1) 부부관계

① 역할 변화의 적응 : 역할과 취미를 공유하면서 적절한 상호작용 방식을 재수립하면 결혼만족도를 높일 수 있다.
② 성적 적응 : 노년기의 성은 자연스럽고, 인간 본능의 차원이며, 노년기 부부라고 해서 예외는 아니다. 노인 스스로나 사회적으로 노인의 성적 관심과 욕구 충족을 금기시하는 태도를 바꾸어야 한다.
③ 배우자 사별에 대한 적응 단계
  • 1단계 : 상실감의 시기, 우울감과 비탄에 잠기는 시기
  • 2단계 : 배우자 없는 생활을 받아들이고, 혼자 된 사람으로서 정체감을 수립하는 시기
  • 3단계 : 적극적으로 혼자 된 삶을 개척하는 시기

(2) 부모-자녀 관계

① 빈 둥지 증후군 : 자녀의 결혼으로 부부만 남게 되는 시기에 부부는 노후에 대한 초조, 불안감을 갖게 되며, 말년에는 자녀가 자신의 울타리가 되어주기를 바란다.

② 수정확대가족 : 자녀와 노인 부모의 동거가 실질적으로 어려워지면서 노인 부모가 근거리에 살면서 자녀의 부양을 받는 가족의 형태이다.

(3) 고부 관계

가치관과 세대 차이로 인해 고부 갈등이 존재한다. 며느리와 시어머니의 역할 관계 재정립과 가치관 공유 등을 통해 바람직한 관계를 유지하도록 노력해야 한다.

(4) 조부모-손자녀 관계

손자녀는 노년기에 활력과 탄력을 제공하고, 노인의 손자녀에 대한 사랑은 손자녀의 긍정적인 자아 형성에 기여한다.

(5) 형제자매 관계

과거에 존재했던 경쟁심이나 갈등이 수용되고, 상호이해와 동조성이 강화되는 경향을 보인다.

3 노인부양 문제와 해결 방안

(1) 노인부양 문제(노인의 4고(苦))

빈곤(수입의 감소), 질병(건강의 악화), 고독, 무위(역할 상실)

(2) 노인부양 해결 방안

① 사회와 가족의 협력 : 노인부양을 위해서는 공적·사적 부양이 모두 필요하다.

② 세대 간의 갈등 조절 : 국민연금, 노인장기요양보험제도를 통한 세대 간 위험의 분산, 소득 재분배 등이 바람직한 세대 통합 효과이다.

③ 노인의 개인적 대처 : 연금, 보험, 재교육 프로그램 등을 통해 1차적으로 노년의 삶을 스스로 책임질 수 있도록 노력해야 한다.

④ 노인복지정책 강화 : 국가와 사회는 노인복지정책을 강화해야 한다.

(3) 요양보호와 가족의 역할

공식적인 돌봄	사회복지사, 간호사, 요양보호사
비공식적 돌봄	배우자, 자녀, 이웃 등
1차적 돌봄 관계	돌봄을 받는 노인과 돌봄을 주는 자의 관계
2차적 돌봄 관계	1차적 돌봄 관계가 유지되도록 지원하는 역할(공식적 돌봄, 정부)

4 대상자 중심 요양보호

1 ▶ 대상자를 대하는 원칙

(1) 인간다움(Humanitude) 케어(대상자를 대하는 5단계 실천 원칙)

① 1단계 : 만남의 준비 단계에서는 요양보호사가 대상자에게 방문하였음을 알린다.
② 2단계 : 케어의 준비 단계에서는 상대와 관계를 만든다(친구가 된다).
③ 3단계 : 지각(감각)의 연결 단계에서는 대상자가 기분 좋게 느끼도록 돌봄을 시행한다.
④ 4단계 : 감정의 고정 단계에서는 케어의 기분 좋은 점을 상대의 기억에 남긴다.
⑤ 5단계 : 재회의 약속 단계에서는 다음의 케어를 쉽게 하기 위해 준비한다.

(2) 대상자에게 해서는 안 되는 부정적 사례

구분	내용	부정적 사례
제공자 중심의 요양보호	무엇이든 강제한다.	예 "아침식사는 8시예요. 일어나서 식사를 하셔야 설거지하고 점심식사 준비하지요. 어서 일어나세요."
사고 방지만을 강조하는 요양보호	억제대를 하게 한다.	예 "안 묶어 놓으면 소변줄, 콧줄을 잡아 뽑아요. 어쩔 수 없어요."
대상자에게 위험한 요양보호	부적절한 케어를 한다.	예 "잘 못 움직이는 분들을 의자에서 일으켜 세우려면 겨드랑이를 잡아 힘껏 올리면 돼요." 예 "침대 아래로 내려오면 침대 위에서 겨드랑이를 잡아 끌어올리세요."

> **TIP** 억제대의 피해
> • 자세 변환이 힘들어 욕창 발생　　• 근육이 움직이지 않아 근력 저하　　• 심장 기능 저하
> • 인지 기능 저하　　　　　　　　　• 관절이 굳음　　　　　　　　　　• 골다공증이 생기거나 악화

2 ▶ 요양보호 실천의 4가지 원칙

(1) 대면하기

대상자를 살필 때, 서비스를 제공하기 위해 의향을 물을 때 옳은 방법으로 한다.

옳은 방법	• 대상자와 가까운 거리의 정면에서 같은 눈높이로 최소 1초 이상 눈을 바라본다. • 쳐다보기만 하면 적대적으로 느낄 수 있어, 눈을 맞추고 2초 이내에 인사와 말을 건넨다. • 대상자가 벽 쪽으로 돌아누워 시선을 피하더라도 침대와 벽 사이에 틈을 만들어 눈을 맞추며 "제 눈을 봐 주세요."라고 요청한다.
옳지 않은 방법	• 대상자와 멀리 서거나, 위에서 내려다보며, 정면이 아닌 옆에서 짧게 힐끗 본다. • 대상자를 보지 않으면서 '당신은 없는 사람이다. 당신에게 관심이 없다.'라는 의미를 전달한다.

(2) 말하기 : 천천히, 또박또박, 긍정적으로, 대상자가 말하지 않더라도 지속적으로 말한다.

① 대상자가 졸거나 잠에서 덜 깬 경우, 방으로 들어갈 때 침대판을 두드린다.

② 대답이 없으면 약 3초간 잠시 기다렸다가 다시 한번 두드려 대상자를 깨운다.

③ 말하지 않는 대상자에게도 말을 건다.

④ 긍정형 문장으로 이야기한다.

> ㉖ 기저귀 안으로 손을 넣을 때 "기저귀에 손 넣지 마세요."라는 부정형의 말투보다 손에 다른 들 것을 쥐여주며 "이것 한 번 만져보세요."라는 긍정형으로 이야기한다.

⑤ 무언가 말을 한 후 최소 3초 이상 기다린다.

⑥ 이해하지 못하면 다른 표현으로 다시 말하고, 그때마다 최소 3초 이상 기다린다.

⑦ 대상자가 보아야 할 것을 눈높이에서 보여주며 말을 한다.

> ㉖ 밥을 먹일 때 "입을 벌리세요."보다는 "싱싱한 나물이 아삭하게 보여요."라고 말한다.

(3) 접촉하기

① 상냥하게 웃으며, 천천히, 쓰다듬듯이, 감싸듯, 대상자의 피부와 넓은 면적이 닿게 만진다.

옳은 방법	옳지 않은 방법
• 손바닥 전체를 이용해 넓게 잡으면 대상자의 피부에 가해지는 압력이 낮아져서 좋다. • 급격한 행동이나 할퀴거나 꼬집거나 때리지 않고 존중하고 도와주는 느낌을 준다.	• 손끝이나 손가락만으로 잡으면 싫지만 어쩔 수 없이 잡고 있다는 느낌을 준다. • 손가락만으로 잡으면 힘이 많이 들어간다. • 억압하는 느낌을 준다.

② 인지자극을 위해 손이나 얼굴을 만지는 것이 효과적이다.

(4) 일어서게 하기

① 노인은 침상에 3일~3주만 움직이지 않고 누워있어도 더 이상 걷지 못한다.

- 최소 하루 20분 정도는 서있거나 일어서서 걷도록 돕는다.
- 서있을 수 있는 대상자는 2~3분이라도 세수하는 동안 서있게 한다.
- 걸을 수 있다면 잠시라도 설 수 있게 하고, 낙상의 이유로 휠체어에 태워서는 안 된다.

② 느리더라도 부축하지 말고 가급적 혼자 움직이게 한다.

③ 스스로 활동하는 동안 격려한다.

> ㉖ "이렇게 일어서니까 먼 산까지 보이시죠? 진달래가 피었네요. 오늘은 좀 더 안정적으로 서 계시네요." 등 일어서는 것을 좋은 기억으로 남게 한다.

> **TIP** 일어서기의 장점
> • 골격근의 근력 유지   • 골다공증 예방에 도움   • 혈액 순환에 도움   • 폐활량에 도움

■ 정답 옆에 기재된 페이지는 「요양보호사 양성 표준교재」 참고 페이지입니다.

1 국가는 '어버이날'을 지정하여 매년 기념하면서 모범 어르신을 선정하여 보상하는 유형으로 옳은 것은?

① 지적 보상

② 경제적 보상

③ 정치적 보상

④ 자유적 보상

⑤ 문화유산의 전수

---

01 | 정답 ③ | 17p

①, ⑤ 지적, 정신적 문화유산의 전수 : 정책 자문, 기록물 등록, 노인이 보유한 유형, 무형의 문화재 보존 및 전수 지원

② 경제적 보상 : 각종 공공시설의 이용 요금을 감면, 불편함이 없도록 경제적 지원

---

2 노화의 긍정적 측면으로 옳은 것은?

① 노화로 인해 일상적인 균형을 유지하기 힘들다.

② 수준 높은 동기부여 직무를 수행하기 힘들다.

③ 즉각적인 의사소통을 하는 데 어려움이 없다.

④ 젊은 세대에 비해 중요한 정보를 추출하기 힘들다.

⑤ 젊은 세대에 비해 신중하고 조심스러워 실수가 적다.

---

02 | 정답 ⑤ | 17p

① 일상적인 균형을 유지하고, 안정적이다.

② 수준 높은 동기부여를 통해 직무를 수행할 수 있다.

③ 의사결정에 신중하고 조심스러워한다.

④ 중요한 정보를 추출해낼 수 있는 능력이 뛰어나다.

---

3 노년기를 건강하게 보내기 위한 방법으로 옳은 것은?

① 사회 활동 참여를 제한한다.

② 부부간 애정 표현을 삼간다.

③ 혼자 보내는 시간을 늘린다.

④ 뇌를 자극하는 독서 활동을 늘린다.

⑤ 영양보조식품 중심으로 식단을 구성한다.

---

03 | 정답 ④ | 18p

① 자신감과 역할이 상실되지 않도록 사회적 관계를 유지한다.

②, ③ 가족, 친구 등과 접촉하며 적극적인 애정표현과 의사소통을 유지한다.

⑤ 자신에게 맞는 음식과 영양보조식품을 섭취한다.

4 노년기의 신체적 특성으로 <u>옳은</u> 것은?

① 기초대사율이 증가한다.
② 신체회복력이 향상된다.
③ 일상생활 수행능력이 향상된다.
④ 노화가 비가역적으로 진행된다.
⑤ 신체기관의 잔존능력이 향상된다.

04   정답 ④   19p

① 기초대사율이 감소한다.
② 신체회복력이 저하된다.
③ 일상생활 수행능력이 저하된다.
⑤ 신체기관의 잔존능력이 감소한다.

5 다음의 노인의 심리적 특성으로 <u>옳은</u> 것은?

- 식욕부진, 체중 감소 등 신체적인 증상을 호소한다.
- 주변 사람들에게 적대적으로 대하거나 비난하는 행동을 보인다.

① 우울증 경향의 증가
② 내향성의 증가
③ 조심성의 증가
④ 경직성의 증가
⑤ 생에 대한 회고의 경향 증가

05   정답 ①   20p

6 결단이나 행동이 느려지고 매사에 신중해지는 노인의 심리적 배경으로 <u>옳은</u> 것은?

① 비가역성
② 의존성
③ 조심성
④ 경직성
⑤ 내향성

06   정답 ③   20p

① 비가역성 : 환경적으로는 회복 불가능한 상태(노화과정)를 의미한다.
② 의존성 : 신체적, 경제적, 정신적으로 의존한다.
③ 조심성 : 질문이나 문제에 대해 대답을 할지 망설이거나 하지 못하며, 때에 따라서는 중립을 지키고는 한다.
④ 경직성 : 자신에게 익숙한 습관적인 태도나 방법을 고수한다. 매사에 융통성이 없어지고, 새로운 변화를 싫어하며, 도전적인 일을 꺼리는 경향을 보인다.
⑤ 내향성 : 사회적 활동이 감소, 타인과 만남을 기피, 내향적인 성격이 되어간다.

7 다음의 노인의 심리적 특성으로 <u>옳은</u> 것은?

> • 노인은 자신에게 익숙한 습관적인 태도나 방법을 고수한다.
> • 매사에 융통성이 없어지고, 새로운 변화를 싫어하며, 도전적인 일을 꺼리는 경향을 보인다.
> • 새로운 기구를 사용하거나 새로운 방식으로 일을 처리하는 데에 저항한다.

① 우울증 경향의 증가　　② 내향성의 증가
③ 조심성의 증가　　　　④ 경직성의 증가
⑤ 의존성의 증가

07 　정답 ④　　20p

8 노년기의 일반적인 특성으로 <u>옳은</u> 것은?

① 사고의 융통성이 증대된다.
② 사회적 유대관계가 확대된다.
③ 삶에 대한 회고적 경향이 나타난다.
④ 역할 상실로 자기정체성이 강화된다.
⑤ 내향성의 감소로 매사에 신중해진다.

08 　정답 ③　　20p

① 사고의 융통성이 감소한다.
② 사회적 유대관계가 감소한다.
④ 역할 상실로 자기정체성이 약화된다.
⑤ 조심성의 증가로 매사에 신중해진다.

9 노화에 따른 노년기 특성으로 <u>옳은</u> 것은?

① 유대감이 줄어든다.
② 조심성이 감소한다.
③ 우울증 경향이 감소한다.
④ 정서적 의존성이 감소한다.
⑤ 친근한 사물에 대한 애착이 감소한다.

09 　정답 ①　　21p

② 조심성의 증가
③ 우울증 경향의 증가
④ 정서적 의존성 증가
⑤ 친근한 사물에 대한 애착심 증가

10 에릭슨이 주장한 생애주기에서 노년기에 해당하는 특성으로 <u>옳은</u> 것은?

① 신뢰감 – 불신감
② 자율성 – 의심
③ 정체감 – 고립감
④ 생산성 – 자아 침체
⑤ 자아통합 – 절망감

11 다음에서 설명하는 가족형태로 <u>옳은</u> 것은?

노인 부모가 같은 아파트에 따로 거주하고 있고, 성인 자녀로부터 필요할 때 돌봄을 받고 있다.

① 핵가족   ② 조손가족
③ 다문화가족   ④ 한부모가족
⑤ 수정확대가족

12 노년기 가족관계의 변화로 <u>옳은</u> 것은?

① 확대가족이 증가한다.
② 고부 갈등이 해소된다.
③ 은퇴로 인해 부부관계가 수직적으로 변한다.
④ 조부모는 손자녀의 긍정적 자아 형성에 기여한다.
⑤ 배우자의 상실로 빈 둥지 증후군을 경험한다.

---

10 정답 ⑤   22~23p

'통합'은 지금까지의 모든 사건, 상황, 죽음까지도 자신의 삶으로 인식함으로써 자기 내부로 통합할 수 있는 긍정적인 능력상태이며, '절망'은 현재의 삶과 자신을 부정적으로 인식하여 다가오는 죽음 앞에서 좌절하는 심리상태이다.

11 정답 ⑤   26p

⑤ 노인 부모가 자녀와 근거리에 살면서 자녀의 돌봄을 받는 가족형태

12 정답 ④   25~27p

① 전반적으로 기혼 자녀와의 동거는 줄어든 반면, 혼자 살거나 노부부만 사는 세대가 늘어나는 추세이다.
② 예전과는 달리 고부 관계 갈등이 심각하게 나타나지는 않지만 가치관과 세대 차이로 인해 여전히 고부 갈등이 존재한다.
③ 부부관계가 동반자 관계로 전환된다.
⑤ 자녀의 결혼이나 독립으로 빈 둥지 증후군을 경험하고, 배우자의 사별로 상실감, 우울감이 나타난다.

13 노인부양 문제의 개선 방안으로 옳은 것은?

① 자녀에게 부양 부담을 부과한다.
② 노인부양을 가족의 문제로 한정한다.
③ 소득 재분배를 위한 기초연금을 축소한다.
④ 사회보험제도를 통해 세대통합을 증진한다.
⑤ 돌봄서비스에 대한 국가의 책임을 축소한다.

14 '대상자 중심의 요양보호'의 원칙을 준수한 사례로 옳은 것은?

① "화장실에 가시면 어르신이나 저도 고생이니까 간이변기를 사용하시는 게 좋겠어요."
② "걸으려면 힘들고 넘어지니까 그냥 휠체어 타세요. 제가 밀어 드릴게요."
③ "잠에서 깰 수 있으니 주무시는 동안에는 기저귀를 확인하지 않을게요."
④ "지금 목욕 안 하면 다음 주까지 기다려야 해요. 그러니까 지금 얼른 하세요."
⑤ "안 묶으면 콧줄을 잡아 뽑으시니 억제대로 묶어 놓을 수밖에 없어요."

15 대상자와 의사소통할 때 편안하게 대면하는 방법으로 옳은 것은?

① 대상자와 눈을 맞추고 나서 말을 건넨다.
② 손가락으로 대상자의 손목을 잡으면서 말한다.
③ 잠에서 덜 깬 대상자에게는 옆으로 조용히 다가간다.
④ 대상자가 벽 쪽으로 돌아누워 있으면 등 뒤에서 말한다.
⑤ 반응이 없는 대상자는 말을 건네지 않고 하던 일을 계속한다.

---

13 정답 ④　27~28p

①, ② 사회와 가족의 협력을 통해 공적·사적부양이 필요하다.
③ 국민연금, 장기요양보험제도를 통한 세대 간 위험의 분산, 소득 재분배 등 사회통합을 달성한다.
⑤ 돌봄서비스에 대한 국가의 책임을 강화한다.

14 정답 ③　29~30p

①, ②, ④ 제공자 중심의 부정적 사례
⑤ 사고 방지만을 강조하는 부정적 사례

15 정답 ①　31~34p

① 대상자를 멀리서나 위에서 내려다보지 않고, 정면이 아닌 옆에서 힐끗 보지 않는다.
② 손바닥으로 넓게 잡으며, 존중하고 도와주는 느낌을 준다.
③ 침대판을 두드리고, 대답이 없으면 약 3초간 잠시 기다렸다가 다시 한 번 두드려 대상자를 깨운 뒤 말을 시작한다.
④ 침대와 벽 사이에 틈을 만들어서라도 눈을 맞추며 "제 눈을 봐주세요."라고 요청한다.
⑤ 요양보호사 혼자라도 상황을 설명한다.

Chapter 02

요양보호 관련 제도 및 서비스

1 사회복지와 노인복지

1 사회복지의 개념

사회복지는 인간이 살아가면서 겪게 되는 여러 가지 욕구, 사회문제, 위험들을 해결하여 삶의 질 향상을 도모하려는 전문적 노력과 관련한 사회제도이다.

인간의 욕구 인간이 생존하는 데 필요한 의식주, 문화, 여가활동 및 인간관계에서 나타나는 바람직하고 만족한 상태에 대한 욕구

사회문제 어떤 사회적 현상이 사회적 가치(규범)에서 벗어나고, 대다수의 사람들이 사회적 현상에 영향을 받는다고 판단하여 집단적 행동으로 해결하는 문제

2 사회복지의 범위

사회복지의 분야는 공적부조, 사회보험, 사회서비스로 구분된다.

공적부조		생활이 어려운 사람에게 필요한 급여를 제공하여 최저생활 보장, 자활을 목적 (국민기초생활보장제도)
사회보험	국민건강보험	국민의 질병, 출산, 사망 등 건강 증진에 대한 보험급여를 제공함으로써 국민보건 향상과 사회보장 증진에 기여 (노령연금, 유족연금, 장애연금 포함)
	국민연금보험	국민의 노령, 장애 또는 사망에 대하여 연금급여를 지급함으로써 국민의 생활 안정과 복지 증진에 기여
	고용보험	근로자가 실업한 경우에 생활에 필요한 급여를 지급하여 근로자의 생활 안정과 구직활동을 촉진
	산업재해보상보험	근로자의 업무상 재해를 신속하고 공정하게 보상하며, 재해근로자의 재활 및 사회복귀를 촉진
	노인장기요양보험	고령이나 노인성 질병 등의 사유로 일상생활을 혼자서 수행하기 어려운 노인 등에게 제공하는 신체활동 또는 가사 활동 지원, 가족의 부담을 덜어줌으로써 국민의 삶의 질 향상을 목적
사회서비스		복지, 보건, 의료, 교육, 고용, 주거, 문화, 환경, 상담, 재활, 돌봄, 정보, 관련 시설 이용, 역량 개발, 사회참여 지원 등의 개별 서비스

3 노인복지의 개념과 유형

(1) 노인복지의 개념

노인이 인간다운 생활을 영위하면서 자기가 속한 가족과 사회에 적응하고 통합될 수 있도록 인적·물적 자원을 지원하는 것이다.

(2) 노인복지 원칙(노인을 위한 유엔의 원칙 5가지)

독립의 원칙	• '언제, 어떻게' 은퇴할지 퇴직에 대한 결정에 참여할 수 있어야 한다. • 가정에서 오랫동안 거주할 수 있어야 한다.
참여의 원칙	• 지역사회에서 봉사할 수 있는 기회를 갖고 자신에게 알맞은 봉사활동을 한다. • 노인들을 위한 단체를 조직하여 사회 활동을 할 수 있다.
보호의 원칙	• 가족과 지역사회에서 보살핌과 보호를 받아야 한다. • 보호나 치료시설에 거주할 때도 자신의 존엄성, 신념, 욕구와 사생활을 존중받아야 한다. • 자신의 삶의 질을 결정하는 인간의 권리와 기본적인 자유를 누릴 수 있어야 한다.
자아실현의 원칙	• 노인의 잠재력을 계발할 수 있는 기회를 주어야 한다. • 교육·문화·정신적 자원·여가서비스를 이용할 수 있어야 한다.
존엄의 원칙	• 정신적·육체적 착취와 학대로부터 자유로우며, 존엄과 안전한 환경에서 생활해야 한다. • 여타 지위와 환경·경제적 기여에 상관없이 대우받아야 한다.

(3) 노인복지사업 유형

① 치매 사업 및 건강보장 사업

사업명· 사업주체	목적	대상	사업 내용
치매안심센터 (시군구 보건소)	• 지역주민의 인지건강 상태에 따라 요구되는 다양한 서비스를 맞춤형으로 제공 • 전담 코디네이터 1:1 맞춤 제공	• 일반 노인 • 치매노인 및 가족	• 치매 관련 상담 및 조기검진 • 치매환자의 등록·관리 • 치매등록통계사업의 지원 • 치매의 예방·교육 및 홍보 • 치매환자쉼터 운영 • 치매환자 가족지원사업 • 성년후견제 이용지원사업 • 치매 예방·인식개선 교육 및 홍보 등
치매공공 후견사업 (치매안심센터)	치매노인에게 성년후견제도를 이용할 수 있도록 지원	• 치매환자이면서 기초생활수급자 • 차상위자 등 저소득자 및 기초연금수급자로 권리를 대변해 줄 가족이 없는 경우, 후견인의 도움을 원하거나 의사결정 지원이 필요한 자	• 후견심판 청구 절차 및 비용 지원 • 공공후견인 활동비로 월 20만 원(월 최대 40만 원까지) 지원

사업명· 사업주체	목적	대상	사업 내용
노인실명 예방사업 (한국실명 예방재단)	저소득층 노인 등에 대한 정밀 눈검진을 하여 눈 질환을 조기에 발견 및 치료	만 60세 이상 노인 중 선정기준에 해당하는 자	• 노인 개안수술비 지원 • 노인 저시력 예방교육·상담·재활 사업
노인 무릎인공관절 수술 지원 (노인의료 나눔재단)	경제적 이유로 수술을 받지 못하는 노인들의 고통을 경감하여 삶의 질을 개선	만 60세 이상 노인 중 선정기준에 해당하는 자	'인공관절치환술' 기준에 준하는 질환의 검사비, 진료비, 수술비에 대한 본인부담금 지원(법정본인부담금의 최대 120만 원 한도에서 실비를 지원함)
노인 건강진단 (시군구 보건소)	질병의 조기 발견 및 치료로 건강의 유지, 증진	만 65세 이상 의료급여 수급권자 중 노인 건강진단 희망자와 보건소장이 필요하다고 인정한 자	지정의료기관에서 국민건강보험의 일반 건강검진, 검진 후 유질환자의 경우 보건소의 등록관리 및 공공의료기관과의 연계를 통해 방문건강관리 또는 의료서비스를 체계적으로 제공

② 노인 사회활동 및 여가활동 지원

사업명· 사업주체	목적	대상	사업 내용
노인일자리 및 사회활동 지원사업 (시군구, 한국 노인인력개발원)	활기차고 건강한 노후생활을 영위할 수 있도록 다양한 일자리·사회활동을 지원	만 65세 이상인 자와 일자리 유형에 따라 만 60세 이상인 자 중 사업 내용에 맞는 대상자	공공형, 사회서비스형, 사회서비스형 선도모델(시범사업), 시장형(시장형·취업알선형·시니어인턴십·고령자친화기업)에 노인들이 참여하여 임금을 받도록 하는 것
노인자원봉사 (중앙정부 및 지방자치단체)	노인자원봉사를 활성화하여 노인의 적극적 사회참여 및 인적자원 활용을 극대화	희망노인, 경로당 및 노인복지관	노인자원봉사클럽(봉사단) 조직 및 운영 지원(경로당, 노인복지관 등)
경로당 (시군구)	지역별 경로당을 친목도모·취미활동·공동작업장으로 운영 및 각종 정보교환과 기타 여가 활동 지원	모든 노인	• 노인복지센터·정보센터·학대노인지킴이센터 기능 • 건강관리·운동·교육·여가·자원 봉사 등 다양한 프로그램 제공 • 독거노인 생활교육 장소 활용 • 지역 독거노인 보호 기능 수행
노인복지관 (시군구)	지역에 따라 1개소 이상의 노인복지관을 설치·운영하여 교양·취미생활 및 사회 참여활동 등 여가복지 증진	모든 노인	• 건강한 노후를 위한 예방, 취약노인 케어 기반 구축 및 확충 • 활동적인 노후를 위한 사회 참여 여건 조성 및 활성화 • 안정적 노후를 위한 소득 보장 다양화와 내실화를 통해 성공적인 노후가 되도록 지원

사업명· 사업주체	목적	대상	사업 내용
노인교실 (시군구)	사회활동 참여욕구 충족, 건전한 취미생활, 노인건 강유지, 소득보장 등의 학 습프로그램 제공	60세 이상	취미, 여가, 건강, 교양, 기타 일상생활 관 련한 프로그램 운영

③ 노인돌봄 및 지원서비스

사업명· 사업주체	목적	대상	사업 내용
노인맞춤 돌봄서비스 (시군구)	• 일상생활 영위가 어려 운 취약노인에게 적절 한 돌봄서비스를 제공 • 안정적인 노후생활 보장 • 노인의 기능·건강 유지 및 악화를 예방	만 65세 이상 ① 국민기 초생활수급자 ② 차상 위계층 ③ 기초연금수 급자 등 돌봄이 필요한 노인	• 선정도구를 통해 사회-신체-정신 영역 의 돌봄 필요도에 따라 대상자 군을 결정 • 직접서비스 : 안전지원, 사회참여, 생활 교육, 일상생활지원 • 연계서비스 : 민간후원 자원 연계 • 특화서비스 : 맞춤형 사례관리 및 집단 활동 제공
독거노인, 장애인 응급안전 안심서비스 (시군구, 사회보장정보원, 소방서)	• 독거노인과 장애인의 가 정에 화재감지기, 급호 출기 등 댁내장비를 설치 • 화재사고 등의 응급상 황 발생 시 독거노인과 장애인이 신속하게 대 처할 수 있도록 응급상 황을 알리고 119에 신고 하는 체계 구축	독거노인, 장애인	• 응급상황 자동신고, 대상자 활동 및 상 태정보 전송 • 응급안전안심서비스 모니터링, 대상자 관리 등
독거노인 공동생활홈 서비스 (시군구, 농림부)	공동생활공간 운영을 통 한 독거노인 고독사·자살 예방 및 공동체 형성	소득, 건강, 주거, 사회 적 접촉 등에 취약한 65세 이상의 독거노인	• 유형 여건에 따라 탄력적 운영 • 안부 확인 및 보건·복지서비스 연계 • 밑반찬 배달, 자원봉사·민간 후원 연계 • 건강·여가 프로그램 및 일자리 제공
노인보호 전문기관 (보건복지부 및 시도)	• 노인학대에 전문적이고 체계적으로 대처하여 노 인권익을 보호 • 노인학대 예방 및 노인인 식 개선 등을 통해 노인 의 삶의 질 향상을 도모	모든 노인	노인인권 보호사업과 노인학대 예방사업, 노인인식 개선교육(경로효친교육 등 포 함), 노인자살 예방 교육, 시설 내 노인권 리 보호 및 기타 노인의 권익 보호를 위한 사업 등
학대피해노인 전용쉼터 (보건복지부 및 시도)	학대피해노인에 대한 일 정 기간 보호조치 및 심신 치유 프로그램을 제공	학대피해노인	• 보호와 숙식 제공 등의 쉼터 생활 지원 • 심리적 안정을 위한 심리상담 • 학대로 인한 신체적, 정신적 피해 치료 및 의료비 지원 • 학대재발 방지와 원가정 회복을 위하여 노인학대행위자 등에게 전문상담서비스

사업명· 사업주체	목적	대상	사업 내용
결식 우려 노인 무료급식 지원 (시군구)	• 식사를 거를 우려가 있는 노인들에게 무료로 식사 제공 • 일정한 경제적 능력을 갖춘 노인들에게는 실비로 식사를 제공할 수 있도록 지원	결식 우려 노인	경로식당 무료급식, 거동불편 저소득 재가노인식사배달, 무료급식사업자에게 예산 지원 등

④ 노인복지시설

시설 종류	시설명	설치 목적
노인주거 복지시설	양로시설	노인을 입소시켜 급식과 그 밖에 일상생활에 필요한 편의를 제공하는 시설
	노인 공동생활가정	노인들에게 가정과 같은 주거여건과 급식, 그 밖에 일상생활에 필요한 편의를 제공하는 시설
	노인복지주택	노인에게 주거시설을 분양하거나 임대하여 주거의 편의·생활지도·상담·안전 관리 등 일상생활에 필요한 편의를 제공하는 시설
노인의료 복지시설	노인 요양시설	치매·중풍 등과 같은 노인성 질환 등으로 심신에 상당한 장애가 발생하여 도움이 필요한 노인을 입소시켜 급식·요양과 그 밖에 일상생활에 필요한 편의를 제공하는 시설(입소자 10인 이상 시설)
	노인 요양공동 생활가정	치매·중풍 등과 같은 노인성 질환 등으로 심신에 상당한 장애가 발생하여 도움이 필요한 노인에게 가정과 같은 주거 여건과 급식·요양, 그 밖에 일상생활에 필요한 편의를 제공하는 시설(입소자 9인 이내 시설)
노인여가 복지시설	노인복지관	노인의 교양·취미생활 및 사회 참여활동 등에 대한 각종 정보와 서비스를 제공하고, 건강증진 및 질병예방과 소득보장·재가복지, 그 밖에 노인의 복지증진에 필요한 서비스를 제공하는 기관
	경로당	노인들이 자율적으로 친목도모·취미활동·공동작업장 운영 및 각종 정보교환과 기타 여가 활동을 할 수 있도록 하는 장소를 제공하는 시설
	노인교실	노인들에 대하여 사회활동 참여욕구를 충족하기 위하여 건전한 취미생활·노인건강유지·소득보장, 기타 일상생활과 관련한 학습프로그램을 제공하는 곳
재가노인 복지시설	방문요양 서비스	가정에서 일상생활을 영위하면서 신체적·정신적 장애로 어려움을 겪고 있는 노인(이하 '재가노인')에게 각종 편의를 제공하여 지역사회 안에서 건전하고 안정된 노후를 영위하도록 하는 서비스
	방문목욕 서비스	목욕장비를 갖추고 재가노인을 방문하여 목욕을 제공하는 서비스
	주·야간 보호 서비스	부득이한 사유로 가족의 보호를 받을 수 없는 심신이 허약한 노인과 장애노인을 주간 또는 야간 동안 보호시설에 입소시켜 각종 편의를 제공하여 이들의 생활안정과 심신 기능의 유지·향상을 도모하고, 그 가족의 신체적·정신적 부담을 덜어주기 위한 서비스
	단기 보호 서비스	부득이한 사유로 가족의 보호를 받을 수 없어 일시적으로 보호가 필요한 심신이 허약한 노인과 장애노인을 보호시설에 단기간 입소시켜 보호함으로써 노인 및 노인 가정의 복지를 증진하기 위한 서비스
	그 밖의 서비스	그 밖에 재가노인에게 제공하는 서비스로서 보건복지부령에서 정하는 서비스

시설 종류	시설명	설치 목적
보건복지 부령이 정하는 서비스	재가노인지원 서비스	재가노인에게 노인생활 및 신상에 관한 상담을 제공하고, 재가노인 및 가족 등 보호자를 교육하며 각종 편의를 제공하여 지역사회 안에서 건전하고 안정된 노후생활을 영위하도록 하는 서비스
	방문간호서비스	간호사 등이 의사, 한의사 또는 치과의사의 지시서에 따라 재가노인의 가정 등을 방문하여 간호, 진료의 보조, 요양에 관한 상담 또는 구강위생 등을 제공하는 서비스
	복지용구지원 서비스	「노인장기요양보험법 시행규칙」 제19조제1항에 따른 복지용구(이하'복지용구'라 한다)를 제공하거나 대여하는 서비스
노인보호 전문기관	중앙·지역 노인보호 전문기관	노인학대행위자에 대한 상담 및 교육, 학대받은 노인의 발견·상담·보호 노인학대 예방 및 방지를 위한 홍보를 담당하는 기관
노인일자리 전담기관	노인인력 개발기관	노인일자리개발·보급사업, 조사사업, 교육·홍보 및 협력사업, 프로그램 인증·평가사업 등을 지원하는 기관
	노인일자리 지원기관	지역사회 등에서 노인일자리의 개발·지원, 창업·육성 및 노인에 의한 재화의 생산·판매 등을 직접 담당하는 기관
	노인취업알선기관	노인에게 취업 상담 및 정보를 제공하거나 노인일자리를 알선하는 기관
학대피해노인 전용쉼터		• 학대피해노인의 보호와 숙식 제공 등의 쉼터생활 지원 • 학대피해노인의 심리적 안정을 위한 전문 심리상담 등 치유 프로그램 제공 • 학대피해노인에게 학대로 인한 신체적·정신적 치료를 위한 기본적인 의료비 지원

2 노인장기요양보험제도

1 목적

고령이나 노인성 질병 등의 사유로 일상생활을 혼자서 수행하기 어려운 노인 등에게 신체활동 또는 가사활동 지원 등의 장기요양급여를 제공하여 노후의 건강증진 및 생활안정을 도모하고 가족의 부담을 덜어줌으로써 국민의 삶의 질을 향상하는 것이 목적이다.

2 사업의 보험자 및 가입자

① 장기요양보험사업의 보험자는 국민건강보험공단이다.

② 장기요양보험의 가입자는 국내에 거주하는 국민, 국내에 체류하는 재외국민 또는 외국인으로서 대통령령으로 정하는 사람이다.

③ 장기요양보험사업은 보건복지부장관이 관장한다.

④ 장기요양보험사업의 보험자는 공단으로 한다.

⑤ 국민건강보험공단(장기요양등급위원회)
   • 장기요양 등급판정   • 개인별장기요양이용계획서 제공   • 서비스 이용지원

보험자 보험료를 받아 계약조건에 따라 보험금을 지급하는 자

가입자 보험에서 보상 받을 권리를 갖는 자

장기요양급여 대상자

65세 이상인 자 또는 65세 미만이지만 노인성 질병을 가진 자로 거동이 불편하거나 치매 등으로 인지가 저하되어 6개월 이상의 기간 동안 혼자서 일상생활을 수행하기 어려운 사람이다.

> **TIP** 노인성 질병의 종류
> 치매, 파킨슨병, 뇌혈관장애(뇌졸중 등) 등

4 **장기요양인정 신청 및 판정 절차**

절차	내용
인정 신청	• 대상 : 만 65세 이상 또는 만 65세 미만으로 노인성 질병을 가진 자 • 신청 : 의사 또는 한의사가 발급한 소견서를 첨부하여 공단에 신청 • 신청인 : 본인, 가족이나 친족 또는 이해관계인, 사회복지 전담 공무원, 치매안심센터의 장(치매환자 한정), 시장, 군수, 구청장이 지정하는 자 등이 대리 신청 • 사회복지 전담 공무원, 치매안심센터의 장은 본인 또는 가족의 동의를 받아야 함
방문 조사	• 소정의 교육을 이수한 공단 직원(사회복지사, 간호사 등)이 신청인 거주지를 방문 • 신청인의 심신상태, 신청인에게 필요한 장기요양급여의 종류 및 내용 등을 조사(65개 항목조사, 25개 욕구조사)
등급 판정	• 공단 조사 완료 : 조사결과서, 신청서, 의사소견서, 심의에 필요한 자료를 등급판정위원회 제출 • 등급판정위원회(위원장 1인 포함 15인의 위원 구성) : 자료 검토, 등급판정기준에 따라 수습자로 판정 • 신청한 날로부터 30일 이내 완료

판정 결과	등급	장기요양 인정점수	상태
	1등급	95점 이상	심신의 기능 상태 장애로 일상생활에서 전적으로 다른 사람의 도움이 필요한 자
	2등급	95점 미만 75점 이상	심신의 기능 상태 장애로 일상생활에서 상당 부분 다른 사람의 도움이 필요한 자
	3등급	75점 미만 60점 이상	심신의 기능 상태 장애로 일상생활에서 부분적으로 다른 사람의 도움이 필요한 자
	4등급	60점 미만 51점 이상	심신의 기능 상태 장애로 일상생활에서 일정 부분 다른 사람의 도움이 필요한 자
	5등급 (치매환자에 한함)	51점 미만 45점 이상	치매환자로 도움이 필요한 자
	인지지원 등급 (치매환자에 한함)	45점 미만	치매환자로 도움이 필요한 자

판정 결과 통보	• 공단은 요양인정서와 개인별 장기요양이용계획서를 수급자에게 송부 • 장기요양인정의 유효기간 갱신결과, 심신상태 등에 따라 최소 1년 이상~최대 4년 6개월까지 산정 • 유효기간을 갱신할 때 갱신 직전 등급과 같은 등급으로 판정을 받는 경우 - 1등급의 경우 : 4년 - 2~4등급의 경우 : 3년 - 5등급, 인지지원등급의 경우 : 2년 • 등급판정위원회는 장기요양 신청인의 심신상태 등을 고려하여 장기요양인정유효기간을 6개월 범위에서 늘리거나 줄일 수 있음

※ 2025년도 요양보호사 자격시험은 2024년 7월 표준교재 개정에 따라 '장기요양인정의 유효기간 갱신결과, 심신상태 등에 따라 최소 2년 이상~최대 4년 6개월까지 산정'

5 장기요양급여 내용

(1) 급여의 종류

급여 종류		내용
재가급여	방문요양	장기요양요원이 수급자의 가정 등을 방문하여 신체활동 및 가사활동 등을 지원
	방문목욕	장기요양요원이 목욕설비를 갖춘 장비를 이용하여 수급자의 가정 등을 방문하여 목욕을 제공
	방문간호	장기요양요원인 간호사 등이 의사, 한의사 또는 치과의사의 지시서(방문간호지시서)에 따라 수급자의 가정 등을 방문하여 간호 진료의 보조 요양에 관한 상담 또는 구강위생 등을 제공
	주·야간보호	수급자를 하루 중 일정한 시간 동안 장기요양기관에 보호하여 신체활동 지원 및 심신기능의 유지·향상을 위한 교육·훈련 등을 제공
	단기보호	수급자를 보건복지부령으로 판정하는 범위 안에서 일정 기간 동안 장기요양기관에 보호하여 신체활동 지원 및 심신기능의 유지·향상을 위한 교육·훈련 등을 제공
	기타 재가급여	수급자의 일상생활·신체활동 지원 및 인지기능의 유지·향상에 필요한 용구를 제공하거나 가정을 방문하여 재활에 관한 지원 등을 제공하는 장기요양급여로서 대통령령으로 정하는 것
시설급여		장기요양기관에 장기간 입소한 수급자에게 신체활동 지원 및 심신기능의 유지·향상을 위한 교육·훈련 등을 제공하는 장기요양급여로 노인요양시설(10인 이상), 노인요양공동생활가정(9인 이하)에서 제공

(2) 재가급여·시설급여의 장단점

	장점	단점
재가급여	• 평소에 생활하는 친숙한 환경에서 지낼 수 있다. • 사생활이 존중되고 개인 중심 생활을 할 수 있다.	• 의료, 간호, 요양서비스가 단편적으로 진행되기 쉽다. • 긴급한 상황에 신속하게 대응하기 어렵다.
시설급여	의료·간호·요양서비스를 종합적으로 제공받을 수 있다.	• 가족, 형제, 이웃과 떨어져 지역사회로부터 소외되기 쉽다. • 개인 중심의 사생활이 어렵다.

(3) 특별현금급여

가족 요양비	수급자가 도서벽지에 거주하거나 천재지변, 신체·정신 또는 성격 등의 사유로 장기요양급여를 지정된 시설에서 받지 못하고 그 가족 등으로부터 방문요양에 상당하는 장기요양급여를 받을 때 지급하는 현금급여
특례 요양비	수급자가 장기요양기관이 아닌 노인요양시설 등의 기관 또는 시설에서 재가급여나 시설급여에 상당한 장기요양급여를 받은 경우 수급자에게 지급되는 현금급여 ※ 법에 규정되어 있으나 현재는 시행되지 않음
요양병원 간병비	수급자가 요양병원에 입원했을 장기요양에 사용되는 비용의 일부가 지급되는 현금 급여 ※ 법에 규정되어 있으나 현재는 시행되지 않음

6 장기요양기관의 비용 청구 및 지급

① 장기요양기관은 수급자에게 재가·시설급여 제공한 경우, 공단에 장기요양급여 비용을 청구한다.
② 장기요양기관으로부터 재가·시설급여 비용을 청구받은 공단은 심의를 통해 공단 부담금을 해당 장기요양기관에 지급한다.

7 재원조달

(1) 보험료

① 장기요양보험료(직장, 지역가입자)는 건강보험료율 대비 장기요양보험료율의 비율을 곱하여 산정한다.
② 공단은 장기요양보험료와 건강보험료를 통합하여 징수하고, 징수한 장기요양보험료와 건강보험료는 각각 독립회계로 관리한다.

(2) 국가지원

보험료 예상 수입액의 20%를 부담한다.

(3) 본인일부부담

① 급여 대상자가 시설급여 이용 시 20%, 재가급여 이용 시 15%를 부담한다.
② 저소득층, 의료급여수급권자 등은 법정 본인부담금의 40~60%를 경감한다.
③ 국민기초생활수급권자는 본인부담금이 없다.

※ 단, 비급여 항목은 전액을 본인이 부담한다.

[급여종류별 본인일부부담금 부담비율]

급여 종류	일반	40% 감경자*	60% 감경자**	「국민기초생활보장법」 상 의료급여자
재가급여	15%	9%	6%	면제
복지용구(기타 재가급여)	15%	9%	6%	면제
시설급여	20%	12%	8%	면제
촉탁의 진찰비용	20%	12%	8%	면제
의사소견서 발급비용	20%	10%		
방문간호지시서 발급비용	20%	10%		

*보험료 감경대상자(보험료 순위 25% 초과 50% 이하인 자)
**의료급여자, 차상위 감경대상자, 천재지변 등 생계곤란자, 보험료 감경대상자(보험료 순위 25% 이하인 자)

8 장기요양서비스 이용 지원

(1) 장기요양인정 신청 절차

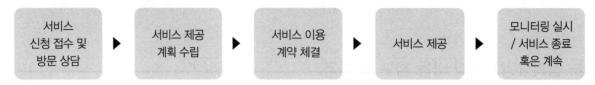

서비스
신청 접수 및
방문 상담
▶
서비스 제공
계획 수립
▶
서비스 이용
계약 체결
▶
서비스 제공
▶
모니터링 실시
/ 서비스 종료
혹은 계속

1) 서비스 신청 접수 및 방문 상담

대상자가 장기요양서비스를 이용하기 위해서는 먼저 장기요양기관을 방문하거나 전화상담을 받는다.

① 장기요양인정서 : 국민건강보험공단은 등급판정을 받은 대상자에게 장기요양인정서를 발급(대상자의 기본 인적사항과 장기요양등급, 유효기간, 이용할 수 있는 급여의 종류와 내용, 대상자가 장기요양서비스를 제공받을 때 필요한 안내사항 등 포함)한다. 대상자와 그 가족이 기관에 제출해야 한다.

② 개인별장기요양이용계획서 : 장기요양서비스를 이용할 수 있는 안내 역할과 장기요양기관이 대상자를 이해하는 데 도움이 되는 자료로 대상자의 등급에 따라 이용 가능한 한도액, 본인부담률, 급여의 종류와 횟수, 이에 따른 비용이 기재되어 있다.

2) 서비스 제공계획 수립

장기요양기관은 가정을 방문하여 대상자의 건강상태, 기능상태에 따른 욕구평가를 실시한다.

욕구평가 대상자의 욕구와 문제를 해결하기 위하여 정보를 수집하고 분석하여 대상자의 상황을 명확하게 한다.

3) 서비스 이용계약 체결

대상자에게 제공되는 서비스 제공계획에 동의하면 서비스 이용계약을 체결한다.

4) 서비스 제공

장기이용기관은 대상자에게 서비스 제공계획서를 바탕으로 서비스를 제공한다.

5) 모니터링 실시

주기적인 모니터링으로 대상자의 변화, 진행상황을 점검하고, 모니터링 결과에 따라서 서비스 제공계획을 수정한다.

6) 서비스 종료

대상자의 사망 혹은 타 기관으로 이관, 종료를 원할 때 서비스가 종료된다.

요양보호 업무가 대상자에게 실질적인 도움이 되기 위해서는 인간의 욕구에 대한 기본적인 이해가 필요하다. 즉, 요양보호사는 서비스를 제공할 때 인간의 기본적인 욕구인 하위의 욕구 단계부터 도와주어야 한다.

5단계 자아실현의 욕구 : 자기완성, 삶의 보람, 자기만족 등을 느끼는 단계
4단계 자아존중의 욕구 : 타인으로부터 지위, 명예, 승인 등 존중받고 싶어 하는 단계
3단계 사랑과 소속의 욕구 : 가족이나 친구 등 단체에 소속되어 사랑받고 싶어 하는 단계
2단계 안전의 욕구 : 신체적·정신적으로 고통이나 위험으로부터 안전을 추구하기 위한 단계
1단계 생리적 욕구 : 수면, 배고픔, 목마름, 배설, 성 등과 같은 생리적 욕구를 해결하는 단계

[매슬로우의 기본욕구 5단계]

1 요양보호 업무의 유형과 내용

요양보호사의 업무는 노인장기요양보험에서 보장하는 급여유형의 범위에서 이루어지며, 그 세부 내용은 급여제공기록지에 명시되어 있다.

분류	서비스 내용	
신체활동	세면 도움	얼굴, 목, 손, 발 씻기, 세면장까지의 이동 보조, 세면 동작지도, 세면 지켜보기
	구강청결 도움	구강청결(양치질 등), 양치 지켜보기, 가글액·물 양치, 틀니 손질, 필요 물품 준비 및 사용 물품 정리
	식사 도움	식사 차리기, 아침, 점심, 저녁 및 간식 포함 식사 도움, 식사보조, 구토물 정리, 지켜보기, 튜브영양공급 실시, 식사준비 및 정리
	몸 단장	머리단장, 손발톱 깎기, 면도, 면도 지켜보기, 화장하기, 필요 물품 준비 및 사용 물품의 정리
	옷 갈아입히기 도움	의복 준비(양말, 신발 포함), 지켜보기 및 지도, 속옷, 겉옷 갈아입히기, 의복 정리
	머리 감기기 도움	세면장까지의 이동 보조, 머리 감기기, 머리 말리기, 필요 물품 준비 및 사용 물품의 정리
	몸 씻기 도움	욕실 이동과 몸 씻기 준비, 입욕 준비, 입욕 시 이동 보조, 몸 씻기(샤워 포함), 옷 갈아입히기, 사용물품 정리
	화장실 이용하기	화장실 이동 보조, 이동변기 사용 도움, 배뇨·배변 도움, 지켜보기, 기저귀 교환, 용변 후 처리, 필요물품 준비 및 사용물품의 정리
	이동 도움	침대에서 휠체어로 옮겨 태우기 등, 시설 내 보행 지켜보기, 보행 도움, 보조기구(보장구)를 이용한 도움, 산책 시 부축 및 동행(차량 이용 포함), 병원 동행
	체위 변경	자세 변경, 일어나 앉기 시 도움
	신체기능의 유지증진	관절 오그라듦 예방 및 예방활동, 보행 및 일어나 앉기, 서 있기 연습보조 및 도움, 기구 사용 운동보조, 보장구 이용 도움(지켜보기 포함), 복약 도움 등

가사 및 일상생활 지원서비스	개인활동 지원	외출 시 동행, 장보기, 산책, 은행, 관공서, 병원 등 방문 시 부축 또는 동행(차량 이용 포함)하고 책임 귀가
	• 식사 준비 • 청소 및 주변정돈 • 세탁	식사 준비, 청소 및 주변 정돈, 세탁 등으로 수급자를 위한 음식물 조리, 설거지, 주방 정리, 청소 및 주변 정리 정돈, 의복 세탁 및 관리
정서지원, 의사소통	• 의사소통 도움 • 말벗·격려 등	의사소통 도움, 말벗 및 격려·위로, 정서적 지원, 사회적 지지체계 연계와 관계망 연결, 비상연락망 준비 등 안부 확인을 위한 방문 및 생활상의 문제 상담, 대화·편지·전화 등의 방법으로 수급자의 욕구 파악 및 의사 전달 대행
인지지원 (인지관리지원, 인지활동지원)	• 인지행동 변화 관리 등 • 인지자극활동 • 일상생활 함께하기	• 인지관리지원 : 행동변화 감소 도움 및 대처, 수급자와 수발자 안전관리 도움, 정서적 안정과 생활의욕 향상 도움, 인지기능향상을 위한 인지활동 지원 • 인지활동형 프로그램 : 인지기능 악화 방지 및 잔존기능 유지를 위해 인지활동형 프로그램관리자가 수립한 계획에 따라 인지자극활동 및 인지기능향상 프로그램을 제공, 프로그램 준비, 교재 또는 도구를 활용한 프로그램 실행, 준비물품 정리
방문목욕	• 입욕 준비 • 입욕 시 이동 보조 • 몸 씻기(샤워 포함) • 지켜보기 • 목욕 기계 조작 • 욕실 정리 등	• 목욕 설비를 갖춘 장비를 이용하여, 수급자의 가정 등을 방문하여 요양보호사 2인 이상이 목욕을 제공하는 서비스 • 입욕 준비, 입욕 시 이동 보조, 몸 씻기(포함), 지켜보기, 목욕 기계 조작, 욕실 정리
제한된 업무	건강 및 간호관리	• 관찰 및 측정 • 건강관리 • 간호관리 • 응급서비스
	기능회복훈련	• 신체·인지향상 프로그램 • 신체기능의 훈련 • 기본동작 훈련 • 인지활동형 프로그램 • 인지기능향상훈련 • 일상생활 동작훈련 • 물리치료 • 작업치료
	기능회복훈련서비스, 간호처치서비스 등은 해당 분야의 전문적인 교육과 훈련을 받고 자격을 갖춘 자가 제공해야 하므로 요양보호사의 업무에서 단독이나 전적으로 수행하는 것은 제외된다.	
시설환경관리	• 침구·리넨 정리 • 환경관리 • 물품관리 • 세탁물관리	

※ 표준교재 [요양보호서비스 유형별 대처 방안 사례모음 p.67~75]을 꼭 확인하세요.

2 요양보호서비스 제공 원칙 및 준수사항

(1) 요양보호서비스의 제공 원칙

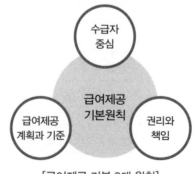

[급여제공 기본 3대 원칙]

기본 3대 원칙	요양보호사가 수행해야 할 실제 업무
수급자 중심의 급여제공	• 수급자 또는 보호자와 상담을 실시하고, 제공한 급여내용을 상세히 설명한다. • 수급자의 욕구를 종합적으로 파악하고, 개별적인 욕구를 반영하여 급여를 제공한다. • 수급자의 상태나 환경을 고려하여 안전사고나 사생활 침해가 발생하지 않도록 한다. • 급여제공기록지를 작성하고 수급자 또는 보호자에게 설명한 후 확인을 받는다.
급여제공계획과 기준에 근거한 급여제공	• 기관의 운영규정, 근로계약의 내용과 최신의 급여제공기준을 충분히 숙지한다. • 급여제공계획에 따른 급여내용과 제공 시간을 준수하여 필요한 급여를 제공한다. • 구체적인 급여제공 내용과 방법은 표준교재 또는 급여제공 매뉴얼의 관련사항을 참고·활용한다. • 수급자별로 급여제공 내용과 상태변화를 충실하게 기록하고 관리한다. • 수급자에게 응급 또는 조치가 필요한 상황이 발생하면, 임의로 판단하지 않고 즉시 관리자에게 보고한다. • 수급자나 가족이 부당한 요구를 할 경우 즉시 거절하고 관련 대응지침을 따른다.
권리와 책임에 따른 급여제공	• 급여를 제공할 때는 항상 단정하고 위생적인 복장을 착용하도록 한다. • 자신과 수급자의 건강 유지 및 개선, 사고예방을 위하여 올바른 케어기술을 습득하고 관리지식을 배양한다. • 매년 건강검진을 받고 평소 계획적인 휴식과 운동, 건강관리를 통해 근골격계 질환이나 감염을 예방하기 위해 노력한다. • 수급자에 대한 학대나 기관의 부당행위를 발견하였을 경우는 지체 없이 관련 절차에 따라 신고한다. • 제공인력이 변경되더라도 급여의 양과 수준이 적합하도록 성실히 인수인계한다.

(2) 요양보호사 준수사항

① 요양보호사는 대상자 및 가족들로부터 대상자의 성격, 습관 및 선호하는 것들을 서비스 제공 개시 전에 반드시 확인한다.

② 대상자가 스스로 자립생활을 할 수 있도록 대상자의 능력을 최대한 활용하면서 서비스를 제공하도록 한다.

③ 서비스를 제공하기 전에 대상자에게 충분히 설명한 후, 동의한 경우 서비스를 제공하며 대상자가 치매 등으로 인지능력이 없는 경우에는 보호자에게 동의를 구한다.

④ 서비스 제공 중 대상자의 사생활을 보호하고 자유로운 의사표현을 보장하되, 대상자의 비밀을 누설하여서는 안 된다.

⑤ 대상자의 상태와 관계없이 기계적으로 서비스를 제공하거나 서비스를 제공받도록 강요하지 않는다.

⑥ 모든 서비스는 대상자에게만 제한하여 제공한다.

⑦ 대상자의 상태 변화 등으로 계획된 서비스 외에 서비스를 추가하거나 변경, 의료적 진단 등이 필요하다고 판단되는 경우에는 시설장 또는 관리책임자에게 신속하게 보고한다.

⑧ 대상자나 가족과 의견이 상충될 시에는 불필요한 마찰을 피하고, 시설장 또는 관리책임자에게 보고하고 상의한다.

⑨ 서비스 제공 중 예기치 못한 사고가 발생한 경우에는 소속된 시설장, 간호사 등에게 신속하게 보고하여야 한다.

　例 동행하다가 넘어져 부상을 입은 경우, 목욕물의 온도 조절 실패로 화상을 입은 경우 등

⑩ 흡인, 위관영양, 관장, 도뇨, 욕창관리 및 투약(경구약 및 외용약 제외) 등을 포함하는 모든 의료 행위를 하지 않는다.

⑪ 대상자에게 응급상황이 발생한 경우에는 응급처치 우선순위에 따라 응급처치를 한다. 응급처치를 할 수 없거나 의사에게 보고할 수 없는 상황인 경우에는 가장 가까운 의료기관으로 대상자를 옮긴다.

⑫ 치매 대상자에게 발생하는 여러 가지 돌발 상황에 대해서는 시설장 또는 관리책임자와 의논하여 처리한다.

(3) 요양보호사의 금지행위 등

① 노인학대 등의 금지행위
② 수급자 유인 알선행위 금지
③ 본인부담금 면제 및 감경 금지
  • 요양보호사에게 수급자의 본인부담금을 전가시키는 경우
  • 본인부담금에 대한 안내 없이 장기요양급여를 제공하고 그에 따른 비용은 주는 대로 받거나 납부를 요구하지 않는 경우
  • 수급자에게 비급여대상의 비용을 면제·할인하는 경우
④ 비밀누설 금지
⑤ 부당수급 관련 행위 금지
⑥ 급여제공자료 거짓 작성 금지

(4) 요양보호사 급여제공 제한 및 자격 취소

1) 장기요양급여 제공의 제한

장기요양기관의 종사자가 거짓이나 그 밖의 부정한 방법으로 재가급여비용 또는 시설급여비용을 청구하는 행위에 가담한 경우

2) 요양보호사 자격 취소 사유

① 요양보호사의 결격사유에 해당하게 된 경우
② 노인에 대한 금지행위를 위반하여 처벌을 받은 경우
③ 거짓이나 그 밖의 부정한 방법으로 자격증을 취득한 경우
④ 영리를 목적으로 노인 등에게 불필요한 요양서비스를 알선·유인하거나 이를 조장한 경우
⑤ 자격증을 대여·양도 또는 위조·변조한 경우

3 요양보호사의 역할

(1) 요양보호사의 역할

1) 숙련된 수발자

요양보호사는 숙련된 지식과 기술로 대상자의 불편함을 경감해주기 위해 필요한 서비스를 지원하여 대상자를 도와준다.

2) 정보전달자

대상자의 신체·심리적인 정보를 가족, 시설장 또는 관리책임자, 간호사, 의료기관의 의료진에게 정보를 전달하며 필요시 이들의 지시사항을 대상자와 가족에게 전달한다.

3) 관찰자

맥박, 호흡, 체온, 혈압 등의 변화와 투약 여부, 질병의 변화에 대한 증상뿐만 아니라 심리적인 변화까지 관찰한다.

4) 말벗과 상담자

요양보호사는 효율적인 의사소통 기법을 활용하여 대상자와 관계를 형성하여 대상자의 신체적·정신적·심리적 안위를 도모한다.

5) 동기 유발자

요양보호사는 대상자의 남아있는 잔존 능력을 최대한 발휘하도록 동기를 유발하며 지지한다.

6) 옹호자

가정이나 시설, 지역사회로부터 학대를 당하거나 소외되고 차별받는 대상자를 위해 대상자의 입장에서 편들어주고 지켜준다.

(2) 요양보호사 요구 금지행위

행위	세부 내용
수급자의 가족만을 위한 행위	• 수급자의 가족만을 위한 식사 준비, 빨래, 장보기, 가족의 방 청소 • 김장 도움, 결혼식 또는 집안 경조사 지원 • 가족을 위한 관공서 등 업무지원
수급자 또는 그 가족의 생업을 지원하는 행위	• 가게보기, 부업에 참여하기 • 배달하기, 가게 청소, 가게 설거지, 가게 음식 준비 등
그 밖에 수급자의 일상 생활에 지장이 없는 행위	• 신체기능 개선을 위한 목적 외 통상적으로 무리하다고 판단되는 안마 • 잔디 깎기, 텃밭 매기 등

(3) 요양보호사의 권익보호와 고충상담

① 수급자 및 그 가족이 장기요양요원에게 폭언·폭행·상해 또는 성희롱·성폭력 행위를 하는 경우, 수급자 및 그 가족이 장기요양요원에게 급여 외 행위의 제공을 요구하는 경우 장기요양기관의 장은 장기요양요원 업무의 전환 등 적절한 조치를 하여야 한다.

② 장기요양기관의 장은 장기요양요원에게 수급자가 부담하여야 할 본인부담금의 전부 또는 일부를 부담하도록 요구하는 행위를 하여서는 안 된다.

■ 정답 옆에 기재된 페이지는 「요양보호사 양성 표준교재」 참고 페이지입니다.

1 생활이 어려운 사람에게 필요한 급여를 제공하여 최저생활을 보장하고 자활을 돕는 것을 목적으로 하는 공적부조제도로 <u>옳은</u> 것은?

① 국민연금제도
② 고용보험제도
③ 국민건강보험제도
④ 국민기초생활보장제도
⑤ 산업재해보상보험제도

01   정답 ④   37p

2 국민의 질병 및 건강 증진에 대하여 보험급여를 제공함으로써 국민보건 향상과 사회보장 증진에 기여하는 제도로 <u>옳은</u> 것은?

① 국민연금보험제도
② 긴급복지지원제도
③ 국민건강보험제도
④ 산업재해보상보험제도
⑤ 국민기초생활보장제도

02   정답 ③   37p

3 요양보호사가 실직했을 때 생활에 필요한 급여를 제공하는 사회보험으로 <u>옳은</u> 것은?

① 고용보험
② 국민건강보험
③ 국민연금보험
④ 산업재해보상보험
⑤ 노인장기요양보험

03   정답 ①   37p

4 노인을 위한 유엔의 5원칙 중 '독립의 원칙'의 원칙으로 <u>옳은</u> 것은?

① 가능한 오랫동안 가정에서 살 수 있어야 한다.
② 노인들을 위한 사회운동을 하고 단체를 조직할 수 있어야 한다.
③ 자율과 보호를 높이는 사회적, 법률적인 서비스를 이용할 수 있어야 한다.
④ 노인의 잠재력을 계발할 수 있는 기회가 있어야 한다.
⑤ 존엄과 안전 속에서 살 수 있어야 한다.

04   정답 ①   38~39p

② 참여의 원칙
③ 보호의 원칙
④ 자아실현의 원칙
⑤ 존엄의 원칙

5 다음 사례에서 노인이 실천한 노인복지 원칙으로 <u>옳은</u> 것은?

> 교사로 은퇴한 노인이 지역아동센터 아동을 대상으로 한 교육봉사 단체를 조
> 직하여 활동하고 있다.

① 독립의 원칙   ② 참여의 원칙

③ 보호의 원칙   ④ 자아실현의 원칙

⑤ 존엄의 원칙

05   정답 ②   38~39p

지역사회를 위한 봉사 기회를 갖고 개발하며, 흥미와 능력에 맞는 자원봉사자로서 활동할 수 있어야 한다.

6 다음에서 설명하는 노인복지 원칙으로 <u>옳은</u> 것은?

> 노인의 자율과 보호를 높이는 사회적, 법률적인 서비스를 이용할 수 있어야
> 한다.

① 독립의 원칙   ② 평등의 원칙

③ 보호의 원칙   ④ 참여의 원칙

⑤ 존엄의 원칙

06   정답 ③   38~39p

7 다음에서 설명하는 노인복지 원칙으로 <u>옳은</u> 것은?

> • 노인의 잠재력을 계발할 수 있는 기회가 있어야 한다.
> • 사회의 교육적, 문화적, 정신적 자원과 여가서비스를 이용할 수 있어야 한다.

① 독립의 원칙   ② 평등의 원칙

③ 보호의 원칙   ④ 존엄의 원칙

⑤ 자아실현의 원칙

07   정답 ⑤   38~39p

8 치매 환자 및 가족들이 안심하고 살아가도록 전담 코디네이터를 1:1로 매칭하여 서비스를 연계하고 관리를 수행하는 기관으로 <u>옳은</u> 것은?

① 노인돌봄종합서비스   ② 노인보호 전문기관

③ 노인건강진단   ④ 노인복지관

⑤ 치매안심센터

08   정답 ⑤   40p

9 노인의 인권보호 사업, 학대예방사업, 노인인식 개선, 노인자살 예방 교육 및 시설 내 노인권리보호, 피해노인에 대한 상담 및 보호를 담당하는 기관으로 **옳은** 것은?

① 보건소
② 학대피해노인 전용쉼터
③ 노인보호 전문기관
④ 노인종합복지센터
⑤ 정신건강복지센터

09 정답 ③ 43~44p

10 학대피해노인 보호와 숙식 제공 등의 쉼터 생활지원, 의료비 등을 지원해주는 사업으로 **옳은** 것은?

① 학대피해노인 전용쉼터
② 정신요양시설
③ 정신건강 복지센터
④ 주간보호센터
⑤ 노인학대 신고센터

10 정답 ① 44p

11 노인장기요양보험제도의 목적으로 **옳은** 것은?

① 직업능력개발을 통한 고용 촉진
② 최저생활 보장을 통한 자활의욕 고취
③ 안정적 노후를 위한 소득보장체계 마련
④ 업무상 재해 보상을 통한 사회복귀 지원
⑤ 일상생활을 혼자 수행하기 어려운 노인의 신체활동 또는 가사활동 지원

11 정답 ⑤ 49p

12 노인장기요양보험제도에 관한 설명으로 **옳은** 것은?

① 고용노동부장관이 관장한다.
② 보험자는 국민건강보험공단이다.
③ 단기보호는 시설급여에 해당한다.
④ 장기요양등급은 1등급에서 10등급까지이다.
⑤ 대상자 가족의 일상생활 지원을 목적으로 한다.

12 정답 ②   49p

① 장기요양보험사업은 보건복지부 장관이 관장한다.
③ 단기보호는 재가급여에 해당한다.
④ 장기요양등급은 1등급에서 5등급, 인지지원 등급으로 나뉜다.
⑤ 고령이나 노인성질병의 사유로 일상생활을 혼자 수행하기 어려운 노인 등을 대상으로 한다.

13 노인장기요양서비스 전달체계에서 국민건강보험공단의 역할로 **옳은** 것은?

① 요양서비스 제공
② 장기요양 등급판정
③ 서비스신청 및 계약
④ 서비스비용 청구
⑤ 장기요양기관의 설립인가

13 정답 ②   50p

국민건강보험 공단(장기요양등급판정위원회)
• 장기요양등급판정
• 개인별장기요양 이용계획서 제공
• 서비스 모니터링(서비스이용 지원)

14 다음 중 노인장기요양급여의 대상자로 <u>옳은</u> 것은?

① 뇌경색으로 병원에 입원한 65세 남성

② 결핵으로 일상생활이 어려운 50세 여성

③ 혈관성 치매로 일상생활이 어려운 70세 남성

④ 고혈압이 있고 일상생활이 가능한 65세 여성

⑤ 뇌졸중에서 회복되어 일상생활이 가능한 70세 남성

14 정답 ③ 50~51p

① 병원 입원 → 국민건강보험
②, ④ 결핵, 고혈압 → 노인성 질병이 아님
⑤ 거동 가능 → 장기요양급여 대상 자가 아님

---

15 노인장기요양인정 절차에 관한 설명으로 <u>옳은</u> 것은?

① 지방자치단체에 장기요양인정을 신청한다.

② 신청자가 동의하면 사회복지전담공무원이 대신 신청할 수 있다.

③ 장기요양인정 방문조사는 등급판정위원회에서 실시한다.

④ 국민건강보험공단의 방문조사원이 장기요양등급을 2차로 판정한다.

⑤ 보건복지부는 1차 장기요양등급 판정 결과를 심의하여 최종 판정한다.

15 정답 ② 51~54p

① 공단에 제출한다.
② 사회복지전담공무원 또는 치매안심센터의 장이 대리 신청하는 경우, 본인 또는 가족의 동의를 받아야 한다.
③ 공단 직원(사회복지사, 간호사 등)이 신청인의 거주지를 방문하여 조사한다.
④, ⑤ 등급판정위원회(국민건강보험공단)

---

16 노인장기 요양보험 등급 인정에 관한 설명으로 <u>옳은</u> 것은?

① 장기요양인정은 지방자치단체에 신청한다.

② 장기요양인정 점수에 따라 9등급으로 나뉜다.

③ 보건복지부는 1차 장기요양등급판정을 심의하여 최종 판정한다.

④ 노인성 질병 대상자는 의사소견서 없이 장기요양 등급을 판정받는다.

⑤ 국민건강보험공단은 장기요양인정표에 따라 작성된 조사결과서를 등급판정위원회에 제출한다.

16 정답 ⑤ 51~54p

① 장기요양인정은 국민건강보험공단에 의사(한의사)의 소견서를 첨부하여 제출한다.
② 장기요양인정 등급은 1등급에서 5등급, 인지지원 등급으로 나뉜다.
③ 국민건강보험공단은 방문조사 완료 후 등급판정위원회에서 심의를 거친다.
④ 노인성 질병 대상자는 의사 또는 한의사가 발급한 소견서를 첨부하여 신청한다.

---

17 장기요양인정 신청 및 판정 절차에 관한 설명으로 <u>옳은</u> 것은?

① 장기요양인정 신청서는 국민건강보험공단에 제출한다.

② 대리인이 신청할 경우 시설장의 동의가 필요하다.

③ 교육을 이수한 장기요양기관의 직원이 방문조사를 한다.

④ 지방자치단체장이 장기요양인정 등급을 최종 판정한다.

⑤ 요양보호사가 대상자에게 장기요양인정서를 제공한다.

17 정답 ① 51~54p

① 장기요양인정 신청서는 국민건강보험공단에 의사(한의사)의 소견서를 첨부하여 제출한다.
② 대리인이 신청할 경우 본인이나 가족 등의 동의가 필요하다.
③ 교육을 이수한 공단 직원이 방문조사를 한다.
④ 국민건강보험공단(등급판정위원회)이 등급을 최종 판정한다.
⑤ 국민건강보험공단이 대상자에게 장기요양인정서를 제공한다.

18 다음에서 설명하는 장기요양급여로 <u>옳은</u> 것은?

18   정답 ④   55p

> 하루 중 일정 시간 동안 대상자를 보호하면서 신체활동을 지원하고 심신기능 향상을 위한 교육·훈련을 제공함

① 방문요양   ② 방문목욕
③ 방문간호   ④ 주·야간 보호
⑤ 노인요양시설

19 수급자를 일정한 기간 동안 장기요양기관에 보호하여 신체활동지원 등을 제공하는 장기요양급여로 <u>옳은</u> 것은?

19   정답 ①   55p

① 단기보호 서비스   ② 주·야간보호 서비스
③ 방문목욕 서비스   ④ 방문간호 서비스
⑤ 방문요양 서비스

20 재가대상자의 일상생활에 필요한 복지용구를 제공하는 급여로 <u>옳은</u> 것은?

20   정답 ①   55p

① 기타재가급여   ② 주간보호급여
③ 방문요양급여   ④ 방문목욕급여
⑤ 단기보호급여

21 장기요양급여 중 재가급여의 장점으로 <u>옳은</u> 것은?

21   정답 ③   55p

① 가족이 선호하는 서비스가 제공된다.
② 응급상황에서 신속하게 대응할 수 있다.
③ 평소 친숙한 환경에서 서비스가 제공된다.
④ 종합적인 재활치료 서비스가 제공될 수 있다.
⑤ 건강검진을 통해 질병을 조기에 발견할 수 있다.

22 장기요양급여 중 시설급여에 해당하는 것으로 <u>옳은</u> 것은?

22   정답 ⑤   56p

① 단기보호   ② 복지용구
③ 가족요양비   ④ 주·야간 보호
⑤ 노인요양공동생활가정

23 장기요양급여 시설급여의 장점으로 <u>옳은</u> 것은?

① 사생활이 보장된다.

② 친숙한 환경에서 지낼 수 있다.

③ 개인 중심의 생활을 보장받을 수 있다.

④ 종합적인 서비스를 받을 수 있다.

⑤ 본인일부부담금이 재가급여보다 저렴하다.

23 　정답 ④　　56p

①, ③ 개인 중심의 생활이 어렵다.

② 가족과 떨어져 지내며 소외되기 쉽다.

⑤ 재가급여 15%, 시설급여 20%를 부담한다.

24 가족요양비가 포함된 장기요양급여의 종류로 <u>옳은</u> 것은?

① 시설급여　　　　② 재가급여

③ 간병급여　　　　④ 장해급여

⑤ 특별현금급여

24 　정답 ⑤　　56p

25 장기요양기관의 비용 청구 및 재원에 관한 설명으로 <u>옳은</u> 것은?

① 국가는 보험료 예상 수입액의 20%를 부담한다.

② 장기요양기관은 본인부담금을 보건복지부에 청구한다.

③ 장기요양보험료와 건강보험료는 통합회계로 관리한다.

④ 장기요양기관은 의료급여수습권자의 급여비용을 전액 부담한다.

⑤ 국민건강보험공단은 급여비용을 연1회 장기요양기관에 지급한다.

25 　정답 ①　　57~58p

② 장기요양기관은 본인부담금을 대상자에게 청구한다.

③ 장기요양보험료와 건강보험료는 통합징수, 독립회계로 관리한다.

④ 장기요양기관은 의료급여수습권자의 40~60% 경감해준다.

⑤ 국민건강보험공단은 급여비용을 당월 장기요양기관에 지급한다.

26 노인장기요양보험 급여 중 본인 부담금에 관한 설명으로 <u>옳은</u> 것은?

① 비급여 항목은 본인이 60% 부담한다.

② 복지용구 비용은 본인이 8% 부담한다.

③ 재가급여 비용은 본인이 20% 부담한다.

④ 국민기초생활수습권자는 본인 부담금이 없다.

⑤ 의사소견서 발급 비용은 본인이 15%를 부담한다.

26 　정답 ④　　57~58p

① 비급여 항목은 본인이 100% 전액 부담한다.

② 복지용구 비용은 일반(15%), 저소득(9%), 의료수급권자(6%) 부담한다.

③ 재가급여 비용은 본인이 15%, 시설급여 20% 부담한다.

⑤ 의사소견서 발급 비용은 일반 20%, 40~60% 경감자는 10% 부담한다.

27 장기요양서비스 이용절차 중 ☐ 안에 들어갈 내용으로 <u>옳은</u> 것은?

서비스 신청 접수 및 방문 상담 ➡ 서비스 제공 계획 수립 ➡ 서비스 이용 계약 체결 ➡ ☐ ➡ 모니터링 실시 / 서비스 종료 혹은 계속

① 서비스 방법 개발   ② 서비스 기관 안내
③ 서비스 제공   ④ 서비스 개입 계획 설정
⑤ 공식, 비공식 자원 발굴

27   정답 ③   58p

28 등급판정 이후 장기요양 서비스를 받고자 할 때 기관에 제출해야 하는 서류로 <u>옳은</u> 것은?

① 의사소견서   ② 급여제공계획서
③ 장기요양급여제공기록지   ④ 장기요양인정서
⑤ 상태기록지

28   정답 ④   59p

29 등급판정을 받은 대상자에게 발급하는 장기요양 인정서에 기재되는 항목으로 <u>옳은</u> 것은?

① 월 한도액
② 이용할 수 있는 급여의 종류와 내용
③ 본인부담 금액
④ 수급자희망급여
⑤ 서비스 목표

29   정답 ②   59p

대상자의 기본 인적사항과 장기요양 등급, 유효기간, 이용할 수 있는 급여의 종류와 내용, 대상자가 장기요양서비스를 제공받을 때 필요한 안내 사항 등이 포함되어 있다.

30 장기요양서비스를 이용하고자 할 때 다음의 내용의 서식 유형으로 <u>옳은</u> 것은?

대상자의 등급에 따른 이용 한도액과 본인 부담률, 급여의 종류와 횟수, 비용, 인정유효기간

① 장기요양 인정서   ② 개인별 장기요양 이용계획서
③ 상태기록지   ④ 장기요양급여제공 기록지
⑤ 급여제공 계획서

30   정답 ②   59~61p

① 기본인적사항과 장기요양등급, 유효기간, 이용할 수 있는 급여의 종류와 내용, 대상자가 장기요양서비스를 제공받을 때 필요한 안내 사항
③ 섭취, 배설, 목욕 등 상태
④ 서비스제공 시간 및 내용
⑤ 서비스의 목표, 내용, 횟수 등

31 요양보호 업무의 목적으로 <u>옳은</u> 것은?

① 평생교육프로그램 개발 및 참여 ② 대상자의 신체기능 증진
③ 가족 중심의 서비스 제공   ④ 대상자의 시설입소 홍보
⑤ 일자리 재창출을 위한 정보제공

31　정답 ②　63p

65세 이상 노인 또는 노인성 질병을 가진 65세 미만인 자에게 계획적이고, 전문적인 요양보호서비스를 제공하여 장기요양 대상자들의 신체기능 증진 및 삶의 질 향상에 기여하는 것이다.

32 다음에 해당하는 노인장기요양보험 표준서비스 유형으로 <u>옳은</u> 것은?

- 간식을 포함한 식사 돕기
- 침대에서 휠체어로 옮겨 태우기

① 정서지원서비스   ② 신체활동지원서비스
③ 일상생활지원서비스   ④ 개인활동지원서비스
⑤ 기능회복훈련서비스

32　정답 ②　64~66p

33 노인장기요양보험 표준서비스 중 가사 및 일상생활지원서비스에 해당되는 것으로 <u>옳은</u> 것은?

① 식사도움   ② 물품관리
③ 청소 및 정리정돈   ④ 생활상담
⑤ 신체기능 유지

33　정답 ③　64~66p

① 신체활동 지원
② 시설환경관리
④ 정서 지원 및 의사소통 지원
⑤ 신체활동 지원

34 가사 및 일상생활지원 표준서비스 중 개인활동 지원 내용으로 <u>옳은</u> 것은?

① 화장실 이용 돕기   ② 외출 시 동행
③ 옷 갈아입히기   ④ 식사 준비 및 정리
⑤ 청소 및 주변정돈

34　정답 ②　64~66p

①, ③, ④ 신체활동 지원
② 은행 동행 외출 시 동행, 장보기, 산책, 관공서, 병원 등 방문 시 부축 또는 동행(차량 이용 포함), 책임 귀가 등
⑤ 가사 및 일상생활 지원

35 정서지원 및 의사소통 도움 서비스 내용으로 <u>옳은</u> 것은?

① 입욕준비 및 목욕을 도왔다.
② 은행 외출 시 동행을 하였다.
③ 생활의 문제 상담을 하였다.
④ 욕창 예방을 위한 체위변경을 도왔다.
⑤ 장보기 및 식사준비를 도왔다.

35　정답 ③　64~66p

① 방문목욕 서비스
②, ⑤ 가사 및 일상생활 지원
④ 신체활동 지원

36 치매 대상자가 같은 옷만 입으려고 할 때 대처 방법으로 **옳은** 것은?

① 거울을 보여 주며 더러워진 옷이라고 한다.

② 옷을 갈아입어야 한다는 것을 설명한다.

③ 가족과 상의하여 동일한 유형의 옷을 추가로 구입한다.

④ 물을 엎질러 다른 옷을 입게 한다.

⑤ 좋아하는 음식을 주며 다른 옷을 입게 한다.

36　정답 ③　68p

- 대처 1 : 대상자의 가족과 상의하여 동일한 유형의 옷을 추가로 구입하여 입게 한다.
- 대처 2 : 입으려는 옷과 잘 입지 않는 옷을 대상자의 이불 밑에 넣어 놓고 대상자의 체취가 옷에 스며들어 거부감이 없게 한 뒤 입히는 등의 방법을 시도해 본다.

37 대상자가 기저귀 안으로 자꾸 손을 넣을 때 요양보호사의 대처 방법으로 **옳은** 것은?

① 단호하게 하지 말라고 말한다.

② 손을 억제대로 묶어 놓는다.

③ 음부에 습진이 있는지 확인한다.

④ 손톱을 짧게 깎아준다.

⑤ 음부를 청결히 한다.

37　정답 ③　70p

- 대처 1 : 무의식적으로 손을 넣는 것은 피부에 이상이 생겨 가려워서 그러는 것일 수 있으므로 음부에 습진, 발진 등 이상이 있는지 확인한다. 만약 피부에 이상이 있는 경우에는 가족과 의료진에게 보고한다.
- 대처 2 : 기저귀 착용이 잘되어 있는지 확인한다. 음부를 긁다가 상처가 나는 일이 없도록 손톱을 항상 짧게 깎아 주고, 손을 자주 씻겨 청결을 유지시킨다.

38 요양보호서비스 제공의 기본 원칙으로 **옳은** 것은?

① 요양보호사가 추가 서비스를 결정한다.

② 대상자와의 심각한 갈등을 직접 해결한다.

③ 서비스 계획 시 대상자의 습관을 반영한다.

④ 대상자의 상태에 따라 처방약의 용량을 조절한다.

⑤ 대상자의 인지능력이 악화된 경우에는 서비스를 중단한다.

38　정답 ③　77p

39 요양보호서비스 제공 원칙으로 **옳은** 것은?

① 대상자가 인지능력이 없는 경우 보호자의 동의를 받는다.

② 서비스의 추가 및 변경 사항은 보호자와 의논한다.

③ 대상자가 관장을 원하면 시설장과 의논하여 제공한다.

④ 응급상황 발생 시 가족에게 우선 알린다.

⑤ 치매 대상자의 돌발상황 시 가족과 의논한다.

39　정답 ①　77p

② 시설장 또는 관리책임자에게 보고한다.

③ 흡인, 비위관 삽입, 관장, 도뇨, 욕창 관리, 투약(경구약 및 외용약 제외) 등을 포함하는 모든 의료 행위를 하지 않는다.

④ 응급처치 우선순위에 따라 응급처치하고 응급처치를 할 수 없거나 의사에게 보고할 수 없는 상황인 경우에는 가장 가까운 의료기관으로 대상자를 옮긴다.

⑤ 시설장 또는 관리 책임자와 의논하여 처리한다.

40 방문요양 서비스 제공 시 요양보호사의 준수사항으로 <u>옳은</u> 것은?

① 서비스 제공 중 알게 된 비밀은 시설장에게 보고한다.

② 제공되는 서비스에 대해 보호자에게 충분히 설명한다.

③ 대상자의 상태와 관계없이 서비스를 제공한다.

④ 체온, 맥박, 호흡, 혈압측정은 하지 않는다.

⑤ 대상자 부축 시 넘어져 부상을 입은 경우 시설장에게 즉시 보고한다.

40 　정답 ⑤　　77p

① 서비스 제공 중 알게 된 비밀은 누설하지 않는다.

② 제공되는 서비스에 대해 대상자에게 충분히 설명하고, 치매 등으로 인지능력이 없는 경우에는 보호자에게 동의를 구한다.

③ 대상자의 상태에 따라 서비스를 제공한다.

④ 흡인, 비위관 삽입, 관장, 도뇨, 욕창 관리, 투약(경구약 및 외용약 제외) 등을 포함하는 모든 의료행위를 하지 않는다.

---

41 요양보호서비스 제공원칙을 준수한 경우로 <u>옳은</u> 것은?

① 대상자의 가래를 흡인한다.

② 상황에 따라 서비스 비용을 청구한다.

③ 대상자의 선호보다 시설의 규칙을 우선시한다.

④ 응급 상황에서는 응급처치 우선순위에 따라 처치한다.

⑤ 대상자의 인지능력이 악화되면 서비스를 중단한다.

41 　정답 ④　　77p

---

42 다음의 사례 내용 중 요양보호사 금지 행위에 해당하는 것으로 <u>옳은</u> 것은?

- 요양보호사에게 수급자의 본인부담금을 전가시키는 경우
- 수급자에게 비급여 대상의 비용을 면제·할인하는 경우

① 노인학대 등의 금지 행위　　② 수급자 유인 알선 행위 금지

③ 본인부담금 면제 감경 금지　　④ 부당수급 관련 행위 금지

⑤ 급여제공자료 거짓 작성 금지

42 　정답 ③　　78p

---

43 요양보호서비스에 대한 지식과 기술로 대상자의 불편함을 경감하는 요양보호사의 역할로 <u>옳은</u> 것은?

① 옹호자　　　　　　② 촉진자

③ 숙련된 수발자　　④ 정보전달자

⑤ 동기유발자

43 　정답 ③　　80~81p

① 가정이나 시설, 지역사회에서 학대를 당하거나 소외되고 차별받는 대상자를 위해 대상자의 입장에서 편들어주고 지켜준다.

④ 대상자의 신체, 심리에 관한 정보를 가족, 시설장 또는 관리책임자, 간호사, 의료기관의 의료진에게 전달, 지시 사항을 대상자와 그의 가족에게 전달한다.

⑤ 대상자가 능력을 최대한 발휘하도록 동기를 유발하며 지지한다.

44 배우자의 사별로 우울증상을 겪는 대상자의 신체·심리적 정보를 가족과 의료진에게 알리는 요양보호사의 역할로 <u>옳은</u> 것은?

① 숙련된 수발자　　　② 정보전달자
③ 관찰자　　　　　　④ 말벗과 상담자
⑤ 동기유발자

44　정답 ②　80~81p

정보전달자는 대상자의 신체, 심리에 관한 정보를 가족, 시설장 또는 관리책임자, 간호사, 의료기관의 의료진에게 전달하며 필요시 이들의 지시 사항을 대상자와 그의 가족에게 전달한다.

45 요양보호서비스를 제공할 때 대상자의 상태 변화와 투약 여부를 파악하는 요양보호사의 역할로 <u>옳은</u> 것은?

① 옹호자　　　　　　② 관찰자
③ 중개자　　　　　　④ 정보전달자
⑤ 동기유발자

45　정답 ②　80~81p

관찰자는 맥박, 호흡, 체온, 혈압 등의 변화와 투약 여부, 질병의 변화에 대한 증상뿐만 아니라 심리적인 변화까지 관찰한다.

46 요양보호사가 동기 유발자로서 역할을 수행한 경우로 <u>옳은</u> 것은?

① 대상자의 투약여부를 면밀히 관찰한다.
② 대상자의 심리적 문제를 가족에게 알린다.
③ 숙련된 기술로 질 높은 서비스를 제공한다.
④ 대상자 스스로 신체 활동을 하도록 격려한다.
⑤ 대상자의 말을 경청하며 신뢰관계를 형성한다.

46　정답 ④　80~81p

① 관찰자
② 정보전달자
③ 숙련된 수발자
⑤ 말벗과 상담자

47 다음과 같은 상황에서 요양보호사가 수행하는 역할로 <u>옳은</u> 것은?

- 대상자가 성희롱을 당했을 때 기관장에게 보고함
- 학대 의심 사례가 발생했을 때 경찰서에 신고함

① 촉진자　　　　　　② 옹호자
③ 교육자　　　　　　④ 동기유발자
⑤ 숙련된 수발자

47　정답 ②　80~81p

옹호자는 가정이나 시설, 지역사회에서 학대를 당하거나 소외되고 차별받는 대상자를 위해 대상자의 입장에서 편들어 주고 지켜준다.

48 요양보호사의 역할(A)과 관련된 내용(B)이 바르게 연결된 것으로 옳은 것은?

	(A)	(B)
①	관찰자	필요한 서비스 연계 활동
②	옹호자	차별받는 대상자 지지
③	정보전달자	직접적인 서비스 제공
④	동기 유발자	질병의 증상 확인
⑤	숙련된 수발자	서비스 제공 계획 및 수립

48   정답 ②   80~81p

① 관찰자 : 질병의 증상 확인 필요한(질병의 변화, 투약확인, 심리적 변화 확인 등)
② 옹호자 : 차별받는 대상자 지지(소외되고, 학대당하거나 차별받았을 때 편들어주고 지지해줌)
③ 정보전달자 : 필요한 서비스 연계 활동(필요한 서비스를 기관에 연계)
④ 동기 유발자 : 대상자가 남아있는 잔존능력을 최대한 발휘하도록 동기를 유발, 지지
⑤ 숙련된 수발자 : 직접 서비스 제공(지식과 기술로 대상자의 불편감을 해소)

49 다음 중 수급자가 요양보호사에게 요구해서는 안 되는 행위로 옳은 것은?

① 대상자를 위한 관공서 등 업무지원
② 대상자 생일을 위한 미역국 끓이기
③ 대상자 아들 가게의 음식을 준비함
④ 보호자가 어머님이 베란다에서 배변하는 것을 발견하여 문의함
⑤ 대상자가 은행의 고액 업무를 부탁함

49   정답 ③   81p

50 다음과 같은 요양보호사의 고충이 있을 경우 장기요양기관장의 적절한 조치로 옳은 것은?

> 치매 대상자의 배우자는 요양보호사가 대상자를 제대로 돌보지 않아 치매 증상이 심해졌다며 심한 폭언을 하였다.

① 요양보호사의 고충 요청을 무시한다.
② 조리업무로 업무를 전환한다.
③ 상담심리 지원 프로그램을 제공한다.
④ 대상자의 일부 부담금을 할인해준다.
⑤ 요양보호사에게 적성이 맞는지 상담을 한다.

50   정답 ③   82p

1 노인의 인권 보호

1 인권의 의미

① 사전적 의미 : 사람이 사람답게 살기 위해 필요한 것으로서 당연히 인정된 기본적 권리 또는 인간이 자연인으로 누려야 할 당연한 권리
② 세계인권선언에서의 개념 : 인간의 권리(right of man)를 넘어 인간이 되기 위한 권리, 인간이 가져야 할 당연한 권리

2 노인의 인권영역

(1) 재가노인 인권 보호

① 생존권과 경제권 보호를 위한 공적연금과 경제활동지원사업을 제공하고 있다.
    예 국민연금, 기초연금지급, 노인일자리 지원사업
② 건강권 보호를 위해 국민건강보험과 노인장기요양보험, 노인돌봄사업을 운영하고 있다.
③ 교육·문화권 보호를 위해 자신의 능력에 맞는 교육을 받고 여가와 문화생활 하는 것을 보장하고 있다.   예 노인복지관, 평생교육원, 경로당
④ 주거 환경권보호를 위해 자신의 집에서 생활할 수 있도록 주거환경을 개선하고 있다.

(2) 시설생활노인 인권보호

1) 입소 전

① 시설 정보에 대한 접근성을 보장받을 권리
- 노인과 대상자가 시설과 관련한 기본적인 정보(운영 주체, 위치, 환경, 서비스 내용 등)를 접하는 데 어려움이 없어야 한다.
- 시설에 관한 정보를 관할 지자체 및 온라인 매체를 통해 정보를 상시 공개하도록 노력한다.
- 시설의 안내책자 등을 제공하며, 질문에 친절하고 성실히 임한다.
- 시설에 정보를 요청할 때 정보 제공에 의해 제3자(동료 생활노인 등)의 피해가 발생하지 않는 범위에서 성실히 답변한다.
- 시설을 선택하는 데 혼란을 야기할 수 있는 허위정보를 제공하지 않는다.

2) 입소 계약 단계

① 시설 입·퇴소, 일상생활, 서비스 이용, 제반 시설 활동 참여, 권리와 의무 등 시설 운영 전반에 관한 충분한 정보를 제공 받을 권리
- 입소 계약과 관련한 충분한 정보를 제공한다.

- 시설 내 생활에 대한 전반적인 정보를 대상자 특성에 맞게 설명 또는 공지해야 한다.
- 자유로운 생활을 영위할 권리와 자유로운 생활이 제한받게 되는 상황에 대한 내용을 공유한다.

② 스스로 입소를 결정하고 공정한 입소 계약을 맺을 권리
- 입소 계약 과정 중 노인의 의사가 자유롭게 표현되며, 존중되어야 한다.
- 타인의 강요가 아닌 노인 스스로 입소 여부를 결정하도록 자기결정권을 보장한다.
- 시설은 선별적으로 입소노인을 선택해서는 안 된다. 타 시설을 소개할 경우 노인이 적합한 서비스를 공백 없이 지원받을 수 있도록 한다.
- 입소 시 노인이 시설생활에 안정적으로 적응할 수 있도록 돕는 기본적인 정보(노인의 성격, 취향 등)를 나누며, 계약서는 서명 후 당사자(시설, 노인, 보호자)들이 각 한 부씩 보관한다.
※입소 계약 '당사자'는 입소자 본인이 원칙이며, 인지능력 부족 등의 사유로 본인에 의한 입소 계약이 어려운 경우에 한해 대리인 또는 보호자가 당사자가 되어 계약하여야 함

3) 생활 단계

① 개별화된 서비스를 제공받고 선택할 권리
- 욕구 내용을 기반으로 돌봄 및 생활 지원 계획을 수립하며, 서비스 변경 요청 시 의사를 반영할 수 있도록 한다. 욕구가 반영되지 않거나 서비스 제공이 늦어질 때 그 이유를 노인이 이해할 수 있도록 설명, 필요시 동의를 구한다.
- 시설 내 모든 서비스의 내용이 사전에 설명되며, 강요나 강압이 아닌 자유 선택에 의해 진행되어야 한다.
- 생활실에 개인 물품을 설치하거나 이용하는 것을 허용한다.
- 개인 생활 방식(머리 모양, 의복 등)을 선택하거나 결정할 수 있는 권리를 보장한다.
- 자기결정과 선택이 어려운 노인은 올바른 선택을 할 수 있도록 적절히 지원한다.
- 부적절하거나 실현 가능성이 없는 개별화된 서비스를 요구할 경우 노인의 이익에 가장 부합하는 정보를 제공하여 최선의 선택을 할 수 있도록 돕는다.

② 안락하고 안전한 생활환경을 제공받을 권리
- 휠체어 등 보조기구 이동 공간 확보, 미끄럼 방지, 문턱 제거, 안전바 설치 등 저하된 신체기능을 고려한 주거환경을 제공한다.
- 시설은 안전하고 깨끗하며 가정과 같은 환경을 제공하고, 목욕, 의복 및 침구 세탁 등 위생관리를 철저히 한다.
- 소방기구를 정기적으로 점검하며, 비상상황에 대비한 비상연락장치(비상벨 등)를 필요한 장소(생활실, 화장실, 욕실 등)에 설치한다.

> **문제 사례**
>
> 할아버지는 입소 전에 침대 생활을 하셨는데, 시설에서 나이 들어 허리도 좋지 않은데 침대를 쓰면 더 안 좋아진다면서 무조건 매트리스를 깔고 이불을 덮고 자라고 하는 바람에 하는 수 없이 그렇게 생활하지만, 잠이 쉽게 들지 않고 자고 나면 여기저기 안 쑤시는 데가 없다고 투덜거리신다.

③ 사생활과 비밀 보장에 관한 권리
- 개인정보를 수집하고 활용하기 전에 그 목적을 충분히 설명하고 동의를 구하되, 사전 동의 없이 정보를 공개하거나 입소상담 및 직무수행과정 중 얻은 정보나 비밀을 공개해서는 안 된다.

- 노인이나 가족이 요구할 경우 제반 서비스에 관한 정보와 기록에 대한 접근을 허용하며, 타인에게 정보를 제공해서는 안 된다.
- 인지능력이 제한된 노인의 경우에는 가족 등 관계자의 동의 후 노인의 서비스 증진을 위한 전문적 목적에 한하여 정보를 제공할 수 있다.
- 노인의 개인적 사생활을 농담이나 흥밋거리로 다루지 않는다.

> **문제 사례**
>
> 나씨 할머니는 외부에서 시설 방문을 왔다면서 자기들 마음대로 사진을 찍거나 방에 불쑥불쑥 들어와 구경하고 나가는 것을 보면 매우 불쾌하다고 하신다.

- 노인이 원할 때 정보통신기기(유무선 전화기 등) 사용, 우편물 수발신에 제한을 두지 않는다.

> **문제 사례**
>
> 박씨 할아버지는 와상상태로 거동이 매우 불편하다. 박씨 할아버지의 유일한 낙은 자녀들과 얘기를 나누는 일이다. 그러나 휴대전화도 없고 방에는 별도의 전화가 설치되어 있지 않다. 그렇기 때문에 자녀들이 방문했을 때만 얘기를 나눌 수 있어 평소에는 늘 외롭게 지낸다.

④ 존엄한 존재로 대우받을 권리
- 치매 등의 사유로 인간으로서 권리와 가치가 손상되지 않도록 하여야 한다.
- 노인의 권익신장을 위한 상담과 조치를 적극적으로 취하여야 하며, 노인의 권리가 침해될 경우 이의 회복과 구제를 위한 적극적인 조치를 강구해야 한다.
- 시설장은 입소 노인에게 인권교육을 하도록 노력해야 한다.
- 의사결정과정에 노인 또는 가족을 참여시키고 이들의 결정을 존중해야 한다.
- 생활노인, 가족, 시설장, 종사자는 존경과 예의로 대하며, 막말, 부당한 요구를 하지 않는다.

> **문제 사례**
>
> 홍씨 할아버지는 종사자들이 다른 일을 하는 사이에 별다른 이유 없이 동료 노인을 꼬집거나 발로 차기도 하고 특별한 이유 없이 동료 노인의 따귀를 때린다. 그런데 동료 노인들은 다시 해코지를 당할까 봐 아무런 말을 하지 못하고 그냥 참고 있다. 요양보호사들은 이 사실을 알면서도 홍씨 할아버지의 오래된 습관이라 고치기 힘들고, 다른 노인들이 조용해지는 효과도 있다고 생각하여 모른 체하고 있다.

⑤ 차별 및 노인학대를 받지 않을 권리
- 신체조건 및 사회적 신분 등을 이유로 차별해서는 안 된다.
- 학대 행위가 발생했을 경우 관련 법률과 지침에 따라 학대피해노인에 대한 보호조치를 신속하게 취한다.
- 노인의 의사에 반하는 어떠한 노동행위도 시켜서는 안 된다.

> **문제 사례**
>
> 김씨 할머니는 "저 노인네는 자식들이 자주 오고, 여기 직원들한테 선물도 하고 먹을 것도 자주 사와. 그래서 그런지 요양보호사들이 말 한마디를 해도 다른 사람한테 하는 것보다 고분고분하게 해. 아무래도 기분이 좋지는 않지."라고 말했다.

⑥ 신체구속을 받지 않을 권리
- 급여제공과정에서 격리하거나 억제대 등을 사용하여 묶는 등 신체를 제한하면 안 된다. 증상의 완화를 목적으로 불가피하게 일시적으로(일시성), 긴급하거나 어쩔 수 없는 경우를 제외하고는 노인의 의사에 반하는 신체적 제한이나 구속을 하지 않는다.

- 신체를 제한하거나 구속할 경우에도 시설은 생활노인 본인이나 가족 등 보호자에게 이 사실을 통지하여 동의를 받고, 노인의 심신상태, 신체 제한을 가한 시간, 신체적 구속 사유를 자세히 기록한다.

문제 사례

> 거동이 불편한 백씨 할아버지는 배회 중에 넘어져 다리가 골절된 경험이 있다. 이후부터 요양보호사가 자리를 비울 때에는 손과 발을 묶어 놓고 나가기 때문에 하루에도 몇 번씩 억제를 당하고 있다.

⑦ 건강한 생활을 위한 질 높은 생활서비스 및 보건의료서비스를 받을 권리
- 개인적 선호와 건강 및 기능 상태(연하 장애)에 따라 다양한 영양급식을 제공해야 한다.
- 종사자의 편의에 따라 식사시간이 조정되지 않도록 하며, 연하 장애가 있는 노인의 경우 연하 곤란 식사 제공 방안에 따라 적절한 음식물을 제공한다.
- 잔존능력 유지를 위해 하체근육 재활 및 밀착 돌봄에 노력을 기울인다.
- 기저귀는 꼭 필요한 노인에게만 사용하고, 타인의 도움 없이 스스로 배변할 수 있도록 한다.
- 의학적 판정 없이 노인이 개인적으로 복용하는 약물을 금지해서는 안 된다.
- 시설은 종사자의 능력 계발을 위한 직무훈련과 교육기회를 충분히 부여하여 이들의 수발 및 서비스 능력을 제고하여야 한다.
- 월별 입소비용 미납 등 경제적인 이유만으로 시설에서 제공하는 서비스 이용을 제한하지 않는다.
- 종사자는 직무수행 중 사고로 인하여 노인에게 위험을 초래하지 않기 위해서 직무안전에 최선을 다한다.

문제 사례

> 이씨 할머니는 머리를 만지면서 "아무리 나이를 먹었고 시설에서 남의 도움으로 생활하고 있다지만 저 사람한테 파마를 하면 머리카락이 많이 상해. 약이 안 좋은가 봐. 못돼 먹은 봉사자야."라며 화를 내신다. 봉사자는 "봉사는 제가 해도 파마약 값은 시설장이 내는데 가장 싼 약으로 하라고 해서 어쩔 수 없어요. 저도 마음이 아파요."라고 하였다.

⑧ 시설 내·외부 활동 및 사회적 관계에 참여할 권리
- 시설 내 자발적 모임, 다른 노인과 사귀고 의사소통하는 것에 제재를 가해서는 안 된다.
- 노인이 원치 않는 경우를 제외하고는 면회나 방문객을 거부해서는 안 된다.
- 노인의 외출, 외박 기회를 최대한 보장하여야 한다.
- 지역사회와 연계하여 지역사회 주민들은 시설 생활노인의 지역사회 활동 참여를 적극 지원하며, 지역사회와의 유대관계 증진을 위해 노력한다.
- 노인의 정치적 이념, 종교적 신념을 인정하고, 부적절한 영향력을 행사해서는 안 된다.
- 노인의 문화적 다양성을 인정하고 이에 따른 생활양식의 차이를 최대한 존중한다.

문제 사례

> ▶ "이놈의 다리가 문제여. 남들은 단풍구경 간다고 좋아서 난린데 나야 어디 걸을 수가 있어야 엄두를 내보지. 휠체어 타고 가면 갈 수야 있겠지만 내 방을 담당하는 호리호리한 여자 선생이 휠체어 밀다가 병이라도 날까 봐 걱정돼서 애당초 생각을 접었어. 내가 안 가는 것이 모두한테 편하면 나가지 말아야지."
>
> ▶ "문화생활? 말이 좋지. 여기는 그런 거 없어. 아픈 사람 약이나 챙겨 주고, 대소변 못 가리는 사람 기저귀나 갈아주고, 목욕시켜 주고……. 이런 게 다야. 기껏 시간 때울 거라고는 넓은 거실에 걸려있는 텔레비전이나 보는 정도지. 그것 말고는 없어. 없다니까."

⑨ 개인소유의 재산과 소유물을 스스로 관리할 권리
- 공간이 허용하는 한 개인물품을 관리·보관하는 사물함을 제공해야 한다.
- 노인이나 보호자가 원하지 않는 이상 개인의 금전 및 물품의 관리와 사용에 대한 권리를 타인에게 양도하거나 임의 처분하지 않는다.
- 노인이 재산을 관리할 수 있는 능력이 없어 노인이나 가족 또는 기타 후견인의 특별한 요청이 있을 경우에는 시설에서 사용·처분할 수 있으며, 분기별 또는 수시로 재정 사용에 대한 결과를 알린다.
- 후원금품을 강요하거나 노인의 재산을 기부한 것으로 조작해서는 안 된다.

문제 사례

최씨 할아버지는 치매 대상자로 큰아들의 요청으로 시설에서 통장을 위탁·관리하고 있었다. 입소한 지 두 달 정도 지났을 때 둘째 아들이라며 찾아와 가족끼리 합의하여 최씨 할아버지의 재산을 자신이 사전에 상속받기로 하였으니 돌려달라고 요청하였다. 요양보호사는 특별한 의심 없이 통장을 내주고 확인서를 받아두었다. 그로부터 2주 후 큰아들이 찾아와서 최씨 할아버지의 통장을 가족들의 동의도 없이 내주었다며 시설에 강력하게 항의하였다.

⑩ 이성교제, ·성생활, 기호품 사용에 관한 자기 결정의 권리
- 타인의 불편을 초래하지 않는 범위에서 노인의 이성교제를 금기시하거나 흥밋거리로 다루지 않는다.
- 노인의 성적욕구는 인간의 기본욕구로서 선입견 없이 받아들여야 한다.
- 시설에서 생활하는 타인의 권리가 침해되지 않는 범위에서 특정 기호품(흡연, 음주) 사용에 대해 욕구가 있는 경우, 주어진 시설환경 내에서 충족할 수 있는 방안을 마련한다.

⑪ 시설운영과 서비스에 대한 개인적 견해를 표현하고 해결을 요구할 권리
- 노인의 의견이나 불평을 수렴하기 위한 공식적 절차(건의함, 운영위원회 등)를 마련하여 시행하여야 한다.
- 노인이나 가족이 제기한 불평을 즉각적으로 해결하기 위한 조치를 취해야 하며 불평을 제기했다는 이유로 차별이나 불이익을 주어서는 안 된다.

문제 사례

박씨 할머니는 외출이나 병원진료가 있는 날은 식사시간보다 늦게 시설에 도착하는 경우가 많아 그때마다 식은 반찬을 드셔야 했다. 식사시간을 조정하거나 개인적으로 따뜻한 식사를 할 수 있기를 바라지만, 혼자 너무 유별나게 구는 것 같아 얘기를 꺼내본 적이 없다고 하신다.

4) 퇴소 단계

① 노인 스스로 퇴소를 결정하고 퇴소 후 거주지(원가정 복귀, 전원, 입원 등)를 선택할 권리
- 노인의 의사에 반하는 전원 또는 퇴소를 시켜서는 안 되며, 불가피한 전원 또는 퇴소 시에는 그 사유를 통보하여 의사 결정 과정에 노인 또는 가족을 참여시킨다.
- 퇴소 결정을 번복시키고자 회유, 강요, 협박 등 부적절한 언행을 해서는 안 된다.
- 전원 또는 의료기관에 입원할 경우 상담을 통해 자유로운 의사표현 및 선택을 할 수 있도록 자기결정권을 보장한다.
- 보호자의 방임, 생활노인의 개인적 성향, 종사자와의 불화 등의 사유로 노인의 퇴소를 권유하거나 강요하지 않는다.

- 퇴소 후에도 노인의 삶이 적정수준 유지될 수 있도록 지역사회 연계 및 자원 등 활용할 수 있는 서비스를 알아보고 노인 및 보호자에게 제공해야 한다.

> **문제 사례**
>
> 어르신의 건강상태가 나빠져서 가족들에게 연락하여 입원이나 전원을 권유하게 되는데, 그때마다 자식들은 어르신의 의사는 묻지도 않고 전원시키는 경우가 대부분이라고 한다.

2 노인학대 예방

1 노인학대의 개념과 발생 원인

(1) 노인학대의 개념

노인에게 신체적, 언어·정서적, 성적, 경제적으로 고통이나 장해를 주는 행위 또는 노인에게 필요한 최소한의 적절한 보호조차 제공하지 않는 방임, 자기방임 및 유기를 의미한다.

(2) 노인학대의 발생 요인

① 인구사회학적 특성 요인 : 남성에 비해 여성의 비율이 높고, 학력수준이 낮을수록, 연령이 높을수록, 경제적 상황이나 대처 능력이 떨어질수록 위험이 높다.
② 건강, 경제, 심리적 기능 요인 : 건강이 나쁘거나 일상생활에서의 의존성이 높을수록, 학대에 익숙해지고 자아존중감이 낮고, 무기력할 경우 학대 받을 가능성이 높다.
③ 가족상황적 요인 : 부양자의 부양부담과 스트레스, 자녀와의 좋지 못한 과거의 관계, 부양자와 동거, 신체·심리적 학대가 동시에 발생할 수 있고, 동거하지 않더라도 방임·유기 등의 학대가 나타날 수 있다.
④ 사회관계망 요인 : 노인과 부양자가 사회적으로 고립될수록, 사회지지망이 없을 경우 학대를 일으키는 원인이 된다.
⑤ 사회문화적 요인 : 사회서비스체계의 인지 및 이용, 노인차별주의, 가족주의 같은 사회문화적 요인이 노인학대 발생의 원인이 된다.

2 노인학대 현황

(1) 학대피해노인

연령대별로는 70, 80대가 많고, 남성보다는 여성이 높다. 배우자의 학대가 증가하고 있으며, 발생 장소로는 가정이 많다. 노인학대는 정서적, 신체적 학대가 많다.

(2) 노인학대 유형

① 신체적 학대 : 물리적인 힘 또는 도구를 이용하여 신체적 손상, 고통, 장애 등을 유발시키는 행위
② 정서적 학대 : 비난, 모욕, 위협, 협박 등의 언어·비언어적 행위를 통하여 정서적 고통을 주는 행위
③ 성적 학대 : 성적 수치심 유발 행위 및 성희롱, 성추행 등 강제적으로 행하는 모든 성적 행위

④ 경제적 학대 : 노인의 자산을 동의 없이 사용하거나 부당하게 착취하거나, 노동에 대한 합당한 보상을 제공하지 않는 행위

⑤ 방임 : 부양자로서 책임이나 의무를 이행하지 않거나 포기하여 노인의 의식주 및 의료를 제공하지 않는 행위

⑥ 자기방임 : 노인 스스로 최소한의 자기보호 행위(의식주 제공 및 의료처치 등)를 의도적으로 포기 또는 관리하지 않아 위험한 상황 또는 사망에 이르는 행위

⑦ 유기 : 스스로 독립할 수 없는 노인을 격리 또는 방치하는 행위

[학대 유형별 세부 학대 내용]

학대 유형	학대 행위	세부학대 내용
신체적 학대	노인의 신체적 생존을 위협할 수 있는 행위를 한다.	• 기본 생존 유지에 필요한 장치(가스, 난방, 전기, 수도), 식사 또는 음료를 보관하는 물품(밥통, 냉장고, 식사, 음료수)으로부터 단절시킨다. • 치료 및 생존 유지에 필요한 약물(심장 관련, 당뇨, 혈압 등)로부터 단절시킨다.
	약물을 사용하여 노인의 신체를 통제하거나 저해한다.	의료적으로 불필요한 약물이나 주사를 강제로 복용·투입하게 한다.
	노인의 신체적 생존을 위협할 수 있는 행위를 한다.	• 기본 생존 유지에 필요한 장치(가스, 난방, 전기, 수도)로부터 단절시킨다. • 기본 생존 유지에 필요한 식사 또는 음료를 보관하는 물품(밥통, 냉장고)으로부터 단절시킨다. • 기본 생존 유지에 필요한 식사 또는 음료로부터 단절시킨다. • 치료 및 생존 유지에 필요한 약물(심장 관련, 당뇨, 혈압 등)로부터 단절시킨다.
정서적 학대	노인과 관련된 결정 사항의 의사결정 과정에서 소외시킨다.	• 거취 결정에서 노인을 배제한다. • 소지품 처분을 결정할 때 노인의 의사를 반영하지 않는다. • 집안 경조사에 참여시키지 않는다.
성적 학대	노인에게 성적 수치심을 주는 표현이나 행동을 한다.	• 사람들이 보고 있음에도 불구하고 노인의 성적 신체부위를 드러내고 옷 또는 기저귀를 교체한다. • 사람들이 보고 있음에도 불구하고 노인을 알몸으로 목욕시킨다. • 원하지 않거나, 판단능력이 부족한 노인임에도 불구하고 노인의 성적 신체부위 전체 또는 일부를 드러내 놓는다.
경제적 학대	노인의 소득 및 재산, 임금을 가로채거나 임의로 사용한다.	• 공적 부조(국민기초생활보장 수급자 생계비) 급여를 가로채거나 임의로 사용한다. • 노동에 대한 대가를 정당하게 지급하지 않는다.
	노인의 재산에 관한 법률적 권리를 침해하는 행위를 한다.	• 사기나 강압, 부당한 위력으로 유언장, 계약서, 위임장 등에 서명을 허위로 작성하거나 변조한다. • 노인부양을 전제로 재산 상속을 약속받거나 재산을 증여받았으나 부양의무를 이행하지 않는다.
	노인의 재산 사용 또는 관리에 대한 결정을 통제한다.	• 돈을 일상생활에서 마음대로 사용하지 못하게 한다. • 수표 및 기타 금융·법적 서류에 서명을 강요한다.

학대 유형	학대 행위	세부학대 내용
방임	거동이 불편한 노인의 의식주 등 일상생활 관련 보호를 제공하지 않는다.	• 심각한 질환(치매 등)이 있는 노인을 홀로 거주하게 한다. • 안정된 주거공간을 제공하지 않고 떠돌게 한다. • 부적절한 주거공간(컨테이너 등)에 거주하는 것을 방치한다.
	경제적 능력이 없는 노인의 생존을 위한 경제적인 보호를 제공하지 않는다.	• 노인의 기본적 생존을 위한 생활비를 지원하지 않거나 중단한다. • 노인의 생활 관련 업무(세금 및 각종 요금 납부)를 방치한다. • 노인의 사회적 활동(용돈, 종교 활동비, 경조사비 등)을 위한 경제적 지원을 제공하지 않는다.
	의료 관련 욕구가 있는 노인에게 의료적 보호를 제공하지 않는다.	질병으로 인해 거동이 불편한 노인의 간병을 소홀히(악취, 욕창, 염증 등 발생) 한다.
자기방임	자신을 돌보지 않거나, 돌봄을 거부함으로써 노인의 생명이 위협받는다.	• 건강에 치명적임에도 불구하고 노인이 약물이나 알코올 남용을 지속한다. • 노인이 자살을 시도한다.
유기	의존적인 노인을 유기한다.	• 인지기능을 상실한 노인(치매, 약물중독, 알코올중독, 정신질환 등)을 고의적으로 가출 또는 배회하게 한다. • 배회하는 상태에서 발견된 노인에 대하여 부양의무자가 부양의무 이행을 거부한다.

3 노인학대 예방을 위한 법적 · 제도적 장치

(1) 법적 · 제도적 근거

① 직무상 65세 이상의 사람에 대한 노인학대를 알게 된 때에는 즉시 노인보호전문기관 또는 수사기관에 신고해야 한다.
② 요양보호사가 직무상 노인학대를 알게 된 때에는 즉시 노인보호전문기관 또는 수사기관에 신고할 것을 의무화한다.
③ 노인학대를 신고하지 아니한 사람은 500만 원 이하의 과태료를 부과한다.

(2) 노인학대 예방을 위한 유관기관의 역할

① 노인보호전문기관 : 노인학대 사례의 신고 접수, 신고된 시설 학대 사례에 확인 개입, 시설의 학대 사례 판정에 대한 자문, 학대 사례에 대한 사례관리 절차지원 등
② 노인복지시설
  • 시설 내 노인학대 의심 사례 및 학대 사례 발견 시 노인보호전문기관 또는 수사기관에 신고, 학대피해노인 및 학대행위자에 대한 상담 및 개입 협조
  • 보호가 필요한 학대피해노인에 대한 입소 의뢰 시 신속한 보호
  • 시설 내 종사자 및 이용자 대상 노인학대 예방교육 실시

■ 정답 옆에 기재된 페이지는 「요양보호사 양성 표준교재」 참고 페이지입니다.

1 김씨 할머니는 거울을 보며 "에휴, 매번 머리 모양을 남자처럼 짧게 깎아놔…"라며 투덜거리는 상황에서 대상자가 요구할 수 있는 권리로 <u>옳은</u> 것은?

① 개별화된 서비스를 제공받고 선택할 수 있는 권리

② 안락하고 안전한 생활환경을 제공받을 권리

③ 존엄한 존재로 대우받을 권리

④ 건강한 생활을 위한 질 높은 생활서비스 및 보건의료서비스를 받을 권리

⑤ 시설운영과 서비스에 대한 개인적 견해를 표현하고 해결을 요구할 권리

01　정답 ①　92p

개인적 생활스타일을 선택하거나 결정할 수 있는 권리를 보장해야 한다 (헤어스타일, 의복 등).

---

2 다음과 같은 상황에서 대상자가 침해받은 권리로 <u>옳은</u> 것은?

> • 시설장 : (입소자가 가져온 짐을 보면서) 어르신, 전화로도 말씀드렸듯이 이 시설에서는 개인의 물품을 설치하거나 이용하는 것을 허용하지 않습니다.
> • 대상자 : …….

① 신체구속을 받지 않을 권리

② 시설 운영 전반에 관한 충분한 정보를 제공 받을 권리

③ 차별 및 노인학대를 받지 않을 권리

④ 사생활과 비밀보장에 대한 권리

⑤ 개별화된 서비스를 제공받고 선택할 수 있는 권리

02　정답 ⑤　92p

생활실에 노인 개인 물품을 설치하거나 이용하는 것을 허용해야 한다.

---

3 다음과 같은 사례에서 보장되어야 하는 대상자의 권리로 <u>옳은</u> 것은?

> 대상자는 평소에 온돌에서 생활해 왔는데, 시설에 입소 후 침대생활을 해야 해서 쉽게 잠이 들지 않고 떨어질까 봐 불안하여 잠을 깊게 잘 수가 없다고 한다.

① 사생활과 비밀보장에 대한 권리

② 신체구속을 받지 않을 권리

③ 시설 운영 전반에 관한 충분한 정보를 제공 받을 권리

④ 차별 및 노인 학대를 받지 않을 권리

⑤ 안락하고 안전한 생활환경을 제공받을 권리

03　정답 ⑤　92p

시설은 안전하고 깨끗하며 가정과 같은 환경을 제공하기 위해 환기, 온도, 습도, 소음, 채광, 조명, 청소 등에 만전을 기해야 한다.

4 다음과 같은 사례에 해당되는 시설 대상자의 권리로 <u>옳은</u> 것은?

> 편마비 대상자가 시설장에게 화장실에 비상벨이 없어 불편하다고 하였다.

① 신체구속을 받지 않을 권리
② 시설 운영 전반에 관한 충분한 정보를 제공 받을 권리
③ 사생활과 비밀보장에 대한 권리
④ 노인 스스로 입소를 결정하며, 공정한 입소 계약을 맺을 권리
⑤ 안락하고 안전한 생활환경을 제공받을 권리

04　정답 ⑤　　92p

소방기구를 정기적으로 점검하며, 비상상황에 대비한 비상연락장치(비상벨 등)를 필요한 장소(생활실, 화장실, 욕실 등)에 설치해야 한다.

5 다음 사례에 해당하는 시설노인을 위한 윤리강령의 원칙 중 침해받은 권리로 <u>옳은</u> 것은?

> 어르신께서는 시설 실습을 나온 실습생들이 기념이라며 자기들 맘대로 사진을 찍거나 방에 불쑥불쑥 들어와 구경하고 나가는 것을 보면 매우 불쾌하다고 하신다.

① 안락하고 안전한 생활환경을 제공받을 권리
② 사생활과 비밀보장에 대한 권리
③ 존엄한 존재로 대우받을 권리
④ 건강한 생활을 위한 질 높은 생활서비스 및 보건의료서비스를 받을 권리
⑤ 시설운영과 서비스에 대한 개인적 견해를 표현하고 해결을 요구할 권리

05　정답 ②　　93p

개인정보를 수집하고 활용하기 전에 그 목적을 충분히 설명하고 동의를 구하며, 사전 동의 없이 그 정보를 공개해서는 안 된다.

6 치매 대상자가 같은 방을 쓰는 동료 노인에게 소리치고, 발로 차고 동료 노인의 따귀를 때릴 때 대처 방법으로 <u>옳은</u> 것은?

① 치매 노인에게 왜 때리는지 이유를 물어본다.
② 침해 당한 노인의 방을 옮겨 마주치지 않게 한다.
③ 치매 대상자에게 퇴소시킬 수 있다고 경고한다.
④ 치매 대상자의 습성이라고 이해한다.
⑤ 치매 대상자의 가족에게 인권교육을 시킨다.

06　정답 ②　　93~94p

• 침해받은 경우 이의 회복과 구제에 적극적 조치를 강구하여야 한다.
• 시설장과 종사자는 인권교육을 이수하여야 하며, 시설장은 입소 노인에게 인권교육을 하도록 노력해야 한다.

7 다음 상황에서 시설대상자가 침해받는 권리로 <u>옳은</u> 것은?

> • 다른 대상자에게 따귀를 맞은 사실에 대해 요양보호사가 아무런 개입을 하지 않았다.
> • 요양보호사가 치매 대상자에게 폭언을 하였다.

① 신체구속을 받지 않을 권리
② 개별화된 서비스를 제공받고 선택할 수 있는 권리
③ 시설 운영 전반에 관한 충분한 정보를 제공 받을 권리
④ 존엄한 존재로 대우받을 권리
⑤ 사생활과 비밀보장에 대한 권리

07 정답 ④ 93~94p

• 종사자는 돌봄 과정에서 노인의 권익 신장을 위한 상담과 조치를 취하여야 하며, 침해받은 경우 이의 회복과 구제에 적극적 조치를 강구하여야 한다.
• 시설장과 종사자는 인권교육을 이수하여야 하며, 시설장은 입소 노인에게 인권교육을 하도록 노력해야 한다.

8 다음의 시설대상자가 보장받아야 할 기본 권리로 <u>옳은</u> 것은?

> "우리 가족들이 잘 안 와서 그런지 똑같이 음식을 흘려도 나한테만 유난히 더 화를 내. 나를 괄시하는 거지."

① 신체구속을 받지 않을 권리
② 시설 운영 전반에 관한 충분한 정보를 제공 받을 권리
③ 개인 소유의 재산과 소유물을 스스로 관리할 권리
④ 사생활과 비밀보장에 대한 권리
⑤ 차별 및 노인학대를 받지 않을 권리

08 정답 ⑤ 94p

성별, 종교, 신분, 경제력, 장애 등 신체조건 및 사회적 신분 등을 어떠한 이유로도 차별해서는 안 된다.

9 다음 사례에 해당하는 시설생활노인의 보장받을 권리로 <u>옳은</u> 것은?

> 거동이 불편한 김씨 할아버지는 산책 중에 넘어져 손목을 골절당한 경험이 있다. 이후부터 요양보호사는 자리를 비울 때마다 손과 발을 묶어 놓고 나가기 때문에 하루에도 몇 번씩 억제를 당하고 있다.

① 존엄한 존재로 대우받을 권리
② 사생활과 비밀보장에 대한 권리
③ 신체구속을 받지 않을 권리
④ 안락하고 안전한 생활환경을 제공받을 권리
⑤ 건강한 생활을 위한 질 높은 생활서비스 및 보건의료서비스를 받을 권리

09 정답 ③ 95p

시설은 급여제공과정에서 생활노인을 격리하거나 억제대 등을 사용하여 묶는 등 신체를 제한하면 안 된다.

10 다음의 내용과 같은 시설대상자의 기본 권리로 <u>옳은</u> 것은?

10   정답 ⑤   95p

> • 개인의 선호와 건강 상태에 따른 개별화된 식단을 제공한다.
> • 잔존능력을 유지시키기 위해 재활프로그램을 제공한다.
> • 시설은 종사자에게 직무훈련과 교육기회를 충분히 부여한다.

① 존엄한 존재로 대우받을 권리
② 사생활과 비밀보장에 대한 권리
③ 신체구속을 받지 않을 권리
④ 안락하고 안전한 생활환경을 제공받을 권리
⑤ 건강한 생활을 위한 질 높은 생활서비스 및 보건의료서비스를 받을 권리

11 시설 내·외부 활동 및 사회적 관계에 참여할 권리에 침해 받은 것은?

11   정답 ②   96p

① 노인의 정치적 이념을 존중한다.
② 특정 인물에 투표하도록 영향력을 행사한다.
③ 노인의 종교적 신념을 인정한다.
④ 종교적 신념의 변화를 목적으로 영향력을 행사하지 않는다.
⑤ 노인의 문화적 다양성을 인정한다.

노인의 정치적 이념을 존중하고, 투표 등의 정치적 권리행사에 부당한 영향력을 행사해서는 안 되며, 자유로운 투표권을 보장해야 한다.

12 다음에 해당하는 시설생활노인의 보장받을 권리로 <u>옳은</u> 것은?

12   정답 ④   98p

> • 노인의 이성교제를 금기시하거나 흥밋거리로 다루지 않아야 한다.
> • 노인의 성적 욕구를 인간의 기본욕구로서 선입견 없이 받아들여야 한다.
> • 흡연, 음주 등 특정 기호품 사용에 대해 시설환경 내에서 해결할 수 있는 방안을 마련한다.

① 신체구속을 받지 않을 권리
② 시설 운영 전반에 관한 충분한 정보를 제공 받을 권리
③ 사생활과 비밀보장에 대한 권리
④ 이성교제, 성생활, 기호품 사용에 관한 자기 결정의 권리
⑤ 시설운영과 서비스에 대한 개인적 견해를 표현하고 해결을 요구할 권리

13 시설에 대상자의 의견 수렴 건의함을 설치하지 않았을 때 대상자가 침해받을 수 있는 권리로 <u>옳은</u> 것은?

① 신체구속을 받지 않을 권리

② 시설 운영 전반에 관한 충분한 정보를 제공 받을 권리

③ 사생활과 비밀보장에 대한 권리

④ 노인 스스로 입소를 결정하며, 공정한 입소 계약을 맺을 권리

⑤ 시설운영과 서비스에 대한 개인적 견해를 표현하고 해결을 요구할 권리

13 정답 ⑤ 98p

시설생활의 불편함과 고충을 자유롭게 표현하며 이를 해결하기 위한 제도적 장치(건의함, 고충처리위원회 등)를 마련해야 한다.

---

14 노인학대의 발생요인에 해당하는 것으로 <u>옳은</u> 것은?

① 학력 수준의 증가

② 가족관계 갈등 해소

③ 노인의 의존성 증가

④ 노인부양 의식 강화

⑤ 노인의 사회적 관계망 확대

14 정답 ③ 102~103p

• 의존성이 높을수록 학대 가능성이 더 높다. 노인의 의존성 증가는 대개 부양의무자의 스트레스나 과중한 부양 부담을 촉발하여 노인학대로 이어지는 경우가 많기 때문이다.

• 노인학대 발생 요인
  – 학력수준의 저하
  – 부양자의 사회적 고립
  – 노인의 자아존중감 저하
  – 부양자의 부양 부담과 스트레스 가중
  – 노인학대 예방 서비스의 체계가 발전하지 못한 곳에서 학대 증가

---

15 자식 내외가 노인부모의 기본 생존 유지에 필요한 장치, 식사, 약물 등으로부터 단절하였을 때 학대의 종류로 <u>옳은</u> 것은?

① 신체적 학대

② 정서적 학대

③ 성적 학대

④ 경제적 학대

⑤ 방임

15 정답 ① 105~106p

• 기본 생존 유지에 필요한 장치(가스, 난방, 전기, 수도)로부터 단절

• 식사 또는 음료를 보관하는 물품(밥통, 냉장고)으로부터 단절

• 식사 또는 음료로부터 단절

• 치료 및 생존 유지에 필요한 약물(심장관련, 당뇨, 혈압 등)로부터 단절

16 다음에 해당하는 노인학대 유형으로 <u>옳은</u> 것은?

- 집 밖으로 나가지 못하게 통제한다.
- 강제로 수감하거나 위협하여 일을 강요한다.

① 방임　　　　　　　　　② 유기
③ 신체적 학대　　　　　　④ 정서적 학대
⑤ 경제적 학대

17 노인의 이성 교제를 방해, 말과 행동을 무시하고 따로 식사하게 할 때 노인학대의 유형으로 <u>옳은</u> 것은?

① 신체적 학대　　　　　　② 정서적 학대
③ 성적 학대　　　　　　　④ 경제적 학대
⑤ 방임

18 다음 사례에 해당하는 학대 유형으로 <u>옳은</u> 것은?

요양시설 방문객들이 자주 오는 주말임에도 요양보호사는 목욕탕 문을 열어 놓고 어르신을 알몸으로 목욕을 시키고 있었다.

① 신체적 학대　　　　　　② 정서적 학대
③ 성적 학대　　　　　　　④ 경제적 학대
⑤ 자기방임

19 다음 사례에 해당하는 학대 유형으로 <u>옳은</u> 것은?

대상자의 손자가 대상자가 받고 있는 국민기초생활보장 급여를 몰래 인출해 가는 것을 요양보호사가 목격하였다.

① 유기　　　　　　　　　② 자기방임
③ 경제적 학대　　　　　　④ 정서적 학대
⑤ 신체적 학대

16　정답 ③　105~106p

- 노인의 신체적 생존을 위협할 수 있는 행위를 신체적 학대라고 한다.
- 노인을 제한된 공간에 강제로 가두거나 노인의 거주지 출입을 통제한다.
- 노인이 원하지 않거나 수행하기 어려운 노동을 하게 한다.

17　정답 ②　107p

정서적 학대는 노인의 사회관계 유지를 방해한다.

18　정답 ③　108p

- 사람들이 보고 있음에도 불구하고 노인의 성적 신체부위를 드러내고 옷 또는 기저귀를 교체한다.
- 사람들이 보고 있음에도 불구하고 노인을 알몸으로 목욕시킨다.

19　정답 ③　109p

- 공적부조(국민기초생활보장 수급자 생계비)급여를 가로채거나 임의로 사용한다.
- 노인의 소득 및 재산, 임금을 가로채거나 임의로 사용한다.

20 다음의 내용에 해당하는 노인학대 유형으로 <u>옳은</u> 것은?

> 치매 대상자가 고열 증세로 몸져누워 있지만 아들 내외는 치료비가 없다며 대상자를 병원에 데려가지 않고 며칠 동안 집을 비웠다.

① 신체적 학대   ② 정서적 학대
③ 경제적 학대   ④ 방임
⑤ 유기

20   정답 ④   110p

- 의료 관련 욕구가 있는 노인에게 의료적 보호를 제공하지 않는다.
- 필요한 보장구(틀니, 보청기, 돋보기, 지팡이, 휠체어 등)를 제공하지 않는다.
- 필요한 의료적 처치를 제공하지 않거나 거부·방해하거나 소홀히 한다.
- 질병으로 인해 거동이 불편한 노인의 간병을 소홀히 한다(악취, 욕창, 염증 등 발생).

21 노인학대의 유형으로 <u>옳은</u> 것은?

> - 대상자의 건강이 악화됨에도 계속 술을 마신다.
> - 요양보호사가 집 안을 청소하려 해도 대상자가 거부한다.

① 신체적 학대   ② 정서적 학대
③ 자기방임   ④ 방임
⑤ 유기

21   정답 ③   111p

- 건강, 생활환경 중의 위험한 상황에서 노인이 도움을 요청하지 않거나 거부한다.
- 건강에 치명적임에도 불구하고 노인이 약물이나 알코올 남용을 지속한다.

22 치매 대상자를 고의적으로 가출하게 하는 학대 유형으로 <u>옳은</u> 것은?

① 유기   ② 자기방임
③ 정서적 학대   ④ 신체적 학대
⑤ 경제적 학대

22   정답 ①   111p

- 의존적 노인을 유기한다.
- 인지기능을 상실한 노인(치매, 약물 중독, 알코올 중독, 정신질환 등)을 고의적으로 가출 또는 배회하게 한다.

23 학대의 유형(A)과 행위(B)가 바르게 연결된 것으로 <u>옳은</u> 것은?

	(A)	(B)
①	자기방임	가출해도 찾지 않는다.
②	정서적 학대	치료를 받지 못하게 한다.
③	신체적 학대	낯선 장소에 버린다.
④	경제적 학대	유언장의 서명을 변조한다.
⑤	유기	식사를 제공하지 않는다.

24 방문요양 시 대상자 머리에 멍든 자국과 상처를 발견하였을 때 요양보호사의 대처 방법으로 <u>옳은</u> 것은?

① 방문간호사에게 보고한다.
② 가족에게 말한다.
③ 시설장에게 보고한다.
④ 노인보호전문기관에 신고한다.
⑤ 동료 요양보호사와 의논한다.

25 노인 학대 문제를 해결하기 위한 유관기관(A)과 역할(B)을 바르게 연결한 것은?

	(A)	(B)
①	의료기관	이용자 대상을 위한 학대 예방 교육
②	경찰관서	학대판정을 위한 의학적 진단 및 치료
③	노인보호 전문기관	학대사례 신고 접수
④	법률기관	현장조사 시 동행
⑤	노인 및 사회복지 시설	학대피해노인 후견인 지정

23 정답 ④ | 105~111p

① 가출해도 찾지 않는다. – 유기
② 치료를 받지 못하게 한다. – 방임
③ 낯선 장소에 버린다. – 유기
⑤ 식사를 제공하지 않는다. – 신체적 학대

24 정답 ④ | 112~113p

노인 학대를 알게 된 때에는 노인보호전문기관 또는 수사기관에 신고할 수 있으며, 특히 요양보호사가 직무상 노인 학대를 알게 된 때에는 즉시 노인보호전문기관 또는 수사기관에 신고할 것을 의무화하고 있다.

25 정답 ③ | 112~113p

1 요양보호사의 인권보호

1 요양보호사의 인권

(1) 요양보호사의 기본적인 인권

인권 항목	세부 내용
평등권	고용 형태, 연령, 성별, 학력, 출신 지역 및 종교 등에서 차별받지 않아야 함
노동 관련 권리	• 휴식 및 여가를 누릴 권리 보장 • 노동시간의 합리적 제한 • 노동과 관련된 의견을 자유롭게 표현할 권리 • 동등한 노동에 대한 동등한 보수의 보장 • 공정하고 유리한 노동조건을 확보받을 권리 보장
자유권	• 의견과 표현의 자유를 누릴 권리 보장 • 자유 및 신체의 안전에 대한 권리 보장 • 사상, 양심, 종교의 자유를 누릴 권리 보장

(2) 요양보호사의 인권 보호를 위한 법적 근거

「노인장기요양보험법」 제47조의2(장기요양요원지원센터의 설치 등) : 지방자치단체는 장기요양요원지원센터를 설립하고, 장기요양요원에 대한 사회적 인식 제고 및 권익의 향상, 육체적·정신적 스트레스를 예방, 해소하기 위한 건강증진, 직무향상 교육, 장기요양요원의 취업, 창업, 상담지원 및 대체인력 지원, 그 밖의 복리향상에 힘쓰고 있다.

2 요양보호사의 법적 권익 보호

(1) 근로기준법에 관한 보호

① 근로자의 기본적 생활을 보장·향상하며 균형 있는 국민경제의 발전을 위해 제정되었다.
② 근로계약서에는 임금 및 근로시간(임금의 구성항목, 계산방법 및 지불방법 등)이 명시되어야 한다.

(2) 산업안전보건에 관한 보호

1) 산업안전보건법

① 산업재해를 예방하고 쾌적한 작업환경을 조성하여 근로자의 안전과 보건의 유지·증진을 목적으로 한다.
② 장기요양기관의 장은 「노인장기요양보험법」 제35조의4(장기요양요원의 보호)에 따라 수급자 및 그 가족이 장기요양요원에게 폭언·폭행·상해 또는 성희롱·성폭력 행위를 하는 경우 요양보호사에게 안전에 대해 교육해야 한다.
③ 장기요양기관의 장은 요양보호사가 안전·보건상의 이유로 작업을 중지했을 때 처벌할 수 없다.
④ 장기요양기관의 장은 요양보호사의 건강문제를 예방하기 위해 노력해야 한다.

2) 산업재해보상보험법

요양보호사도 업무상 부상이나 질병, 상해가 발생하면 이에 따라 보상받을 수 있다.

① 산재로 요양 중에 퇴직하거나 사업장이 부도, 폐업하여 없어진 경우라도 재요양, 휴업급여, 장해급여 지급에는 지장이 없다.

② 산재를 당했다는 이유로 해고할 수 없다. 산재요양으로 휴업하는 기간과 치료를 종결한 후 30일간은 해고하지 못하며, 요양이 끝난 30일 이후에 해고시킬 경우 해고 및 정리해고의 요건을 충족시켜야 한다.

③ 보험급여는 조세 및 기타 공과금 부과가 면제되어 세금을 떼지 않는다.

④ 보험급여를 받을 권리는 3년 혹은 5년간 유효하며 퇴직여부와 상관없이 받을 수 있다.

⑤ 보험급여는 양도 또는 압류할 수 없어 채권자가 건드릴 수 없다.

(3) 성희롱으로부터의 보호

1) 성희롱의 구분 및 행위

구분	행위
언어적 행위	• 음란한 농담, 음탕하고 상스러운 이야기 • 외모에 대한 성적인 비유나 평가 • 성적관계를 강요하거나 회유하는 행위 • 성적 사실관계를 묻거나 성적인 정보를 의도적으로 유포하는 행위 • 음란한 내용의 전화통화 • 회식 자리 등에서 옆에 앉아 술을 따르라고 함
육체적 행위	• 입맞춤, 포옹, 뒤에서 껴안기 등의 신체 접촉 • 가슴, 엉덩이 등 특정 신체부위를 만지는 행위 • 안마나 애무를 하거나 신체 일부를 밀착하거나 잡아당김
시각적 행위	• 음란한 사진, 그림, 낙서, 음란출판물 등을 게시하거나 보여주는 행위 • 직접 또는 팩스나 컴퓨터 등을 통해 음란한 편지, 사진, 그림을 보내는 행위 • 성과 관련된 자신의 특정 신체부위를 고의적으로 노출하거나 만짐
기타	사회통념상 성적굴욕감을 유발하는 것으로 인정되는 언어나 행동

2) 장기요양기관장의 대처 방법

① 요양보호사들에게 성희롱 예방교육을 1년에 1회 이상 실시해야 한다.

② 피해자에게 원하지 않는 업무배치 등의 불이익한 조치를 해서는 안 된다.

③ 직원들 사이에서의 성희롱 발생 시 행위자를 징계한다.

④ 성희롱 처리지침을 문서화하여 기관 내에 두어야 한다.

⑤ 성희롱 시 가해자가 받을 수 있는 불이익과 향후 대처 계획을 명확히 설명한다.

⑥ 대상자 가족에게 상황을 알리고 시정해줄 것을 요구한다.

3) 요양보호사의 대처 방법

① 감정적인 대응은 삼가고, 가해자에게 거부 의사를 확실히 표시하고 시정을 요구한다.

② 모든 피해사실을 기관의 담당자에게 보고한다.

③ 심리적 상담이 필요한 경우 외부의 전문기관(성폭력상담소, 여성노동상담소 등)에 상담하여 도움을 받는다.

④ 평소 성폭력에 대한 충분한 예비 지식과 대처 방법을 숙지한다.

⑤ 시정 요구에도 상습적으로 계속할 경우 녹취하거나 일지를 작성해둔다.

2 요양보호사의 직업윤리

1 직업윤리 원칙

① 요양보호사는 기타 개인적 선호 등을 이유로 대상자를 차별 대우하지 않는다.

② 요양보호사는 대상자의 인권을 옹호하고, 대상자의 자기결정을 최대한 존중한다.

③ 요양보호사는 지시에 따라 업무와 보조를 성실히 수행하고, 업무의 경과와 결과를 시설장 또는 관리책임자에게 보고한다.

④ 요양보호사는 효율적이고 안전하게 업무를 수행하기 위해 지속적으로 지식과 기술을 습득한다.

⑤ 요양보호사는 업무 수행에 방해가 되지 않도록 건강관리, 복장 및 외모 관리 등을 포함하여 자기관리를 철저히 한다.

⑥ 요양보호사는 업무 수행 시 항상 친절한 태도로 예의 바르게 행동한다.

⑦ 요양보호사는 대상자의 사생활을 존중하고 업무상 알게 된 개인정보를 비밀로 유지한다.

⑧ 요양보호사는 업무와 관련하여 대상자의 가족, 의사, 간호사, 사회복지사 등과 적극적으로 협조한다.

⑨ 대상자가 의사소통이 어렵고 협조를 안 한다는 등의 이유로 신체적, 언어적, 정서적 학대를 해서는 안 된다. 학대를 발견하면 반드시 신고해야 한다.

⑩ 대상자로부터 서비스에 대한 물질적 보상을 받지 않는다.

⑪ 대상자에게 일방적으로 도움을 제공하는 수직적인 관계가 아닌 함께하는 상호 대등한 관계임을 인식해야 한다.

2 윤리적 태도

① 대상자를 하나의 인격체로 존중해야 한다.
- 대상자의 권리를 지켜주고 증진시켜 주어야 한다.
- 요양보호사 자신의 종교를 선교의 목적으로 강요해서는 안 된다.
- 요양보호사는 반드시 대상자의 의견을 물은 후 서비스를 수행한다.

② 요양보호사로 종사하게 된 동기를 점검하며 겸손한 태도를 유지한다.
- 초심을 잊지 않고 요양보호사 자신을 점검한다.
- 새로운 지식이나 기술을 배워 능력을 발휘할 수 있도록 한다.

③ 요양보호 업무는 대상자의 건강과 일상생활에 직접적인 영향을 미치므로 요양보호사는 성실하고 침착한 태도로 책임감을 갖고 업무에 임한다.
- 매사에 약속을 지키며 책임 있는 언행을 해야 한다.
- 자신의 활동이 모든 요양보호사를 대표한다고 생각한다.

④ 요양보호 업무와 관련된 모든 직업인과 상호 협조하는 자세를 가져야 한다.
- 시설장이나 간호사와의 협조는 필수적이며 의료진의 지시가 있을 경우에는 반드시 지시에 따라야 한다.
- 시설 직원, 동료 요양보호사, 대상자의 가족과 협조 및 조화를 이루려는 자세를 가져야 한다.

⑤ 요양보호 업무 수행에 필요한 교육훈련 프로그램에 적극적으로 참여하는 등 지속적으로 학습하고 자신을 개발해야 한다.
- 직무를 수행하는 데 필요한 전문적 지식과 기술을 갖춰야 한다.
- 보수교육에 적극적으로 참여하여 자기개발의 기회로 삼는다.
- 자신의 업무 활동을 점검하고 일의 경과를 기록하여 자가 평가, 지도받은 내용, 앞으로의 발전 등을 자료로 보관한다.

⑥ 요양보호사는 대상자의 호감을 받고 상호 신뢰감을 형성하기 위해 친절하고 예의바른 태도, 바른 몸가짐과 언어생활을 하려고 노력해야 한다.
- 대상자와 약속한 내용, 방문시간 등을 반드시 지키며 사정이 있어 늦거나, 방문일을 변경해야 할 경우에는 반드시 사전에 연락하여 양해를 구한다.
- 방문하였을 때 대상자가 없으면 방에 들어가지 말고, 다음 방문일을 적어 메모를 남긴다.
- 대상자 앞에서 나태하거나 피곤한 모습을 보이지 않는다.
- 대상자에게 유아어, 명령어, 반말 등을 사용하지 않는다.
- 대상자와 개인적인 별도의 서비스 계약을 하거나 타 기관에 의뢰하여서는 안 된다.

⑦ 요양보호사는 다음과 같은 행위를 범하지 않아 법적·윤리적 책임을 다해야 한다.
- 대상자, 가족, 다른 직원의 재산을 고의적으로 파괴하거나 훔치는 행위
- 감독자에 대한 불복종이나 반항하는 행위
- 복지용구를 직접 판매, 대여 또는 이를 알선하는 행위
- 본인 부담금을 할인하거나 추가로 부담하게 하는 행위
- 등급판정 또는 장기요양 인정신청을 유도하는 행위

⑧ 요양보호사는 서비스 제공 시 일어날 수 있는 사고(분실, 파손, 부상)를 예방하고 사고 발생 시에는 즉시 시설장 또는 관리책임자에게 보고한다.

⑨ 전문가의 진단이 필요한 사항은 요양보호사가 판단·조언하지 말고 시설장 또는 관리책임자에게 보고하여 전문가와 상담할 수 있도록 연계한다.

⑩ 법적인 소송에 휘말리지 않기 위해 다음을 준수한다.
- 대상자의 개인적인 권리를 보호한다.
- 요양보호서비스 제공 시 정해진 정책과 절차에 따른다.
- 제공된 요양보호서비스 내용을 정확히 기록한다.

- 대상자의 상태 변화를 세심하게 관찰하며 이를 정확히 기록한다.
- 제공해야 할 서비스 내용 및 방법이 확실하지 않을 때는 도움을 청한다.
- 누군가에 의해 대상자가 학대를 받는다고 의심되는 경우는 보고 또는 신고한다.

유형별 대처 사례

▶ **대상자로부터 본인부담금 면제를 강요받은 경우**
대상자나 보호자가 타 시설의 불법 사례를 예로 들거나, 본인의 어려운 가정 사정을 얘기하면서 불법을 요구할 때는 먼저 「노인장기요양보험법」 제69조를 설명하고, 그런 불법행위를 신고하면 신고 포상금을 받을 수 있다고 정보를 제공한다.

▶ **요양보호 대상자에게 해가 되는 활동(예 기저귀 재사용)을 강요받은 경우**
사용했던 기저귀를 다시 쓸 수 없는 이유를 보호자에게 설명하고, 그럼에도 불구하고 보호자가 계속 강요한다면 관리책임자와 다른 가족들(자녀 등)에게 이러한 상황에 대해 설명을 해야 한다. 그래도 문제가 해결되지 않을 때는 기관 차원에서 요양보호서비스를 이어갈 수 없음을 알린다.

3 ▶ **「노인장기요양보험법」 위반에 따른 벌칙**

2년 이하의 징역 또는 2천만 원 이하의 벌금	• 지정받지 아니하고 장기요양기관을 운영하거나 거짓이나 그 밖의 부정한 방법으로 지정받은 자 • 본인부담금을 면제 또는 감경하는 행위를 한 자 • 수급자를 소개, 알선 또는 유인하는 행위를 하거나 이를 조장한 자 • 업무수행 중 알게 된 비밀을 누설한 자
1년 이하의 징역 또는 1천만 원 이하의 벌금	• 정당한 사유 없이 장기요양급여의 제공을 거부한 자 • 거짓이나 그 밖의 부정한 방법으로 장기요양급여를 받거나 다른 사람으로 하여금 장기요양급여를 받게 한 자 • 정당한 사유 없이 권익보호조치를 하지 아니한 자

3 요양보호사의 건강 및 안전 관리

1 ▶ 근골격계 질환의 예방

(1) 근골격계 질환의 위험 요인

근골격계 질환이 발생되는 작업적 상황	• 반복적으로 같은 동작을 하는 경우 • 불안정하거나 불편한 자세로 작업하는 경우 • 무거운 물건을 들거나 이동하는 경우 • 갑자기 무리한 힘을 주게 되는 경우 • 피곤하고 지친 상태에서 작업하는 경우 • 근무시간 중 자주 대상자를 들어 옮겨야 하는 경우

근골격계 질환이 발생되는 환경	• 미끄럽거나 물기가 있는 바닥 • 평평하지 않은 바닥 • 적절하지 않은 계단 높이 • 밤 근무 시 어두운 조명 • 매우 어지럽혀져 있거나 물체가 바닥에 많이 있는 작업장이나 통로 • 정비·수리가 되지 않은 보행로 또는 고장난 장비
개인적 요인	• 키와 몸무게 • 근무기간과 육체활동의 숙련도와 적응도 • 근력과 요추 운동상태 • 정신 건강상태 • 피로 정도 • 과거 질병력

(2) 근골격계 질환의 종류 및 관리법

① 어깨 통증 : 상체를 많이 사용하는 직업군에서 많이 발생하며, 통증이 시작되면 옷 입고 벗기, 머리 빗기 등의 일상생활이 힘들어져 어깨 통증의 예방과 관리는 매우 중요하다.

② 손목 통증

- 수근관증후군 : 손목관절(수근관)이 좁아지거나 내부 압력이 증가하여 신경이 자극되는 경우 손목에 통증이 나타나게 된다.
- 양측의 손목을 구부려 손등을 맞대고 미는 동작을 1분 정도 유지하며 저린 증상이 심해지는지 확인한다. 손바닥과 손가락의 저린 증상이 심해지면 수근관증후군이다.
- 손의 감각이상(감각저하), 저림, 통증, 근력약화, 엄지손가락 반쪽 부위, 검지, 중지, 약지 손가락과 연결된 손바닥 피부의 감각이 둔해진다.
- 손가락의 기능장애로 물건을 자주 떨어뜨리거나 젓가락질이 어렵다.
- 밤중 통증으로 잠을 설치고, 손을 털면 저림과 통증이 일시적으로 완화된다.

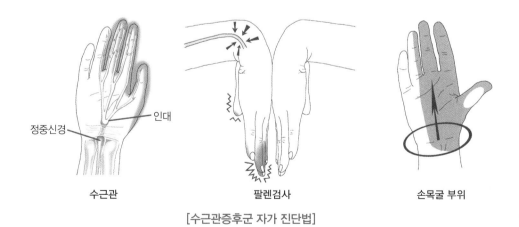

| 수근관 | 팔렌검사 | 손목굴 부위 |

정중신경 · 인대

[수근관증후군 자가 진단법]

③ 요통

- 급성요통 : 허리에 급격한 힘이 돌발적으로 작용하여 발생한다.
- 만성요통 : 일정 기간 반복적인 동작과 부적합한 자세 등으로 허리에 무리가 가해져 발생한다.

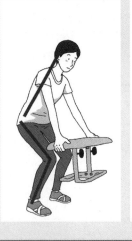
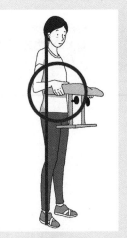

TIP 요통을 예방하면서 물건을 이동하는 방법

물건을 양손으로 들어 올릴 때

① 허리는 펴고 무릎을 굽혀 몸의 무게중심을 낮추고 지지면을 넓힌다.
② 무릎을 펴서 들어올린다.
③ 물건을 든 상태에서 방향을 전환할 때는 허리를 돌리지 않고 발을 움직여 조절한다.
④ 물체는 최대한 몸 가까이 위치하여 들어 올린다.
⑤ 허리가 아닌 다리를 펴서 들어 올린다.

물건을 한 손으로 들어 올릴 때

① 발을 앞뒤로 벌려 지지면을 넓히고, 무릎을 굽혀 몸의 무게중심을 낮춘다.
② 무릎을 펴서 들어올린다.

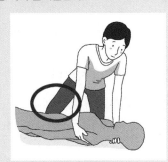

침대 또는 높고 넓은 바닥에 있는 물체를 움직일 때

① 한쪽 무릎을 위에 올리고 자세를 낮추어 움직인다.

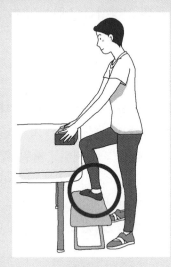

④ 목 통증 : 오랫동안 침상생활을 하는 대상자를 관리하면서 목을 구부린 상태에서 작업을 할 경우 거북목과 일자목과 같은 구조적 변화도 초래할 수 있어 예방이 중요하다.

⑤ 팔꿈치 통증 : 반복적으로 무거운 물건을 들어올리고, 주먹을 쥐거나 손목을 뒤로 젖히는 동작을 많이 할 경우 팔꿈치 관절에서 시작하여 손목 관절까지 통증이 나타난다.

팔꿈치 외측상과염	테니스 선수들에게 많이 발생한다고 하여 '테니스 엘보(테니스 팔꿈치)'라고도 한다.	통증부위
팔꿈치 내측상과염	골프를 치는 사람에게 주로 발생한다고 하여 '골프 엘보(골프 팔꿈치)'라고도 한다.	통증부위

(3) 근골격계 질환의 치료

1) 근골격계 질환 발병 단계별 특징

1단계	작업 중 피로감, 통증, 휴식 시 증상이 없어짐, 악화와 진행이 반복됨
2단계	작업 초기부터 통증, 밤잠을 방해함, 작업능력이 낮아짐
3단계	일상적인 움직임에도 통증, 하루 종일 통증, 밤잠 방해, 몇 년간 지속됨

2) 초기 치료

손상 후 24~72시간 내에 초기 치료해야 한다.

휴식	외상을 조절하고 조직의 추가적인 손상을 막기 위해 휴식이 필요하다.
냉찜질	• 얼음주머니는 2시간마다 20~30분씩 사용한다. • 손상 후 조기(급성기 3일 정도) 치료 ⑩ 손목을 삔 경우 냉찜질(얼음주머니) • 만성 통증에는 온찜질 ⑩ 만성관절염
압박	손상부위를 압박하여 부종을 조절하고 움직임을 줄이며 통증을 감소시킨다.
올리기	손상부위를 심장보다 높게 올리는 것은 혈액을 심장으로 되돌리는 데 도움을 주어 부종을 감소시킨다.
급성기 이후 치료	물리치료 및 운동치료를 한다.

(4) 전신 스트레칭

① 몸이 찌뿌듯하고 뻐근할 때 시행한다.
② 작업 시작 전후에 한다.
③ 오랫동안 서있거나 앉은 후에는 꼭 한다.
④ 전체 4~5분간, 같은 동작은 5~10회 반복하고, 동작과 동작 사이에 5~10초 정도 쉰다.
⑤ 천천히 안정되게 하되, 부상을 예방하기 위해 통증을 느끼지 않는 범위 내에서 한다.
⑥ 스트레칭된 자세로 10~15초 정도 유지해야 근섬유가 충분히 늘어나 효과를 볼 수 있다.
⑦ 상하좌우 균형 있게 교대로 한다.
⑧ 호흡은 편안하고 자연스럽게 한다.

2 요양보호사의 감염 예방

(1) 일반적 감염 예방

1) 기관 차원에서 할 일

① 적절한 보호장구(마스크, 장갑 등)의 지급
② 정기적인 건강검진
③ 감염예방에 대한 교육
④ 필수적인 인플루엔자 예방접종

2) 요양보호사가 할 일

① 요양보호사가 감염된 경우 대상자와 접촉하지 않는다.

② 대상자가 감염된 경우 요양보호사는 보호장구 착용 후 접촉한다.

③ 임신한 요양보호사는 풍진·수두 등 선천성 기형을 유발할 수 있는 대상자와 접촉을 하지 않는다.

④ 손을 자주 씻는다.

⑤ 개인위생을 철저히 하고 소독법을 지킨다.

> **TIP 기침예절**
> • 휴지나 손수건으로 입과 코를 가린다.
> • 손이 아닌 옷소매로 입과 코를 가린다.
> • 기침 후 비누로 흐르는 물에 30초 이상 손씻기 한다.

(2) 요양보호사에게 흔한 감염성 질환 예방

1) 결핵

※ Chapter 5 노화에 따른 변화와 질환, 호흡기계 참고

2) 독감(인플루엔자)

※ Chapter 5 노화에 따른 변화와 질환, 호흡기계 참고

3) 노로바이러스 장염

감염력이 강하고 장염을 잘 일으킨다. 11월부터 다음해 4월까지 발생이 높다.

① 발병요인 : 익히지 않은 굴 등 해산물, 오염된 물로 세척된 과일 및 채소, 충분히 익히지 않은 고기, 소독되지 않은 물 섭취, 구토물에 의한 감염

② 증상 : 구토, 메스꺼움, 오한, 복통, 설사, 근육통, 권태, 두통, 발열 등

③ 관리법

• 요양보호사가 감염된 경우 증상이 약하더라도 2~3일간 요양보호 업무를 중단한다.

• 증상 회복 후 최소 2~3일간 음식 조리에 참여하지 않는다.

4) 옴

※ Chapter 5 노화에 따른 변화와 질환, 피부계 참고

5) 머릿니

※ Chapter 5 노화에 따른 변화와 질환, 피부계 참고

3 요양보호사 직무스트레스 관리와 자기효능감 증진

(1) 요양보호사의 직무스트레스와 관련 요인

1) 직무스트레스

① 업무로 인해 근로자의 능력이나 자원 그리고 바람과 일치하지 않을 때 생기는 유해한 신체, 정서적 반응이다.
② 적당한 스트레스는 집중력, 능력, 창의력, 생산력을 향상시켜주기도 한다.

2) 직무스트레스가 주는 영향

① 건강상의 문제, 사고 발생의 위험요인이 된다.
② 극심한 스트레스는 신체의 구조와 기능에 손상이 발생한다.
③ 흡연, 알코올, 카페인 음용의 증가, 수면제 등의 약물남용, 대인관계 기피, 자기비하 및 학대, 수면장애 등의 행동 변화가 발생한다.
④ 업무 수행능력 저하로 결근과 퇴직 가능성이 높다.
⑤ 우울 등 정신건강 저하되어 극단적 행동으로 발전할 수 있다.

3) 직무스트레스 요인

직무 요구	신체적 노동 강도가 매우 크다.
감정노동	치매 등 정서적 돌봄의 요구가 큰 경우 감정 노동의 강도는 매우 크다.
성희롱	재가 요양보호사는 대부분 여성으로, 남자 수급자로부터 언어·신체적 성희롱이 일어나는 경우가 있다.
역할 모호	업무 범위 밖의 가사노동을 요구받는 경우가 흔하다.
조직체계	재가 요양보호사의 경우 근로조건의 일관성을 유지하기 어렵다.

(2) 직무스트레스 관리

1) 직무스트레스 예방

근로시간 관리	정해진 근로시간을 초과하지 않도록 근로계약을 분명히 한다.
휴식시간과 공간 제공	틈틈이 휴식을 취할 수 있는 시간과 공간을 제공한다.
업무지침 제공	업무의 범위, 업무시간, 대상자 관리 안전수칙, 성희롱의 예방과 대처방법 등을 명시한 업무지침을 근로자와 대상자에게 제공한다.
정기회의와 의사소통체계 확보	정기적인 회의, 면담, 전화를 통해 불만이나 요구사항을 전달한다.
상사 지지	근무 중 발생하는 문제들에 대해 긍정적이고 적극적으로 지지한다.
동료 지지체계 지원	정기적인 만남을 통해 경험을 공유하여 서로 지지한다.
교육	전문성을 향상시키고 스트레스 관리방법을 익히도록 한다.
근로조건 개선	임금수준의 개선, 고용안정성 모색, 서비스의 질과 전문성을 확보한다.
지침 준수	사업장에서 적용되는 각종 지침을 준수한다.

2) 직무스트레스 평가와 관리

① 직무스트레스 평가

자기효능감 자각	주어진 상황에서 적절하면서 성공적으로 행동할 수 있게 해 줄 개인적 기술과 수행능력을 가지고 있다는 믿음
합리화	사건에 자신이 원하는 의미를 부여하는 경향 예 직장에서 해고된 사람이 해고를 자신이 오랫동안 꿈꿔 왔던 개인사업을 하라는 신호로 해석하는 것
의미 바꾸기	어떤 근거를 가지고 사건을 반대로 해석하는 것
의미 약화시키기	화를 내보았자 소용이 없다는 판단이 서면 미리 세워 놓았던 의미에 대한 중요성을 깎아내리는 것 예 "내게 자동차가 꼭 필요한 것은 아니야."

② 직무스트레스 인식
- 내 뜻대로 일이 진행되지 않는다.
- 일의 능률이 저하되고 성과가 오르지 않는다.
- 짜증나고 성가신 경우가 많고, 별것도 아닌 일에 동료한테 화를 낸다.
- 머리가 자주 아프고, 소화가 잘 안 되고, 전보다 잠이 잘 안 온다.
- 괜히 초조하고 안절부절못한다.
- 흡연이나 음주가 전보다 늘었다.
- 회사를 며칠이라도 쉬었으면 좋겠다고 생각한다.

③ 직무스트레스 대처 방안
- 문제를 혼자서 끌어안고 있지 말고 직장의 동료나 상사 또는 가족이나 친구 등 상담할 수 있는 사람이나 도와줄 사람을 찾아 의논한다.
- 직무스트레스 및 우울증 증상이 계속되면 휴양이나 약물치료를 고려한다.
- 적절하게 자기관리와 방법을 찾으면 스트레스로 인한 증상을 줄일 수 있다.
- 직무스트레스를 위한 방법

긴장이완법	스트레스에 의해 유발되는 심리적 또는 생리적 반응을 해소
호흡법	호흡을 편안하게 하여 긴장상태를 이완시키고 스트레스를 줄이는 효과
심상훈련	복식호흡을 하면서 과거 편안했던 기억을 떠올림
자신의 생각 변화(인지 수정)	자신의 생각을 변화시켜 상황을 긍정적으로 인지

④ 직무스트레스 예방을 위한 평상시의 자기관리
- 규칙적인 생활과 충분한 수면
- 친한 사람들과 교류하기
- 긴장을 풀고 많이 웃기
- 가능한 한 편안한 환경으로 만들기
- 일상에서 벗어나 자연을 즐기고 취미를 갖기
- 적당한 운동을 하고 술이나 담배에 의존하지 않기

요양보호사의 인권보호와 자기계발 **예상문제**

■ 정답 옆에 기재된 페이지는 「요양보호사 양성 표준교재」 참고 페이지입니다.

1 요양보호사 채용과정에서 기관장이 다음과 같이 말했을 때 요양보호사가 침해받은 권리에 해당하는 것은?

> "이력서를 보니 나이가 많으시네요. 아무래도 어르신을 돌보는 업무가 힘들 것 같네요."

① 자유권
② 참정권
③ 평등권
④ 신체적 안전 보장 권리
⑤ 휴식 및 여가 보장 권리

01 정답 ③ 116p

고용형태, 연령, 성별, 학력, 출신지역 및 종교 등에서 차별받지 않아야 한다.

2 다음 상황에서 요양보호사가 침해받은 권리로 <u>옳은</u> 것은?

> 인지장애 어르신을 돌보느라 점심시간도 없이 일을 하고, 퇴근 시간 이후에도 초과수당 없이 근무를 하였다.

① 평등 관련 권리
② 자유 관련 권리
③ 노동 관련 권리
④ 문화 관련 권리
⑤ 교육 관련 권리

02 정답 ③ 116p

휴식 및 여가를 누릴 권리 보장, 노동시간의 합리적 제한, 노동과 관련된 의견을 자유롭게 표현할 권리, 동등한 노동에 대한 동등한 보수의 보장, 공정하고 유리한 노동조건을 확보 받을 권리 보장이 필요하다.

3 다음 상황에서 요양보호사가 침해받은 권리로 <u>옳은</u> 것은?

> 노인주거 시설에서 시설 내 종교활동이 있을 때마다 요양보호사들에게 종교 행사 활동 및 종교를 강요한다.

① 평등권
② 자유권
③ 노동 관련 권리
④ 문화 관련 권리
⑤ 교육 관련 권리

03 정답 ② 116p

의견과 표현의 자유를 누릴 권리 보장, 사상, 양심, 종교의 자유를 누릴 권리 보장, 자유 및 신체의 안전에 대한 권리 보장 등이 필요하다.

4 요양보호사의 상담 및 대체인력 지원을 위한 사업을 하는 기관으로 <u>옳은</u> 것은?

① 근로복지공단 ② 산업안전 보건공단

③ 장기요양요원지원센터 ④ 요양보호협회

⑤ 노인장기요양보험 공단

04 정답 ③ 116~117p

장기요양요원지원센터 : 사회적 인식 제고 및 권익의 향상, 스트레스를 예방, 해소하기 위한 건강증진, 직무향상교육, 장기요양요원의 취업, 창업, 상담지원 및 대체인력 지원

5 요양보호사의 근로계약서에 명시해야 할 내용으로 <u>옳은</u> 것은?

① 기관의 회계기준 ② 표준서비스의 분류

③ 임금의 구성 항목 ④ 직원 채용의 과정

⑤ 장기요양 인정번호

05 정답 ③ 117p

근로계약서에 명시해야 할 사항
• 임금 및 근로시간 : 임금의 구성항목, 계산방법 및 지불방법 등
• 취업의 장소와 종사하여야 할 업무에 관한 사항
• 취업규칙 내용(근로기준법 제93조 참조)
• 종사자가 기숙하는 경우에는 기숙사 규칙에 정한 사항

6 다음에 해당하는 요양보호사의 권리를 보장하는 법으로 <u>옳은</u> 것은?

서비스 제공 중 요양보호사가 보호자에게 폭언 및 신체폭력의 위협을 받아 안전상의 이유로 업무를 중단하였을 때, 기관장은 요양보호사에게 해고를 하거나 그밖에 불리한 처우를 하여서는 안 된다.

① 노인복지법 ② 근로기준법

③ 산업안전보건법 ④ 노인장기요양보험법

⑤ 산업재해보상보험법

06 정답 ③ 118~119p

산업재해를 예방하고 쾌적한 작업환경을 조성함으로써 근로자의 안전과 보건을 유지·증진함을 목적으로 한다.

7 「산업재해보상보험법」에 따른 근로자 보호의 내용으로 <u>옳은</u> 것은?

① 보험급여는 채권자가 압류할 수 있다.

② 보험급여를 받을 권리는 2년간 유효하다.

③ 산업재해를 당했다는 이유로 해고할 수 없다.

④ 보험급여는 조세로 적용되어 세금을 부과한다.

⑤ 사업장이 폐업된 경우는 장해급여를 받지 못한다.

07 정답 ③ 119p

① 보험급여는 양도 또는 압류할 수 없어 채권자가 건드릴 수 없다.
② 보험급여를 받을 권리는 3년 혹은 5년간 유효한다.
④ 조세 및 기타 공과금 부과가 면제되어 세금을 떼지 않는다.
⑤ 사업장이 부도, 폐업하여 없어진 경우에도 재요양, 휴업급여, 장해급여 지급에는 지장 받지 않는다.

8 다음 내용과 같은 성희롱 유형으로 <u>옳은</u> 것은?

> • 음탕하고 상스러운 이야기
> • 옆에 앉아서 술을 따르라고 말함

① 언어적 성희롱　　　　② 시각적 성희롱
③ 사회적 성희롱　　　　④ 육체적 성희롱
⑤ 물리적 성희롱

08　정답 ①　120p

언어적 성희롱
• 외모에 대한 성적인 비유나 평가
• 성적 관계를 강요하거나 회유하는 행위
• 성적 사실관계를 묻거나 성적인 정보를 의도적으로 유포하는 행위
• 음란한 내용의 전화통화
• 회식자리 등에서 옆에 앉아 술을 따르라고 함, 안마를 해달라고 함

9 다음에 해당하는 성희롱 유형으로 <u>옳은</u> 것은?

> • 신체 일부를 밀착하거나 잡아당김
> • 뒤에서 껴안기

① 시각적 성희롱　　　　② 언어적 성희롱
③ 육체적 성희롱　　　　④ 사회적 성희롱
⑤ 위계적 성희롱

09　정답 ③　120p

10 대상자의 행위 중 시각적 성희롱에 해당하는 것으로 <u>옳은</u> 것은?

① 성적인 정보를 의도적으로 유포하기
② 뒤에서 껴안기
③ 외모에 대한 성적인 평가
④ 음란한 내용의 편지 보내기
⑤ 옆에 앉으며 허리 잡아당기기

10　정답 ④　120p

①, ③ 언어적 행위
②, ⑤ 육체적 행위

11 성희롱 유형(A)과 행위(B)가 <u>올바르게</u> 연결된 것은?

	(A)	(B)
①	언어적 성희롱	신체 일부를 잡아당김
②	육체적 성희롱	성과 관련된 농담을 함
③	육체적 성희롱	음란한 사진을 보여 줌
④	시각적 성희롱	외모에 관한 성적인 비유를 함
⑤	시각적 성희롱	성과 관련한 신체부위를 고의적으로 노출함

11　정답 ⑤　120p

① 신체 일부를 잡아당김 – 육체적 성희롱
② 성과 관련된 농담을 함 – 언어적 성희롱
③ 음란한 사진을 보여 줌 – 시각적 성희롱
④ 외모에 관한 성적인 비유를 함 – 언어적 성희롱

12 대상자로부터 요양보호사가 성희롱을 당했을 때 장기요양기관장의 대처 방법으로 <u>옳은</u> 것은?

① 대상자를 다른 요양기관으로 전원시킨다.

② 대상자 가족에게 시정해줄 것을 요구한다.

③ 기관장의 판단하에 요양보호사를 조리 업무에 배치시킨다.

④ 대상자가 원하면 성희롱 예방교육을 제공한다.

⑤ 요양보호사에게 심리치료가 필요하다고 판단되면 기관장이 직접 치료한다.

12 정답 ② 120~122p

① 대상자에게 향후 가해자가 받을 수 있는 불이익(서비스 중단 등)과 대처 계획을 명확히 설명한다.
③ 기관장은 해고나 그밖의 불리한 조치를 하여서는 안 된다.
④ 요양보호사들에게 성희롱 예방교육을 1년에 1회 이상 제공한다.
⑤ 외부의 전문기관(성폭력상담소, 여성노동상담소 등)에 상담하여 도움을 받는다.

13 요양보호사가 상습적으로 성희롱을 당했을 때 대처 방법으로 <u>옳은</u> 것은?

① 대상자에게 1년에 한 번씩 성폭력 예방교육을 한다.

② 몰래 녹취하거나 일지를 작성한다.

③ 요양보호사는 외부 전문기관에 문의 및 상담을 한다.

④ 보호자에게 연락하고 서비스를 중단한다.

⑤ 요양보호사의 업무를 주방보조로 변경한다.

13 정답 ③ 120~122p

① 요양보호사들에게 성희롱 예방교육을 1년에 1회 이상 실시한다.
② 시정 요구에도 상습적으로 계속할 경우 녹취하거나 일지를 작성해 둔다.
④ 대상자 가족에게 사정을 말하고 시정해줄 것을 요구한다.
⑤ 요양보호사는 감정적인 대응은 삼가고, 단호히 거부의사를 밝힌다.

14 시설에서 대상자가 다른 대상자를 성희롱하는 것을 발견하였을 때 대처 방법으로 <u>옳은</u> 것은?

① 큰 소리로 단호하게 꾸짖는다.

② 대상자의 행동을 못 본 척한다.

③ 가족에게 알리고 퇴소시킨다.

④ 동료 요양보호사와 대처 방법을 의논한다.

⑤ 행위를 중단시키고 시설장에게 즉시 알린다.

14 정답 ⑤ 120~122p

모든 피해사실에 대하여 기관의 담당자에게 보고하여 기관에서 적절한 조치를 취하게 한다.

15 요양보호사의 윤리적 태도로 <u>옳은</u> 것은?

① 수급자 부재 시 들어가지 말고, 다음 방문일을 메모해둔다.

② 보호자가 원하는 대로 서비스를 해준다.

③ 요양보호사와 같은 종교를 가진 대상자에게 더 잘해준다.

④ 업무상 알게 된 대상자의 비밀을 시설장과 공유한다.

⑤ 대상자의 동의 없이 오래된 물건은 버린다.

15 정답 ① 123~126p

② 대상자와의 관련된 서비스만을 제공한다.
③ 요양보호사 자신의 종교를 선교의 목적으로 강요해서는 안 된다.
④ 사생활을 존중하고 업무상 알게 된 개인정보를 비밀로 유지한다.
⑤ 대상자의 동의하에 치우도록 한다.

16 다음 상황에서 직업윤리를 준수한 요양보호사의 태도로 **옳은** 것은?

> 서비스 제공 중 대상자의 전화통화 내용을 듣게 된 요양보호사는 배우자의 외도 사실을 알게 되었다.

① 대상자를 공감하며 위로한다.
② 다른 대상자에게 이야기한다.
③ 동료 요양보호사에게 전달한다.
④ 대상자에게 외도 사유를 묻는다.
⑤ 비밀을 유지하고 내색하지 않는다.

16　정답 ⑤　123~126p

대상자의 사생활을 존중하고 업무상 알게 된 개인정보를 비밀로 유지한다.

17 다음 사례에서 요양보호사가 준수한 직업윤리로 **옳은** 것은?

> 방문요양 시 대상자가 손주의 간식을 만들어 달라고 부탁하였을 때, 급여내용에 없어 서비스를 제공할 수 없다고 정중히 거절함

① 협력하려는 태도
② 자기계발을 하려는 태도
③ 인권을 옹호하려는 태도
④ 전문상담가로서의 태도
⑤ 규정에 따라 업무를 수행하려는 태도

17　정답 ⑤　71, 123~126p

요양보호서비스 제공 시 정해진 원칙과 절차에 따른다.

18 대상자가 연말을 앞두고 요양보호사에게 감사의 의미로 상품권을 주고자 할 때 요양보호사의 대처 방법으로 **옳은** 것은?

① "정말 왜 이러세요!"라고 정색하며 거절한다.
② "고맙습니다."라고 하며 받은 후 다음 날 돌려준다.
③ "이런 것 받으면 안 됩니다. 마음만 받겠습니다."라고 정중히 거절한다.
④ "다음에 좋아하는 케이크를 사다 드릴게요."라며 받는다.
⑤ "마침 센터에서 기부행사가 있는데 잘됐네요."라며 받는다.

18　정답 ③　123~126p

대상자로부터 서비스에 대한 물질적 보상을 받지 않는다.

19 시설에서 요양보호사가 지켜야 할 직업윤리로 **옳은** 것은?

① 타 직종과의 협력보다 업무의 신속성을 중시한다.
② 서비스 제공 시 시설장의 의사결정을 우선한다.
③ 대상자가 실수를 하면 질책하여 재발을 방지한다.
④ 자신의 종교를 권유하기 위해 친절을 베푼다.
⑤ 보수교육을 통해 전문적 지식과 기술을 익힌다.

19　정답 ⑤　123~126p

보수교육에 적극적으로 참여하여 자기계발의 기회로 삼는다.

20 요양보호사가 지켜야 할 직업윤리로 <u>옳은</u> 것은?

① 대상자와 상호 대등한 관계임을 인식한다.

② 계획된 것보다 시간을 줄여 서비스를 제공한다.

③ 대상자의 성별에 따라 서비스 내용을 달리한다.

④ 대상자 부재 시에 서비스를 제공하고 메모를 남긴다.

⑤ 타 직종과의 협력보다 업무의 신속성을 중요시한다.

20 정답 ① 123~126p

대상자에게 일방적으로 도움을 제공하는 수직적인 관계가 아닌 함께하는 상호 대등한 관계임을 인식해야 한다.

21 요양보호사의 직업윤리 원칙으로 <u>옳은</u> 것은?

① 기관의 결정을 우선시한다.

② 보호자의 판단대로 서비스를 제공한다.

③ 대상자와 수직적 관계를 유지한다.

④ 복지용구가 필요하다고 하면 대여해준다.

⑤ 제공된 서비스 내용은 정확히 기록한다.

21 정답 ⑤ 123~126p

법적인 소송에 휘말리지 않기 위해 정확히 기록한다.

22 요양보호사가 지켜야 할 직업윤리로 <u>옳은</u> 것은?

① 자신의 건강관리를 철저히 한다.

② 업무내용을 주관적으로 기록한다.

③ 의료인이 없을 때는 역할을 대신한다.

④ 대상자의 동의 없이 개인 정보를 수집한다.

⑤ 보호자를 대신하여 서비스 계약을 체결한다.

22 정답 ① 123~126p

② 업무내용을 객관적으로 육하원칙에 의거하여 기록한다.
③ 어떠한 의료행위도 하지 않는다.
④ 대상자의 동의하에 개인정보를 수집하고, 제3자에게 노출하여서는 안 된다.
⑤ 대상자를 대신하여 어떠한 계약행위도 하여서는 안 된다.

23 다음의 상황에서 요양보호사의 대처방법으로 <u>옳은</u> 것은?

> 동료 요양보호사가 개인적인 일이 있을 때마다 서비스를 대신 제공해줄 것을 요청한다.

① 고민해 보겠다고 하며 대답을 피한다.

② 직업윤리에 위배된다며 거절한다.

③ 다른 동료 요양보호사를 연결해준다.

④ 동료 요양보호사에게 별도의 수고비를 요구한다.

⑤ 개인 용무가 있을 때마다 서로의 부탁을 들어주고자 한다.

23 정답 ② 126p

요양보호사는 법적·윤리적 책임에 위배되는 행위는 하지 않는다.

24 재가서비스 중 치매 대상자의 증상이 악화되어 서서 대변을 보는 행동을 보일 때 대처방법으로 <u>옳은</u> 것은?

① 식사량을 줄이겠다고 한다.
② 서비스를 중단하겠다고 말한다.
③ 방으로 데려가 기저귀를 채운다.
④ 변화된 증상을 관할하여 기록한다.
⑤ 재가서비스 제공이 어렵다며 시설 입소를 유도한다.

24 정답 ④ 126p

대상자의 상태 변화를 세심하게 관찰하며 이를 정확히 기록한다.

25 대상자가 본인부담금 할인을 요구할 때 요양보호사의 대처방법으로 <u>옳은</u> 것은?

① "네, 시설장님과 의논해보고 말씀드릴게요."
② "그럴 리가요? 다시 알아보시고 말씀해주세요."
③ "다른 대상자를 소개해 주시면 싸게 해 드릴게요."
④ "고민해보고 내일 말씀드릴게요."
⑤ "불법이라서 저희 센터에서는 할 수 없습니다."

25 정답 ⑤ 128p

불법을 요구할 때는 먼저 「노인장기요양보험법」 제69조를 설명하고, 그런 불법행위를 신고하면 신고 포상금을 받을 수 있다고 정보를 제공한다.

26 다음 상황에서 요양보호사의 대처방법으로 <u>옳은</u> 것은?

> 대상자가 고장난 휠체어를 바꾸고 싶은데 형편이 어렵다고 호소한다.

① 직접 구매하여 가져다준다.
② 휠체어를 대여해 주고 사례금을 받는다.
③ 이용할 수 있는 서비스를 안내해준다.
④ 다른 대상자가 사용 중인 휠체어를 가져다준다.
⑤ 평소 알고 있는 업체에서 구매하도록 권유한다.

26 정답 ③ 128p

대상자의 상태 등을 판단하여 신중하게 선택할 수 있도록 정보를 제공하는 것은 바람직한 일이나 '유인·알선'에 의한 부당한 수익을 목적으로 했다면 요양보호사 윤리원칙에 어긋나며, 법적 처벌을 받게 된다.

27 재가센터에서 함께 일하고 있는 요양보호사가 서로의 부모님에게 교차서비스를 제공하는 것으로 처리하여 급여를 더 받고 제안할 때 대처 방법으로 <u>옳은</u> 것은?

① 마찰을 피하기 위해 대응하지 않는다.
② 윤리원칙에 어긋난다고 말하며 거부한다.
③ 제안을 수용할 만한 다른 요양보호사를 소개한다.
④ 어머니에게 교차서비스를 미리 설명한다.
⑤ 교차 서비스에 대해 주변에 비밀로 해 줄 것을 부탁한다.

27 정답 ② 129p

가족에 의한 돌봄을 보장하기 위한 제도의 취지가 흐려질 수 있다.

28 보호자가 기저귀 재사용을 강요할 때 대처 방법으로 <u>옳은</u> 것은?

① 가족이 방문하는 날만 재사용을 한다.

② 재사용할 수 없는 이유를 설명한다.

③ 오염 정도가 적으면 말려서 사용한다.

④ 대상자에게 알리고 서비스를 중단한다.

⑤ 보호자의 요구사항을 기록한 후 재사용한다.

28　　정답 ②　　129p

대상자에게 악영향(욕창 등)이 미칠 수 있으므로 기저귀를 다시 쓸 수 없는 이유를 보호자에게 설명한다. 그럼에도 불구하고 보호자가 계속 강요한다면 관리책임자와 다른 가족(자녀 등)들에게 이러한 상황에 대해 설명을 해야 한다. 그래도 문제가 해결되지 않을 때는 기관 차원에서 요양보호서비스를 이어갈 수 없음을 알린다.

29 요양보호사의 근골격계 질환 발생 가능성을 줄이는 작업 환경 조성 방법으로 <u>옳은</u> 것은?

① 무거운 물건을 들고 이동한다.

② 문턱을 설치하여 공간을 구분한다.

③ 거실 중앙에 얇은 매트를 깐다.

④ 바닥에 물을 뿌려 습도를 유지한다.

⑤ 야간 근무 시 통로에 조명을 켜둔다.

29　　정답 ⑤　　134~135p

• 근골격계 질환이 발생되는 상황 : 반복적으로 같은 동작을 하는 경우, 불안정하거나 불편한 자세로 작업하는 경우, 무거운 물건을 들거나 이동하는 경우, 갑자기 무리한 힘을 주게 되는 경우, 피곤하고 지친 상태에서 작업하는 경우, 근무시간 중 자주 대상자를 들어 옮겨야 하는 경우

• 근골격계 질환이 발생되는 환경 : 미끄럽거나 물기가 있는 바닥, 평평하지 않은 바닥, 매우 어지럽혀져 있거나 물체가 바닥에 많이 있는 작업장이나 통로, 정비·수리가 되지 않은 보행로 또는 고장난 장비, 적절하지 않은 계단 높이, 밤 근무 시 어두운 조명

30 요양보호사에게 나타날 수 있는 수근관 증후군에 관한 설명으로 <u>옳은</u> 것은?

① 밤중에 통증이 감소된다.

② 손목을 굴곡시키면 통증이 감소된다.

③ 손목에서 팔꿈치까지 강직이 나타난다.

④ 손을 털면 저림과 통증이 완화될 수 있다.

⑤ 새끼손가락과 연결된 손바닥 감각이 둔해진다.

30　　정답 ④　　138~139p

① 밤에 통증이 악화된다.

② 손목을 굴곡시키면 통증이 악화된다.

③, ⑤ 손바닥과 손가락이 저리는 등 이상 증상이 있다.

31 요통을 예방하면서 물건을 들어 올리는 방법으로 <u>옳은</u> 것은?

① 물건을 몸에서 멀리 둔다.　② 두 발을 모아 지지면을 좁힌다.

③ 몸의 무게중심을 높인다.　④ 무릎을 굽혀 자세를 낮춘다.

⑤ 방향을 바꿀 때는 허리를 돌린다.

31　　정답 ④　　141p

① 물건을 몸에서 최대한 가까이 위치하도록 한다.

② 두 발을 앞뒤로 벌려 지지면을 넓힌다.

③ 몸의 무게중심을 낮춘다.

⑤ 방향을 바꿀 때는 발을 조금씩 움직여 조절한다.

32 대상자의 체위를 변경하다가 손목을 삐어 통증이 있을 때 초기 관리 방법으로 <u>옳은</u> 것은?

① 손목을 가볍게 움직여 준다.
② 통증부위를 심장보다 낮게 한다.
③ 손목부위에 압박붕대를 적용한다.
④ 손상 직후 손목부위에 온찜질을 한다.
⑤ 손목을 털면서 굽혔다 폈다 하는 운동을 한다.

32　정답 ③　144~145p

② 통증부위를 심장보다 높게 한다.
③ 손상부위를 압박함으로써 손상부위에 축적되어 있는 부종을 조절하고 원하지 않은 움직임을 줄이며 통증을 줄여준다.
④ 손상부위에 냉찜질을 한다.

33 요양보호사의 근골격계 예방을 위한 스트레칭 시 주의사항으로 <u>옳은</u> 것은?

① 빠르게 움직인다.
② 통증을 느낄 때까지 한다.
③ 동작과 동작 사이에 쉬지 않는다.
④ 상하좌우 균형 있게 교대로 스트레칭 한다.
⑤ 동작 시 호흡은 멈춘다.

33　정답 ④　145~147p

① 천천히 안정되게 한다.
② 통증을 느끼지 않고 시원하다고 느낄 때까지 계속한다.
③ 동작과 동작 사이에 5~10초 정도 쉰다.
⑤ 호흡은 편안하고 자연스럽게 한다.

34 서비스 제공 중 요양보호사가 고열과 인후통이 있어 독감이 의심될 때 대처방법으로 <u>옳은</u> 것은?

① 요양보호 서비스를 중단한다.　② 독감예방 접종을 한다.
③ 주민자치센터에 신고한다.　④ 가글액으로 입안을 헹군다.
⑤ 사용하던 물품을 소독한다.

34　정답 ①　148p

• 요양보호사가 감염된 경우 대상자에게도 전염될 수 있으므로 대상자와 접촉하지 않는다.
• 대상자가 감염된 경우 요양보호사는 보호장구를 착용한 후 접촉한다.

35 폐결핵에 관한 설명으로 <u>옳은</u> 것은?

① 바이러스성 감염질환이다.
② 스테로이드 약물 복용으로 예방할 수 있다.
③ 약물 복용 중 주기적인 간 기능 검사가 필요하다.
④ 치료 기간 중 증상이 사라지면 약물 복용을 중단한다.
⑤ 오전에 고열이 나고 오후에 열이 내리는 증상이 반복된다.

35　정답 ③　148~149p

① 결핵균에 의한 공기를 통한 감염질환이다.
② 술, 흡연은 금하고, 충분한 영양상태와 면역력을 유지하여 건강하도록 몸 관리를 잘해야 한다.
④ 불규칙적으로 먹거나 임의로 중단하면 약제 효과가 미치지 않는 균들이 살아남아 몸에서 활발하게 증식하게 되어 치료가 실패로 돌아가고 결핵이 더욱 악화된다.
⑤ 오후에 고열이 나고 늦은 밤에 열이 내리는(해열) 증상이 반복된다.

36 결핵 대상자와 접촉한 후 요양보호사의 대처방법으로 <u>옳은</u> 것은?

① 폐렴구균을 추가 접종한다.
② 예방적 항생제를 복용한다.
③ 멸균소독가운과 멸균장갑을 착용한다.
④ 기침을 할 때는 손으로 가리고 한다.
⑤ 감염 여부를 확인하기 위해 검사를 한다.

36　정답 ⑤　148~149p

①, ② 결핵 예방을 위해 술과 흡연은 금하고, 충분한 영양상태와 면역력을 유지한다.
③, ④ 결핵이 의심되는 대상자를 돌볼 때는 보호장구(마스크, 장갑 등)를 착용해야 한다.

37 다음에서 설명하는 감염성 질환으로 **옳은** 것은?

> • 질환에 걸린 대상자의 구토물에 의한 감염
> • 구토, 메스꺼움, 오한, 복통, 설사 증상이 있음

① 결핵　　　　　　　　② 독감
③ 노로바이러스 감염　　④ 옴
⑤ 머릿니

37　　정답 ③　　150p

38 옴에 감염된 대상자를 돕는 방법으로 **옳은** 것은?

① 공용 혈압계를 사용한다.
② 맨손으로 도포용 약제를 발라준다.
③ 증상이 있는 부위만 약을 바른다.
④ 대상자가 사용한 침구류를 다른 대상자의 물품과 함께 세탁한다.
⑤ 대상자와 접촉한 사람은 증상 유무와 상관없이 함께 동시에 치료한다.

38　　정답 ⑤　　150~151p

대상자는 물론, 같이 사는 가족이나 동거인, 요양보호사 등 대상자와 접촉을 한 사람은 증상 유무와 상관없이 함께 동시에 치료받는다.

39 감염성 질환인 머릿니 관리법으로 **옳은** 것은?

① 요양보호사는 귀가 후 손을 씻어 감염을 예방한다.
② 세탁물을 55℃ 이상에서 5분 이상 노출시켜 사멸시킨다.
③ 수건, 옷솔 등은 공동으로 사용한다.
④ 치료하기 전에 2일 동안 착용한 침구류는 햇빛에 말린다.
⑤ 대상자가 앉거나 누운 바닥은 빗자루를 이용하여 청소한다.

39　　정답 ②　　151~152p

① 감염 대상자를 돌본 후 귀가 시에는 옷을 꼭 세탁하고, 샤워나 목욕을 한다.
③ 모자, 스카프, 코트, 스포츠 유니폼, 머리 리본, 머리핀, 빗, 옷솔, 수건, 옷 등을 공동으로 사용하지 않는다.
④ 치료하기 전에 2일 동안 착용한 의류, 침구나 사용된 다른 물품은 뜨거운 물에 세탁하거나 고온으로 기계 세탁을 하고 건조한다.
⑤ 진공청소기를 이용하여 청소한다.

40 감염예방을 위한 요양보호사의 대처방법으로 **옳은** 것은?

① 대상자가 감염된 경우 보호 장구를 착용하지 않는다.
② 임신한 요양보호사는 수두바이러스 질환 대상자와 접촉하지 않는다.
③ 독감에 걸린 요양보호사는 보호 장구 착용 후 서비스를 제공한다.
④ 옴에 걸린 대상자의 가족은 증상이 있을 때 치료 받는다.
⑤ 노로바이러스에 감염된 요양보호사는 2~3일간 음식조리 업무만 한다.

40　　정답 ②　　148~152p

① 대상자가 감염된 경우 보호 장구를 착용한다.
③ 독감에 걸린 요양보호사는 대상자와 접촉하지 않는다.
④ 대상자는 물론 증상 유무와 상관없이 접촉한 가족, 동거인, 요양보호사는 동시에 치료 받는다.
⑤ 노로바이러스에 감염된 요양보호사는 증상이 없더라도 2~3일간 업무를 중단하고, 증상 회복 후에도 2~3일간 음식을 조리하지 않는다.

노화와 건강증진

1 노화에 따른 변화와 노인성 질환의 특성

① 단독 질환만 발생하는 경우는 드물고, 다른 질병을 동반하기 쉽다.
② 대부분 질환에 대한 증상이 거의 없거나 애매하여 정상적인 노화 과정과 구분하기 어렵다.
③ 질환에 대한 원인이 불명확한 만성 퇴행성 질환이 대부분이다.
④ 질환은 경과가 길고, 재발이 빈번하여 합병증이 생기기 쉽다.
⑤ 노인은 젊은 사람보다 약물에 민감하게 반응하여 약물 사용 시 신중을 기한다.
⑥ 신장은 소변의 농축과 배설 능력이 저하되어 약물성분이 신체 내에 오래 남아 중독상태에 빠질 수 있다.
⑦ 위험 요인에 노출 시 질병에 쉽게 걸리게 된다.
⑧ 가벼운 질환에도 의식장애를 일으키기 쉬워 뇌졸중뿐 아니라 가벼운 폐렴, 설사 등에도 의식장애가 발생한다.
⑨ 혈액순환 저하로 욕창이 잘 발생하여 관절 구축과 욕창 예방을 위한 세심함이 필요하다.

2 신체계통별 주요 질환

1 소화기계

(1) 개념

① 음식을 섭취하는 입에서 시작하여 인후, 식도, 위, 소장을 지나 음식의 찌꺼기가 신체 밖으로 배출되는 항문으로 끝나는 관으로 구성된다.
② 대장은 소화된 음식물의 수분을 흡수하여 변이 굳게끔 만드는 역할을 한다.

(2) 노화에 따른 특성

① 맛을 느끼는 세포수가 줄고 미각이 둔화하여 짠맛과 단맛은 둔해지고, 쓴맛과 신맛은 잘 느끼게 된다.
② 소화능력이 저하되어 가스가 차고, 변비, 설사, 구토증상 등이 빈번해진다.
③ 간 기능이 감소하여 약물의 대사 및 제거 능력이 저하된다.
④ 췌장의 인슐린 호르몬 분비 감소로 당내성이 떨어져 당뇨병에 걸리기 쉽다.

당내성 세포가 혈액으로부터 포도당을 흡수하는 능력

(3) 주요 질환

1) 위염

위 점막의 염증을 의미하며 갑자기 발생하는 급성 위염과 완치되지 못하고 방치되거나 재발하는 경우 만성 위염으로 진행된다.

관련 요인	• 치아 문제로 인한 저작 기능의 문제 • 자극적인 조미료, 자극적인 약물, 부패한 음식 섭취, 무절제한 식습관
증상	• 급성 위염의 경우 식사 후 위가 무겁거나 부은 듯한 느낌 • 명치의 통증, 트림, 오심, 구토 • 식후 3~4시간이 지나 배가 고프며, 명치 부위의 심한 통증
치료 및 예방	• 하루 정도 금식, 미음에서 유동식 섭취, 위와 전신의 충분한 휴식 • 자극적이지 않은 음식 섭취, 규칙적인 식사 • 처방받은 제산제, 진정제 등의 약물을 사용하여 치료

※ 금식 시 주의사항 : 물을 자주 마셔 탈수를 예방하고, 충분한 휴식으로 위뿐만 아니라 전신을 쉬게 하는 것이 중요하다.

2) 위궤양

위벽의 점막뿐만 아니라 근육층까지 손상된 상태의 위장병을 의미한다.

관련 요인	• 잘못된 식습관으로 인한 위 점막 손상 • 해열제, 진통제, 소염제의 잦은 사용으로 인한 위 자극 • **위 내 헬리코박터균에 의한 감염**
증상	• 새벽 1~2시에 발생하는 상복부 불편감, 속쓰림 • 위 출혈, 위 천공, 위 협착
치료 및 예방	• 약물요법, 식이요법, 충분한 수면, 심신 안정, 규칙적인 식사 • **위궤양으로 진단된 후에는 절대 금연 : 담배와 담배 연기에는 발암물질과 유해화학물질이 포함되어 있어 위궤양을 악화시킨다.** • 진통제 복용 시 반드시 점막 보호제와 함께 복용 • 위출혈, 위 천공, 위 협착 등의 증상이 발생한 경우에는 지체 없이 병원 치료

위 천공 위에 구멍이 생기는 것　　**위 협착** 상처 난 부위끼리 달라붙거나 좁아지는 것

3) 위암

조기 암세포가 점막 또는 점막하층에만 퍼져 있는 상태로, 진행성 위암은 점막하층을 지나 근육층 위로 뚫고 나온 경우를 말한다.

관련 요인	• 가족력, 짠 음식을 섭취하는 식습관 • 흡연, 위축성 위염, 악성 빈혈 등의 병력
증상	• 체중 감소, 소화불량, 식욕 감퇴, 속쓰림, 오심, 구토, 복부 통증, 불편감, 빈혈 • 권태감, 출혈, 토혈, 혈변 • 진단검사 시 복부 종양 덩어리, 간 비대
치료 및 예방	• 맵고, 짠 음식, 훈연된 음식, 탄 음식을 피하고, 금연, 스트레스를 줄여야 함 • 조기 진단을 통한 조기 발견이 중요함

4) 대장암

대장 가장 안쪽에 발생한 악성 종양으로 맹장, 결장과 직장에 발생한다.

관련 요인	• 가족력, 대장 용종의 과거력, 장기간의 궤양성 대장염 • 고지방, 고칼로리, 저섬유소, 정제된 저잔여 식이, 알코올 섭취
증상	• 장폐색, 설사, 변비, 혈변, 직장 출혈, 점액 분비, 장습관의 변화, 허약감, 체중 감소 • 노인은 양성 종양이나, 게실, 치질, 변비에서도 주요 증상이 나타날 수 있으므로 주의 깊은 관찰이 요구됨
치료 및 예방	• 수술, 화학요법과 방사선 치료

> **TIP 대장암 대상자의 식사 관리**
> • 음식은 싱겁게 먹고, 균형 잡힌 식사를 소량씩 규칙적으로 섭취한다.
> • 소화가 쉽도록 천천히 꼭꼭 씹어서 먹는다.
> • 가공식품, 인스턴트식품, 훈연식품, 잦은 간식, 늦은 식사, 자극을 주는 찬 음식을 피한다.
> • 통곡식, 생채소, 생과일을 많이 섭취한다.
> • 동물성 식품의 섭취를 줄이고, 식물성 지방을 섭취한다.
> • 하루에 6~8잔 생수를 마신다.
> • 금연, 절주하고, 소화에 도움이 되는 적당량의 운동을 한다.

5) 설사

변 속의 수분량이 증가하여 물 같은 대변을 보는 상태로 배변량 및 배변 횟수의 증가를 말한다. 정상 배변 횟수는 주 3회에서 하루 3회까지이다.

관련 요인	• 장의 감염(바이러스, 세균, 기생충 등에 의함), 병원균에 오염된 음식물, 식중독 • 스트레스, 장 질환, 하제 등 약물의 남용
증상	• 1회~수십 회 수분이 많은 변 배출, 물 설사, 혈성 설사(피가 섞인 변)
치료 및 예방	• 몸을 따뜻하게 하고 음식물 섭취량은 줄이되 충분한 수분 섭취로 탈수 예방 • 장운동을 증가시키는 음식이나 고섬유소, 고지방질 음식, 매운 음식, 카페인 음료, 술을 피함 • 설사는 장내 유해물질을 배출하려고 하는 신체의 자기방어 반응으로 지사제를 함부로 써서는 안 되므로, 반드시 의사의 처방에 따라 복용

하제 변비나 검사의 목적으로 장의 내용물을 배설시키기 위해 사용되는 약제   **지사제** 설사를 치료하는 약제

6) 변비

변을 보는 횟수가 일주일에 2~3회 이하이고, 배변 시 힘이 들고 변이 과도하게 딱딱하게 굳으며 많은 배변시간이 필요하다. 배변 후에도 대장에 변이 남아 있는 듯한 느낌(잔변감)이 3개월 이상 지속되는 경우를 말한다.

관련 요인	• 장운동 저하, 저잔여 식이, 수분과 고섬유질 음식 섭취의 감소 • 하제의 남용으로 인한 배변반사 저하 • 변비를 유발하는 약물 사용(항암요법, 마약성 진통제, 제산제 등) • 대장암, 뇌졸중, 심부전 등의 합병증으로 소화기관의 운동장애

증상	• 배변의 어려움(힘든 배변, 단단한 변, 잔변감)
치료 및 예방	• 처방에 의한 하제는 사용할 수 있으나, 빈번한 사용은 변비를 악화시킬 수 있다. • 편안한 환경에서 배변하게 한다. • 식물성 식이섬유, 유산균이 다량 포함된 음식물과 다량의 물, 우유를 섭취한다. • 체조, 걷기 운동, 복부 마사지 등으로 장운동을 시킨다. • 매일 규칙적인 식사 시간, 배변 습관을 가진다. • 변의가 느껴지면 즉시 화장실을 찾음으로써 배변 시기를 놓치지 않는다.

2 호흡기계

(1) 노화에 따른 특성

① 수분 함유량의 감소로 콧속의 점막이 건조하여 공기를 효과적으로 가습하지 못한다.

② 폐포의 탄력성 저하, 폐 순환량의 감소로 폐활량이 저하되어 쉽게 숨이 찬다.

③ 기침반사 저하, 섬모운동 저하로 미세 물질들을 걸러내지 못해 기관지 내 분비물이 증가되어 호흡기계 감염이 증가한다.

(2) 주요 질환

1) 독감(인플루엔자)

호흡기 질환으로 주로 A형과 B형이 사람에게 인플루엔자를 유발한다.

① 관련 요인 : 독감(인플루엔자) 바이러스에 감염, 비말을 통해 사람에서 사람으로 전파됨

② 증상 : 갑작스러운 발열(38℃ 이상), 두통, 전신 쇠약감, 마른기침, 인두통, 코막힘, 근육통

③ 치료 및 예방

• 안정을 취하고, 충분한 수분을 섭취한다.

• 필요시 해열진통제나 처방받은 항바이러스제를 복용한다.

• 9월 말~10월경 매년 1회 인플루엔자 예방접종을 감염을 예방한다.

• 병이 회복될 쯤 다시 열이 나고 기침, 누런 가래가 생기면 폐렴이 의심되므로 반드시 병원 진료를 받는다.

비말 기침이나 재채기, 말할 때 뱉어진 객담, 침 등이 튀어나와 날아 흩어지는 물방울

2) 만성 기관지염

기관지의 만성적 염증으로 기도가 좁아져 숨쉬기 힘든 질환이다.

① 관련 요인 : 흡연, 매연에 노출, 세균 혹은 바이러스성 감염

② 증상 : 심한 기침, 호흡곤란 심화, 점액성의 화농성 가래, 전신 쇠약감, 체중감소, 잦은 호흡기 감염

③ 치료 및 예방

• 효과적인 심호흡과 기침으로 기관지 내 가래를 배출한다.

• 처방받은 진해 거담제와 기관지 확장제를 사용한다.

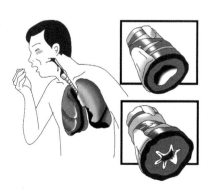

- 뜨겁고 차가운 음식, 자극적인 음식은 **기관지 경련을 초래**하므로 소화가 잘되는 음식을 여러 번 나누어 식사한다.
- 금연하고, 갑작스러운 온도 변화, 차가운 기후, 습기가 많은 기후에 노출을 피한다.

3) 폐렴

세균, 바이러스, 곰팡이, 화학물질에 의해 폐 조직에 염증이 생겨 폐로 산소를 흡수하는 능력이 감소하는 질환이다.

① 관련 요인
- 세균성, 바이러스
- 흡인성 폐렴 : 음식물 등이 기도 내로 넘어가 기관지나 폐에 염증을 유발한다.

② 증상 : 두통, 근육통, 감기 정도의 증상, 고열, 기침, 흉통, 호흡곤란, 화농성 가래, 마른기침

③ 치료 및 예방
- 세균성 폐렴은 항생제 치료, 바이러스성 폐렴은 증상에 따라 치료한다.
- 산소 공급, 체위 변경, 적절한 산소, 환기, 습도를 유지한다.
- 충분한 휴식을 취하고 영양을 섭취한다.
- 감염전파를 위한 예방으로 손씻기를 하고, **환절기 이전에 폐렴구균 예방접종**을 한다.

4) 천식

기도의 만성 염증성 질환으로 여러 가지 자극에 대해 기도가 과민반응을 보이는 상태로, 기관지벽의 부종과 기도가 좁아지는 상태를 말한다.

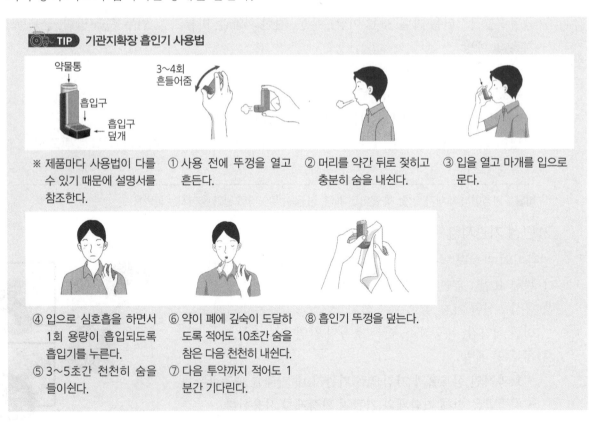

TIP 기관지확장 흡인기 사용법

약물통
흡입구
흡입구 덮개

3~4회 흔들어줌

※ 제품마다 사용법이 다를 수 있기 때문에 설명서를 참조한다.

① 사용 전에 뚜껑을 열고 흔든다.

② 머리를 약간 뒤로 젖히고 충분히 숨을 내쉰다.

③ 입을 열고 마개를 입으로 문다.

④ 입으로 심호흡을 하면서 1회 용량이 흡입되도록 흡입기를 누른다.

⑤ 3~5초간 천천히 숨을 들이쉰다.

⑥ 약이 폐에 깊숙이 도달하도록 적어도 10초간 숨을 참은 다음 천천히 내쉰다.

⑦ 다음 투약까지 적어도 1분간 기다린다.

⑧ 흡인기 뚜껑을 덮는다.

① 관련 요인 : 감기, 비염, 스트레스, 긴장감, 꽃가루, 집먼지진드기 등, 차고 건조한 공기에 갑자기 노출, 노화에 따른 폐기능 감소

② 증상 : 기침, 숨을 내쉴 때 쌕쌕거리는 호흡음, 호흡곤란, 가슴 답답함, 기도 경련, 알레르기성 비염

③ 치료 및 예방

- 운동 30분 전에 천식 증상이 나타나면 기관지 확장제를 사용한다.
- 처방받은 약물을 정확하게 투여해야 하며, 처방받지 않은 약물은 투여하지 않는다.
- 갑작스러운 온도변화를 피한다.
- 인플루엔자 백신(매년 1회), 폐렴구균 백신(65세 이후 1회)을 예방접종한다.
- 미세먼지, 황사 등이 심하면 바깥 활동을 줄이고 외출할 때는 마스크를 착용해야 한다.

5) 폐결핵

결핵균에 감염된 사람이 기침, 재채기를 할 때 미세한 가래 방울이 호흡 시 폐에 들어가 염증을 일으키는 질환이다. 신체 여러 부분을 침범할 수 있으나 대부분은 폐결핵으로 발병한다.

① 관련 요인 : 알코올 또는 약물 중독, 영양 부족, 만성질환의 악화, 스테로이드와 같은 면역 억제제 사용으로 인한 면역력 저하

② 증상

- 흉부방사선 촬영(X-ray)에서 우연히 발견
- 호흡기 증상 : 2주 이상의 기침, 가래(피가 섞인 가래일 수도 있음), 호흡곤란, 흉통
- 전신 증상 : 발열, 오후의 고열과 야간에 식은땀, 해열되는 증상이 반복, 식욕 부진, 체중 감소, 전신 피로, 무기력감

③ 치료 및 예방

폐결핵 치료를 위한 약물 복용	• 항결핵제는 복용 양이 많고, 복용 기간이 길어 처방된 기간에 충실히 약을 복용하는 것이 중요하다. • 불규칙적으로 먹거나 임의로 중단하면 균들이 활발하게 증식하게 되어 치료가 실패로 돌아가고 결핵이 더욱 악화된다.
잠복결핵감염	• 결핵균이 몸 안에 있어도 면역기전에 의해서 억제되어 있어 증상이 없는 건강한 상태이고, 타인에게 감염시키지 않는 상태이다. • 면역력이 저하되면 발병하기 때문에 평소에 건강을 잘 관리해야 한다.

- 약의 복용 상태, 약물로 인한 부작용(위장 장애, 홍조, 피부 발진, 가려움) 등 관찰한다.
- 결핵에 걸린 대상자와 접촉했을 때에는 병원 또는 보건소를 방문하여 검사를 받는다.
- 2~3주 이상의 기침, 발열, 체중 감소, 수면 중 식은땀 등의 증상이 나타날 경우 반드시 의료기관에서 검사를 받는다.
- 호흡기 감염 질환이므로 결핵에 걸린 대상자가 사용하는 물건을 함께 사용해도 된다.
- 결핵균은 건조한 상태, 강한 산이나 알칼리에도 잘 견디는 특성이 있으나 직사광선 노출 시 사멸하므로 침구 등을 햇빛에 일광소독 하는 것이 중요하다.
- 흉부방사선 촬영(X-ray) 검진, 가래검사를 해서 조기에 발견한다.
- 다른 사람에게 감염되지 않도록 기침 예절을 지킨다.

- 기침이나 재채기를 할 때는 코와 입을 휴지나 손수건으로 가리고, 없을 경우에는 소매로 가린다.
- 호흡기 감염 증상이 있는 사람은 가급적 마스크를 착용한다.
- 일회용 마스크는 젖으면 필터링 능력이 떨어지므로 바로 교환하고 재활용하지 않는다.

요양보호사 활동

- 호흡곤란 중에는 상체를 올리는 반앉은자세를 취하게 하고 최대한 편안한 호흡을 유도하면서 옆에 있어 준다.
- 결핵 감염대상자와 접촉한 요양보호사와 가족은 2주~1개월 이후 반드시 보건소에서 흉부방사선촬영(X-ray) 등을 통해 감염 여부를 확인해야 한다.
- 결핵전파가 우려되는 대상자를 돌볼 때는 보호장구, 마스크, 장갑 등을 착용해야 한다.

3 심혈관계

(1) 노화에 따른 특성

① 심장은 나이가 들면서 근육이 두꺼워져 탄력성이 떨어진다.

② 최대 심박출량과 심박동수가 감소된다.

③ 말초혈관으로부터 중심으로의 정맥귀환이 감소된다.

④ 기립성 저혈압

- 누워있다가 갑자기 일어나거나 소변을 보기 위해 앉았다 일어나는 등의 체위 변화에 따라 발생한다.
- 갑자기 어지럼증을 느끼는 대상자는 그 자리에 주저앉도록 하여 낙상으로 인한 뇌손상을 예방한다.

⑤ 정맥의 약화로 하지의 부종과 정맥류, 치질이 생길 수 있다.

(2) 주요 질환

1) 고혈압

혈압은 심장에서 뿜어내는 혈액이 혈관의 벽에 미치는 힘을 말한다.

최고혈압	• 수축기 혈압 • 심장에서 피를 짤 때 생기는 힘
최저혈압	• 이완기 혈압 • 심장이 늘어나면서 피를 가득 담고 있을 때의 힘
이상적인 혈압	120/80mmHg 이하
고혈압	성인의 최고혈압(수축기 혈압) 140mmHg, 최저혈압(이완기 혈압) 90mmHg 이상

① 관련 요인

- 본태성 고혈압 : 원인이 명확하지 않은 고혈압으로 대부분이 본태성 고혈압에 속한다.
- 이차성 고혈압 : 질병이 원인이 되어 생긴 고혈압으로 질환이 치료되면, 고혈압도 정상화된다.

② 증상 : 두통, 이명, 팔다리 저림, 코피, 가슴 답답함, 어지럼증, 흐린 시야, 심장 및 신장 기능 장애, 뇌졸중 혹은 사망

③ 치료 및 예방
- 반드시 의사 처방에 의한 고혈압약을 규칙적으로 복용하고, 규칙적으로 혈압을 측정한다.
- 금주, 금연, 저염·저지방 식이, 스트레스를 조절하고, 표준체중을 유지한다.
- 규칙적인 운동과 규칙적인 생활을 한다.

 TIP 고혈압에 좋은 운동
- 종류 : 걷기, 조깅, 자전거 타기, 계단 오르기, 등산, 수영 등
- 시간 : 1일 30~60분, 1주 3~5일
- 강도 : 등에 땀이 약간 날 정도, 약간 숨이 찰 정도

고혈압 약물치료에 대한 잘못된 편견
- 증상이 없으면 치료하지 않아도 된다.
  → 증상이 없어도 혈압이 높으면 치료해야 한다.
- 두통 등의 증상이 있을 때만 약을 먹는다.
  → 고혈압은 증상이 없는 경우가 대부분이기 때문에, 의사의 처방이 있으면 계속 약을 먹어야 한다.
- 혈압약을 오래 먹으면 몸이 약해진다.
  → 약을 오래 복용하는 것이 몸에 좋지는 않지만, 고혈압의 합병증보다는 안전한 약이 많다.
- 혈압이 조절되면 약을 그만 먹어도 된다.
  → 혈압이 조절된다고 약을 안 먹으면 약효가 떨어지자마자 혈압이 다시 올라간다. 의사의 처방이 있으면 계속 약을 먹어야 한다.

2) 동맥경화증

동맥 혈관벽이 굳어지고 안쪽에 지방이 축적되며, 혈관이 좁아지고 막혀 혈액의 흐름에 장애가 발생하는 것이다.

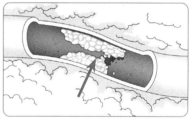

① 관련 요인 : 지방대사 이상, 콜레스테롤 과다 섭취, 스트레스, 비만, 흡연, 과음, 폐경, 운동 부족, 고지혈증, 당뇨병, 고혈압
② 증상 : 뇌졸중, 발작, 의식장애, 혼수, 반신불수, 언어장애, 협심증, 심근경색 등 관상동맥질환으로 흉통, 압박감, 조이는 듯한 느낌
③ 치료 및 예방 : 금연, 고혈압관리, 혈당조절(당뇨병), 저염·저지방식이, 규칙적인 운동을 한다.

3) 심부전

심장의 수축력이 저하되어 신체조직 대사에 필요한 혈액을 심장이 충분히 내보내지 못하는 상태를 말한다.
① 관련 요인 : 관상동맥질환, 고혈압, 심장병이나 신장(콩팥)병
② 증상
- 호흡곤란으로 앉은 자세의 호흡, 허약감, 피로, 운동 시 심한 호흡곤란
- 의존성 부종 : 신장의 수분과 염분 배출 억제로 체내 수분이 정체되어 발생
③ 치료 및 예방
- 염분, 수분, 고지방, 고콜레스테롤 식이 제한 : 과식은 심장에 부담을 주므로 음식을 소량씩 나누어 섭취한다.
- 매일 체중을 측정하여 부종 정도를 확인한다.

4) 빈혈

적혈구나 헤모글로빈이 부족하여 몸에서 필요한 만큼의 산소를 공급하지 못하는 상태를 말하며, 노인에게는 철분이 부족하여 생기는 빈혈이 흔하다.

① 관련 요인 : 위장관 출혈, 철분을 충분하게 섭취하지 못하거나, 철분 흡수에 문제가 있는 경우

② 증상

- 중추신경계 : 현기증, 두통, 집중력 저하, 손발 저림
- 피부계 : 창백, 설염(혀의 염증)
- 심혈관계 : 빈맥, 저혈압, 호흡곤란
- 소화계 : 소화불량, 오심, 변비, 복부팽만
- 비뇨생식기계 : 성욕 감퇴

③ 치료 및 예방

- 철분이 많이 함유된 음식(굴, 달걀노른자, 붉은 살코기, 콩, 시금치) 섭취를 늘린다.
- 철분제와 흡수를 돕기 위한 비타민 C를 함께 복용한다.
- 출혈을 일으키는 문제가 있다면 의사와 상의하여 이를 먼저 해결한다.

4 근골격계

(1) 노화에 따른 특성

① 뼈의 질량이 감소되어 작은 충격에도 골절되기 쉽다.
② 인대 등이 탄력을 잃음에 따라 관절운동이 제한된다.
③ 관절면이 마모되어 염증, 기형, 통증을 초래한다.

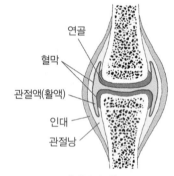

[정상관절]

(2) 주요 질환

1) 퇴행성 관절염

뼈를 보호해주는 끝부분의 연골이 닳아서 없어지거나 관절에 염증성 변화가 생긴 상태를 말한다.

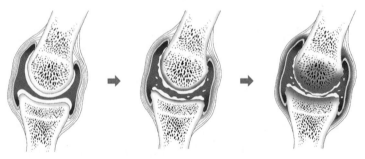

[퇴행성 관절의 변화 과정]

① 관련 요인

- 노화, 유전적인 요소와 환경적인 요소의 복합적인 작용으로 불분명하다.
- 관절을 싸고 있는 조직의 퇴화와 계속적인 마찰
- 연골의 탄력성 저하

② 증상
  - 관절 부위의 통증, 운동저하, 관절변형
  - 운동 시 악화되고 안정 시 호전됨
  - 아침에 일어나면 30분 정도 관절이 뻣뻣해지는 경직현상이 일어난다.
③ 치료 및 예방
  - 관절에 부담을 주지 않는 운동(수영, 평평한 흙길 걷기, 체조 등), 체중 조절
  - 관절 경직을 예방하기 위한 근육강화운동(통증을 느끼지 않는 범위 내)

2) 골다공증

뼈세포가 상실되어 골밀도가 낮아지고 골절을 일으키기 쉬운 상태이다.
① 관련 요인 : 척추골절, 영양 흡수장애, 흡연, 음주, 카페인 다량 섭취
② 증상 : 허리 통증, 등이나 허리가 굽음, 잦은 골절
③ 치료 및 예방
  - 칼슘을 충분히 섭취, 적당한 체중 유지, 금연, 금주
  - 근육과 뼈에 힘을 주는 체중부하운동(산책, 걷기, 가벼운 조깅)
  - 술은 성호르몬을 감소시켜 뼈 생성을 억제하므로 금주한다.
  - 흡연은 여성호르몬 농도가 낮아져 뼈가 약해지므로 금연한다.
  - 음식이나 약물로 비타민 D를 섭취한다.

> **비타민 D 합성** 햇볕을 쬐면 비타민 D가 생성되는데 자외선이 강렬한 오전 10시~오후 2시까지를 피하고, 그 시간 전후로 하여 주 2~3회 정도 팔, 다리 등에 30분~1시간 정도의 자외선을 쬐면 충분한 양의 비타민 D를 합성할 수 있다.

3) 고관절 골절

강한 외부 힘이 작용하여 고관절 뼈가 부러지는 것이다.
골다공증이 있는 노인이 낙상을 하면 발생한다.
① 관련 요인 : 고령, 골다공증, 저체중, 보조기 사용
② 증상 : 서혜부와 대퇴부의 통증, 이동의 제한
③ 치료 및 예방 : 골다공증에 대한 진단과 치료, 골절부위
  수술, 낙상 예방

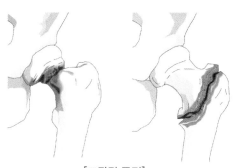

[고관절 골절]

5 비뇨 · 생식기계

(1) 노화에 따른 특성

여성 노인	남성 노인
- 여성호르몬 감소로 난소가 작아지고 기능이 감퇴된다. - 질벽이 얇아져 탄력성 감소, 성교 시 통증이 있으나 성욕이 감소하는 것은 아니다. - 유방의 근육이 위축되어 처지고 작아진다. - 질분비 감소로 질염이 발생한다. - 빈뇨, 요실금, 야뇨증이 생긴다.	- 동맥혈관의 변화로 음경이 발기되는 데 더 많은 자극이 필요하다. - 대부분의 남성은 전립선 비대를 경험한다. - 방광의 용적이 250mL로 감소하여 잔뇨량, 빈뇨, 야뇨, 소변줄기가 가늘어진다.

(2) 주요 질환

1) 요실금

자신의 의지와 무관하게 소변이 밖으로 흘러나오는 증상을 말한다.

관련 요인	• 방광의 저장능력 감소, 골반근육 조절 능력 약화 • 호르몬 생산 중지로 인한 요도 기능 약화, 변비
증상	• 복압성 요실금 : 기침, 웃음, 재채기 또는 달리기, 줄넘기 등 복부 내 압력 증가로 인한 소변 배출 • 절박성 요실금 : 소변이 보고 싶다고 느끼는 순간 강하고 급작스러운 요의 때문에 소변 배출 발생 • 역류성 요실금 : 소변 배출이 원활하지 않아 방광에서 소변이 조금씩 졸졸 새는 것
치료 및 예방	• 체중 조절 : 비만은 복부 내 압력을 증가시켜 요실금의 원인이다. • 골반근육 강화 운동을 한다. • 충분한 수분, 식이섬유, 과일, 채소 섭취로 변비를 예방한다. • 발생 원인에 따른 수술요법을 시행한다.

2) 전립선비대증

남성에게만 있는 기관인 전립선이 커져서 요도를 압박하게 되는 것이다.

① 관련 요인 : 노화에 따른 호르몬 불균형
　(남성호르몬의 감소, 여성호르몬의 증가)

② 증상

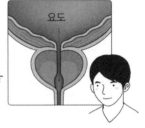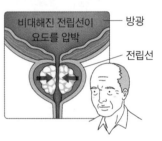

- 잔뇨감 : 소변을 보고 나서도 시원하지 않음
- 소변줄기가 가늘어짐
- 힘을 주어야 소변이 나옴
- 긴박뇨 : 소변이 자주 마렵고 참기 힘듦
- 빈뇨 : 배뇨 후 2시간 이내에 소변이 마려움
- 야뇨 : 밤마다 자다가 깨서 소변을 봐야 함

③ 치료 및 예방 : 도뇨관 사용을 통한 소변 배출, 약물요법, 수술요법, 금주, 적당한 운동, 적정 체중 유지

TIP　도뇨관을 이용한 소변 배출

- 오랫동안 방광 안에 소변이 남아 있으면 방광염이 생길 수 있으므로 일정한 간격으로 배출한다.
- 도뇨관을 이용해 스스로 소변을 배출하는 방법은 의료기관에서 교육받아야 한다.

요양보호사 활동

- 기저귀나 소변주머니 사용은 최대한 자제하고 되도록 스스로 할 수 있도록 유도하고 훈련해야 한다.
　예 낮에는 배뇨 간격에 맞추어 소변을 보도록 유도한다. 밤에만 기저귀를 채운다.
- 배뇨문제로 대상자가 수치심을 느낄 수 있으므로 혼자서 방을 사용하더라도 스크린이나 커튼을 쳐주는 등 최대한 프라이버시를 지켜주어야 한다.
- 합병증인 피부자극 욕창을 예방하는 데에도 신경 써야 한다.

6 피부계

(1) 노화에 따른 특성

① 피하지방의 감소로 기온에 민감해진다.

② 손발톱이 딱딱하고 두꺼워지며, 잘 부서진다.

③ 여성은 머리, 겨드랑이와 음부의 털은 줄지만 입가와 뺨의 털은 증가한다.

④ 남성은 머리털과 수염은 줄고, 입가와 뺨의 털은 많아진다.

⑤ 각질층의 수분 함유량 저하로 밤과 겨울철에 심한 소양증이 더욱 심해진다.

⑥ 상처 회복이 지연되고 궤양이 생기기 쉽다.

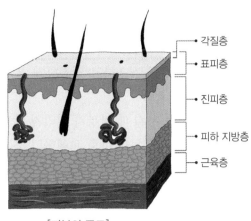

[피부의 구조]

(2) 주요 질환

1) 욕창

욕창은 지속적으로 압박받는 신체부위의 피부가 혈액을 공급받지 못해서 괴사되는 상태이다.

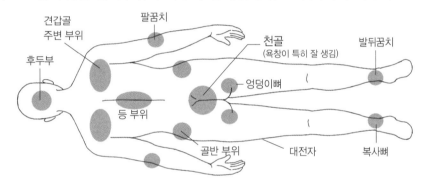

[똑바로 누워 지내는 대상자의 욕창 호발 부위(뒷모습)]

① 관련 요인

- 장기간의 와상상태, 뇌졸중, 척추손상, 노화
- 체위 변경의 어려움, 부적절한 체위 변경(변경 시 피부 벗겨짐)
- 영양상태 부족, 체중감소, 근육위축, 피하지방, 요실금 및 변실금으로 인한 피부 손상

② 증상

1단계	2단계	3단계	4단계
• 표피는 정상이나 표피에 생긴 홍반이 30분 이내 없어지지 않음 • 피부에 열감이 있음	• 표피와 진피까지 피부 손상이 있음 • 피부가 벗겨지고 물집이 생김	• 진피와 피하조직까지 손상이 있음 • 깊은 욕창과 조직에 괴사가 발생	• 피하조직, 근막, 근육, 뼈, 관절을 포함한 심부까지 괴사 발생 • 뼈, 근육까지 괴사 발생

③ 치료 및 예방
- 침대에서는 2시간마다, 의자에서는 1시간마다 자세를 바꾼다.
- 피부를 건조하고 청결하게 유지한다. 분비물과 배설물은 빨리 제거하고 옷, 시트는 빨리 갈아 준다.
- 이동시킬 때 피부가 밀리지 않도록 주의한다.
- 젖은 시트는 바로 교체하고, 시트에 주름을 편다.
- 무릎 사이에 베개를 끼워 마찰을 예방한다.
- 천골 부위(엉치뼈)의 욕창 예방을 위해 도넛 베개는 오히려 압박받는 부위에 순환을 저해하여 욕창을 유발하므로 사용하지 않는다.
- 순한 비누와 미지근한 물로 닦고 완전히 마르게 두드려주는 것이 좋다.
- 파우더는 화학물질이 피부를 자극하거나 땀구멍을 막으므로 사용을 금한다.
- 순환을 저해하는 꽉 끼는 옷, 단추나 지퍼가 달린 스커트나 바지는 피한다.
- 손톱을 짧게 자른다.
- 단백질을 충분히 공급한다.

2) 피부 건조증

노화에 따라 피부 외층이 건조해지며 거칠어지는 증상이다.
① 관련 요인 : 실내외 습도가 낮은 겨울철, 자극적인 비누, 세정제, 알코올, 목욕 중 뜨거운 물 사용
② 증상 : 피부 발적, 부종 또는 통증, 전완, 손과 하지의 가려움증
③ 치료 및 예방
- 충분한 수분 섭취로 피부 건조와 가려움증을 경감한다.
- 잦은 샤워와 때를 미는 것은 증상을 악화시키므로 삼간다.
- 목욕 후 물기는 두드려 말리고, 물기가 마르기 전에 보습제를 충분히 바른다.

3) 대상포진

바이러스성 피부질환으로 과거 수두를 앓은 후 바이러스가 잠복해 있다가 신체저항력이 약해지면서 활성화되어 피부와 신경에 염증을 일으키는 질환이다.
① 관련 요인 : 고령, 과로, 스트레스, 자가 면역질환, 암환자 등
② 증상 : 작열감을 포함한 발진, 가려움증, 수포, 통증, 작열감
③ 치료 및 예방
- 항바이러스제, 항염증제, 진통제, 국소적 치료제를 사용한다.
- 적절한 영양, 충분한 휴직과 안정, 필요시 예방접종을 한다.
- 긁지 않도록 하여 병소가 퍼지거나 감염되는 것을 방지한다.

4) 옴

옴진드기가 피부에 서식하면서 피부병을 유발하는 질환으로 감염된 사람이나 옷 또는 침구와 접촉할 때 감염된다.

① 관련 요인
- 직접전파 : 옴에 걸린 대상자와의 직접 접촉
- 간접전파 : 오염된 의복, 침구, 수건이나 혈압기, 체온계 등을 통한 전파

② 증상
- 손가락 사이, 팔이 접히는 부분, 가슴, 발등, 팔꿈치, 겨드랑이, 생식기, 엉덩이
- 야간의 가려움증, 물집, 고름, 옴진드기 굴이 보임, 동거 가족과 함께 발생함

③ 치료 및 예방
- 대상자는 물론, 같이 사는 가족이나 동거인, 요양보호사 등 대상자와 접촉을 한 사람은 증상 유무와 상관없이 함께 동시에 치료한다.
- 장갑과 가운을 착용하고 처방받은 전신도포용 약제를 목에서 발끝까지 온몸에 바른다.
- 머리나 얼굴, 마비로 인해 수축되거나 굴곡진 부위도 빠트리지 말고 발라야 한다.
- 옴진드기가 가장 활동적인 밤에 약을 바르고 다음 날 아침에 씻어낸다.
- 완치 여부를 확인하기 위해 2주 후에 병원을 방문한다.
- 개인위생을 철저하게 하고 내의 및 침구류를 뜨거운 물로 10~20분간 세탁한 후 건조하고, 세탁 후 3일 이상 사용하지 않는다.
- 세탁이 어려운 것은 3일간 햇볕을 쬐도록 널거나 다리미로 다린 후 사용한다.
- 알레르기와 혼동하기 쉬우므로 심한 가려움증은 병원에 방문한다.
- 요양보호사는 자신의 피부를 항상 주의 깊게 관찰해야 한다.
- 반려동물에게 옴이 생기지 않도록 청결을 유지한다.

5) 머릿니

두피 주위 머리카락을 잡고 살며, 머리의 피부로부터 피를 빨아 먹어 그 부위에 피부 질환을 유발한다.

① 관련 요인
- 감염자와 직접 머리 부위를 접촉, 침구류, 머리빗을 공동으로 사용하여 감염될 수 있다.
- 1년 중 언제나 발생 가능하다.

② 증상 : 두피에 심한 가려움, 수면장애, 긁은 상처, 두피염, 서캐 등

③ 치료 및 예방
- 1주일 간격으로 2회 살충 성분이 포함된 샴푸제제로 치료한다.
- 모자, 스카프, 코트, 스포츠 유니폼, 머리 리본, 머리핀, 빗, 옷 솔, 수건, 옷 등의 공동 사용을 금한다. (빗과 브러쉬는 5~10분간 뜨거운 물에 담가 소독)
- 의류, 침구 등은 뜨거운 물로 세탁한다. (기계 세탁 55°C 이상에 5분 이상 노출)
- 침구류, 수건, 옷, 옷장 등에 떨어져 있던 이가 48시간까지 살아남아 재감염되기도 하므로 주의한다.
- 감염된 대상자가 앉거나 누운 바닥과 가구는 진공청소기를 이용하여 청소한다.
- 머리를 일정한 간격으로 자주 감는다.
- 운동 및 야외활동 후에는 옷을 세탁하고 샤워나 목욕을 한다.
- 감염 대상자를 돌본 후 귀가 시에는 옷을 꼭 세탁하고, 샤워나 목욕을 한다.

6) 기저귀피부염(기저귀 습진)

① 증상 : 엉덩이의 기저귀 접촉부위에 생기는 경계가 분명한 병변, 윤기 나는 붉은 병변
② 치료 및 예방
- 피부가 대소변에 오래 접촉하여 생기므로, 기저귀를 자주 갈아주어 습하지 않도록 한다.
- 통풍이 필요하다.
- 진균(곰팡이) 치료를 위한 항진균제나 스테로이드 연고를 처방받아 바른다.

7) 지루성 피부염

① 증상 : 피지선(기름샘)의 활동이 증가된 부위에 발생, 피부가 붉게 변하며 마치 생선 비늘과 같은 흰색 인설 동반
② 치료 및 예방 : 스테로이드 연고

8) 간찰진

① 증상
- 피부가 접히는 부위(겨드랑이 회음부, 유방, 복부등)에 발생하는 붉은 변화
- 마찰, 열, 습윤(요실금 등), 짓무름, 공기순환 부족 등에 의하며, 감염에 의해 악화
② 치료 및 예방 : 통풍시키기, 국소항생제 연고, 항진균제 연고

9) 노인성 자반

① 증상
- 노화, 장기간의 자외선 노출, 강력한 스테로이드 연고 도포에 의해 출혈이 생기는 질환
- 손등, 팔에 경계가 뚜렷하며 다양한 크기와 모양
② 치료 및 예방
- 원인을 파악하고 피한다. (과도한 자극, 자외선 노출 등 주의)
- 노화에 의한 자연적인 현상인 경우가 대부분이므로, 보호자에게 적절한 설명을 해야 오해를 방지할 수 있다.

10) 우정문신

- 피부병이 아니다.
- 일제시대에서 6·25전쟁 당시 10~20대 여성들 사이에 유행한 팔뚝 문신이다.
- 주로 먹물을 묻힌 실을 바늘에 꿰어 새긴다.

7 신경계

(1) 노화에 따른 특성

① 신경세포의 기능 저하
② 근육의 긴장과 자극 반응성의 저하로 신체활동 감소
③ 감각 둔화
④ 정서 조절 불안정
⑤ 운동 부족으로 불면증이나 수면장애

⑥ 단기기억은 감퇴되나 장기기억은 뇌 등 신경계가 건강했을 때 생성되었기 때문에 대체로 유지됨
⑦ 앞으로 구부린 자세와 느리고 발을 끄는 걸음걸이
⑧ 균형을 유지하는 능력과 신체를 바르게 유지하는 능력 감소

(2) 주요 질환

신경계 주요 질환으로는 치매, 뇌졸중, 파킨슨질환이 있다.

8 감각기계

(1) 노화에 따른 특성

시각	• 눈 자극감, 불편, 각막궤양이 생긴다. • 눈물 양이 감소하여 건조해지고 눈이 뻑뻑하여 불편감이 있다. • 공막에 갈색 점이 생긴다. • 각막반사가 저하되어 손상이나 감염에도 둔감해진다. • 색의 식별능력이 저하되어 보라색, 남색, 파랑색의 구분이 어렵다. • 가까운 물체에 초점을 맞추는 능력이 상실되는 '노안'이 된다. • 동공의 지름이 줄어들어 빛을 1/3정도밖에 받아들이지 못하므로 밝은 것을 좋아하게 된다. • 눈부심의 증가, 시력 저하, 빛 순응의 어려움 등이 나타난다.
청각	• 귓바퀴가 커지고 늘어지며, 외이도의 가려움과 건조증이 증가, 이관이 내측으로 위축된다. • 건조한 귀지로 외이도가 폐쇄된다. • 고막이 두꺼워져 음의 전달 능력이 감소된다. • 소리의 감수성, 말의 이해, 평형 유지에 문제가 발생한다.
미각	미뢰 개수와 기능의 감소, 구강 점막재생의 어려움, 입술 탄력성 저하, 침분비량 저하 등이 나타난다.
후각	후각세포의 감소로 후각이 둔화된다.
촉각	통증을 호소하는 정도는 증가하지만 통증에 대한 민감성이 감소되어 둔감한 반응을 보인다.

(2) 주요 질환

1) 녹내장

안압(정상 15~20mmHg)의 상승으로 인하여 시신경이 손상되어 시력이 점차적으로 약해지는 질환이다.
① 관련 요인 : 유전, 스트레스 등 원인불명
② 증상 : 안구 통증, 두통, 구역질, 뿌옇고 혼탁한 각막, 실명
③ 치료 및 예방
  • 목이 편한 복장, 금연, 절주, 편안한 마음가짐, 정기적인 안압검진
  • 물구나무서기, 윗몸 일으키기, 고개를 숙인 자세에서 장시간 독서를 피한다.
  • 기온 변화에 유의(추운 겨울, 무더운 여름에 발작하기 쉬움)한다.

2) 백내장

백내장은 수정체가 뿌옇고 혼탁해져서 시력장애가 발생한다. 검은 눈동자에 하얗게 백태가 껴서 뿌옇게 보이거나 잘 안 보이게 되는 질환이다.

① 관련 요인 : 흡연, 음주, 자외선의 과도한 노출, 노화, 눈 주위 부상, 당뇨, 고혈압
② 증상 : 동공에 백색 혼탁, 빛이 퍼져 보이는 눈부심, 불빛 주위에 무지개, 통증이 없는 시력 감소
③ 치료 및 예방 : 치료제 복용, 점안액 사용, 수술, 백내장 유발 원인 억제

3) 노인성 난청

연령의 증가로 고막, 내이의 퇴행성 변화에 의한 청력 감소를 말한다.
① 관련 요인 : 동맥경화증, 대사 이상, 스트레스, 유전, 소음 노출
② 증상 : '크, 트, 프, 츠, 스'와 같은 고음에서의 난청, 소리의 민감성, 언어의 구분능력, 평형감각의 저하
③ 치료 및 예방 : 난청을 악화시키는 약물 복용을 피하고 보청기를 이용한다.

9 내분비계

(1) 노화에 따른 특성

① 뇌하수체, 부신의 변화는 크지 않다.
② 공복 시 혈당이 증가한다.
③ 갑상선 크기가 줄어 갑상선 호르몬 분비가 줄어든다.
④ 근육량이 줄어들어 기초대사율이 감소한다.

(2) 주요 질환

1) 당뇨병

혈중 내 포도당 수치를 조절하는 인슐린이 분비되지 않거나 분비량이 부족한 경우, 포도당이 세포 내로 들어가지 못해 혈중 포도당 수치가 올라가서 소변에 당이 섞여 나오는 질환이다.

관련 요인		과식, 비만, 운동 부족, 스트레스, 유전
증상		• 다음증 : 목이 자주 마르고 물을 자주 마시게 됨 • 다뇨증 : 소변량이 늘고 자주 보게 됨 • 다식증 : 배가 자주 고프고 많이 먹게 됨 • 고혈당 : 배뇨 증가, 체중감소, 피로감, 식욕 증가 • 저혈당 : 땀을 많이 흘림, 두통, 몽롱한 시야, 배고픔, 어지럼 등 • 질분비물 및 질 감염 증가(여성), 발기부전(남성)
치료 및 예방	식이요법	규칙적인 식사, 저염식이, 저콜레스테롤식이, 적당한 식사량
	운동요법	• 식후 30분~1시간 경에 혈당이 오르기 시작할 때 • 하루에 최소 30분, 일주일에 5회 이상 - 혈압이 높은 경우에는 혈압을 조절한 후 운동 시작 - 혈당이 300mg/dl 이상인 경우에는 혈당을 조절한 후 운동 시작
	약물요법	인슐린주사약은 입으로 복용하면 위장관에서 파괴되므로 반드시 주사로 주입
	발 관리	• 혈당, 혈압 관리, 금연　　　　• 주의 깊게 발 관찰하기 • 발 씻고 말리기　　　　　　　• 발 건조 예방 • 양말 착용(조이는 양말 금지)　• 발톱 일자로 자르기 • 차갑거나 뜨거운 곳 노출 금지

10 심리 · 정신계

(1) 노화에 따른 특성

① 우울증 경향 증가
② 내향성의 증가
③ 조심성의 증가
④ 경직성의 증가
⑤ 생에 대한 회고의 경향
⑥ 친근한 사물에 대한 애착심
⑦ 유산을 남기려는 경향
⑧ 의존성 증가

(2) 주요 질환

1) 우울증

노년기 우울증은 흔히 발생하는 질환으로 스스로 자각하기 어렵고, 주변 사람들에게 발견이 쉽지 않고, 노인독거가 많아지는 현대 사회에서 방치되기가 쉽다.

관련 요인	• 발견되지 않은 뇌경색 혹은 뇌혈관질환 • 질병, 수술, 유전, 부신 피질, 갑상선, 뇌하수체 등에서 분비되는 호르몬의 변화 • 퇴직, 사별, 경제력 상실 등 사회적 변화
증상	• 우울감이 잦지만 잘 드러나지 않는다. • 불면, 불안증상이 흔하다. • 두통, 소화불량 등 신체적인 호소가 많다. • 부정적 사고, 자살에 대한 반복적인 생각과 시도를 한다. • 노인의 우울증은 치매와의 감별이 필요하다. **우울증** 및 **치매** 비교표 참조

우울증	치매
• 급격한 발병	• 서서히 발병함
• 짧은 기간	• 긴 기간
• 정신과적 병력이 있음	• 과거 정신과적 병력 없음
• 기억력 장애의 호소를 호소함	• 기억력에 문제없다고 주장하는 경우가 많음
• "모른다"고 대답하는 경우가 많음	• 근사치의 대답을 함
• 인지기능의 저하가 굴곡이 심함	• 일관된 인지기능의 저하
• 단기기억과 장기기억이 동등하게 저하됨	• 단기기억이 심하게 저하됨
• 우울이 먼저 시작됨	• 기억력 저하가 먼저 시작됨

치료 및 예방	• 정신과 외래를 방문하여 상담과 약물치료를 병행한다. • 자살에 대한 생각과 계획을 주변인들에게 이야기했다면 집중관찰 치료가 필요하다. • 본인 스스로 극복하기 어려우므로 주변의 긍정적인 지지가 필요하다. • 대상자와의 신뢰감을 형성하고, 느낌, 분노를 인정하고 수용하며 언어로 표현하도록 돕는다. • 사회활동을 늘리고, 햇볕을 받으며 규칙적으로 운동한다.

2) 섬망

의식장애로 인한 주의력 저하, 불안한 감정, 사고, 언어 등 인지기능 전반의 장애와 정신병적 증상을 유발하는 것으로 수시간 내지 수일에 걸쳐 급격하게 발생하는 것이 특징이다.

① 관련 요인 : 인지 손상, 치매, 고령, 기저질환, 영양 부족 등, 약물 사용, 부동상태, 억제대 사용, 기동성 저하 등

② 증상
- 주의집중력이 저하하고, 지남력장애, 인지장애, 초조, 지각장애, 편집 망상, 정서 불안정이 생긴다.
- 수시간이나 수일에 걸쳐 호전과 악화가 반복된다.
- 섬망은 단독으로 발생하기도 하고 치매와 동반되어 발생하기도 한다.

[섬망과 치매의 차이점]

섬망	치매
• 갑자기 나타남	• 서서히 나타남
• 급성질환	• 만성질환
• 대체로 회복됨	• 대부분 만성으로 진행
• 초기에 사람을 못 알아봄	• 나중에 사람을 못 알아봄
• 신체 생리적 변화가 심함	• 신체 생리적 변화는 적음
• 의식의 변화가 있음	• 말기까지 의식의 변화는 적음
• 주의집중이 매우 떨어짐	• 주의집중은 별로 떨어지지 않음
• 수면 양상이 매우 불규칙함	• 수면 양상은 개인별 차이가 있음

③ 치료 및 예방

지남력의 유지 (시간·사람·장소)	• 낮에는 창문이나 커튼을 열어 시간을 알림 • 개인 사물, 사진, 달력, 시계 등을 가까이 두기 • 일상의 절차, 규칙, 도움을 요청할 사람 및 방법 등을 반복적으로 알려주기 　㉎ 안녕하세요, 요양보호사 ○○○입니다. 아침 8시예요. 아침밥 드실 시간이에요.
신체통합성 유지	• 대상자 스스로 할 수 있는 일을 말하도록 지지하기 • 능동적인 관절운동, 목욕, 마사지 제공하기
개인의 정체성 유지	대상자와 접촉하는 사람의 수를 줄이고 가족 구성원이 자주 방문하도록 격려하기
초조의 관리	• 단호하고 부드러운 목소리로 말하기 • 대상자를 부드럽게 마주보고 위협을 느끼지 않도록 하기
착각 및 환각 관리	• 대상자의 말을 경청하기 • 현실을 확인할 수 있는 환경 조성하기
야간의 혼돈 방지	밤에 창문을 닫고 커튼을 치고 불을 켜두기(필요시 간접 조명)

> **TIP** 야간섬망
> - 정의 : 치매 대상자가 늦은 밤에 성격이 완전히 달라져서 흥분하거나 환각 증상을 보이는 것이다.
> - 대처방법 : 가벼운 야간 섬망인 경우, 방을 밝게 하고 따뜻하게 해주면 진정이 된다. 하지만 심각한 수준이면 본인의 정신·신체적 에너지 소모가 심하고, 주변 사람들에게까지 위험할 수 있으므로 시설장이나 간호사에게 보고하여 전문가의 진료를 받도록 한다.

1 노인증후군

(1) 정의

허약한 노인에게서 흔하며, 그 원인이 다양하고 치료와 동시에 돌봄이 필요한 증상이나 소견을 노인증후군이라고 한다. 대표적인 증상으로는 '피로하다', '가슴이 아프다', '허리가 아프다', '재정적 문제가 있다', '배우자와 사별했다', '걷기가 힘들다', '도와주는 가족이 부족하다' 등이 있다.

(2) 종류

질병 다발성과 다약제 복용이 질병↔질병 상호작용, 질병↔약물 상호작용, 약물↔약물 상호작용을 통해 다양한 의학적 문제를 일으키는데, 그 근본에는 경제·사회·심리적 요인들이 기폭제가 되며, 그 결과 기능 저하와 노인증후군이 발생한다.

(3) 노인증후군의 공통된 특징

① 노쇠한 노인들에게 많다.
② 삶의 질과 기능에 영향을 준다.
③ 여러 장기에 영향을 주어 발생된다.
④ 특정한 병적 상태로 설명되지 않는다.
⑤ 연관성 없이 떨어져 있는 두 기관에 동시에 관여한다. 예 요로감염이 섬망을 유발한다.
⑥ 노인증후군끼리 위험 인자들을 공유한다.

(4) 노쇠

여러 신체 기관의 기능이 노화에 따라 감소하여 질병, 영양 결핍, 운동 부족 등에 의해 근력이 약해지고 걸음걸이가 느려지며 기운이 없어지는 상태이다.
① 근감소증
  • 노쇠의 핵심 증상이다.
  • 근감소증의 3가지 요소 : 근력(악력) 감소, 보행능력(속도나 거리)의 감소, 근육량의 감소
  • 측정 방법 : 남녀 모두 종아리 둘레가 32cm 이하, 손가락 링테스트 결과 두 손이 닿으면 근감소증으로 분류한다.
② 증상 및 결과 : 식욕 감소, 우울감, 인지기능 저하, 침상 의존, 간병인 필요, 요양시설의 입소
③ 노쇠 예방 7대 수칙
  건 건강하게 마음 다스리기
  강 강한 치아 만들기
  가 가려먹지 말고 충분히 식사하기
  화 화를 높이는 담배를 멀리하기
  만 만성질환 관리하기
  사 사람들과 자주 어울리기
  성 성실하게 운동하기

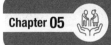
■ 정답 옆에 기재된 페이지는 「요양보호사 양성 표준교재」 참고 페이지입니다.

1 노화에 따른 변화와 노인성 질환의 특성으로 <u>옳은</u> 것은?

① 질병의 경과가 짧다.

② 질병의 초기진단이 쉽다.

③ 질병 발생의 원인이 명확하다.

④ 가벼운 질환에도 의식장애가 발생하기 쉽다.

⑤ 약성분이 체외로 빨리 배출되어 치료가 쉽다.

| 01 | 정답 ④ | 162~163p |

① 질병의 경과가 길다.
② 질병의 초기진단이 어렵다.
③ 원인이 불명확한 만성 퇴행성 질환이 대부분이다.
⑤ 신장의 소변 농축능력과 배설 능력이 떨어져 약물 성분이 신체 내에 오래 남아 중독 상태에 빠지기 쉽다.

2 노인에게 약물중독의 위험이 증가하는 이유로 <u>옳은</u> 것은?

① 대상자의 운동성 증가　② 심장 근육의 수축력 증가

③ 신경전달물질의 분비 증가　④ 신장의 배설능력 감소

⑤ 폐 조직의 탄력성 감소

| 02 | 정답 ④ | 162~163p |

신장으로 가는 혈류량 감소로 순환 혈류 내에 약물이 축적되어 약물중독 위험이 증가한다.

3 노화현상으로 인한 소화기계 증상으로 <u>옳은</u> 것은?

① 후각기능의 증가

② 쓴맛 감각의 증가

③ 당내성의 증가

④ 지방흡수력의 증가

⑤ 약물의 대사와 제거 능력의 증가

| 03 | 정답 ② | 164p |

① 후각기능의 저하
③ 당내성의 저하
④ 지방흡수력의 저하
⑤ 간 기능의 저하로 약물의 대사와 제거 능력의 저하

4 노화로 간 기능이 변화되어 나타날 수 있는 결과로 <u>옳은</u> 것은?

① 당내성 증가　② 타액 분비의 증가

③ 칼슘 흡수의 증가　④ 위산 분비 저하

⑤ 약물 대사 능력 저하

| 04 | 정답 ⑤ | 164p |

약물의 대사와 제거 능력이 저하된다.

5 위염증상을 완화하는 데 도움이 되는 방법으로 <u>옳은</u> 것은?

① 복부를 시계 방향으로 마사지한다.

② 염장식품의 섭취를 격려한다.

③ 부드러운 유동식을 제공한다.

④ 음식을 뜨겁게 하여 제공한다.

⑤ 음식 섭취량을 늘리도록 한다.

05　정답 ③　164~165p

① 복부 마사지는 변비예방에 도움이 된다.

② 지나치게 달거나 맵고 짠 자극적인 음식은 피한다.

④ 너무 뜨겁거나 찬 음식을 섭취하지 않는다.

⑤ 하루 정도 금식하여 위의 부담을 덜어준다.

6 위궤양 대상자를 돕는 방법으로 <u>옳은</u> 것은?

① 훈연한 음식을 먹게 한다.

② 흡연자면 금연하게 한다.

③ 잠자리에 들기 전에 녹차를 마시게 한다.

④ 검은색 대변을 보더라도 정상이라고 안심시킨다.

⑤ 비스테로이드성 소염진통제를 자주 복용하게 한다.

06　정답 ②　165~166p

①, ③ 질산염 화합물(가공된 햄, 소시지류), 짠 음식, 저단백, 저비타민 식이, 탄 음식, 곰팡이에서 나오는 아플라톡신, 카페인이 함유된 음료 등은 피한다.

② 담배에는 유해화학물이 포함되어 위궤양을 악화시킨다.

④ 대상자가 정상적이지 않거나 평소와 다르게 안 좋은 방향으로 변화되었을 때 가족과 상의하여 의료기관을 찾도록 해야 한다. 또한, 시설장이나 간호사에게 신속하게 보고해야 한다.

⑤ 진통제를 먹어야 할 경우에는 반드시 점막 보호제를 함께 복용해야 한다.

7 대상자의 장습관의 변화, 선홍색의 혈액과 점액이 섞인 설사와 변비를 반복할 때 나타나는 소화기계 질환으로 <u>옳은</u> 것은?

① 위염　　　　　　② 위궤양

③ 변비　　　　　　④ 대장암

⑤ 설사

07　정답 ④　169p

점액 분비, 허약감, 체중 감소를 동반한다.

8 대장암을 예방하기 위한 식이요법으로 <u>옳은</u> 것은?

① 지방함유량이 많은 음식을 제공한다.

② 통곡식으로 만든 음식을 제공한다.

③ 고칼로리 음식을 제공한다.

④ 훈연된 동물성 식품을 제공한다.

⑤ 야식으로 가공된 음식을 제공한다.

08　정답 ②　169p

① 동물성 식품의 섭취를 줄이고, 식물성 지방을 섭취한다.

③ 고칼로리 음식을 피한다.

④ 가공식품, 인스턴트 훈연식품을 피한다.

⑤ 잦은 간식과 늦은 식사를 피한다.

9 설사를 하는 대상자를 돕기 위한 방법으로 <u>옳은</u> 것은?

① 시원한 탄산음료를 마시게 한다.

② 물을 적게 마시게 한다.

③ 기생충이 원인일 경우 진정제를 투약한다.

④ 지사제를 사용한다.

⑤ 몸을 따뜻하게 하고 수분섭취량을 늘린다.

09   정답 ⑤   169~170p

① 매운 후추나 카페인, 음료수, 술, 고섬유소, 고지방 음식 등 장운동을 증가시키는 음식은 피한다.

② 음식물 섭취량을 줄이되 물은 충분히 마셔 탈수를 예방한다.

③ 구충제를 복용한다.

④ 설사는 신체의 자기방어 반응인 경우가 많으므로 의사의 지시에 따라 복용한다.

⑤ 심신을 안정하고 몸을 따뜻하게 한다.

---

10 노인 변비의 유발 요인으로 <u>옳은</u> 것은?

① 식사량의 증가

② 수분섭취의 증가

③ 배변반사의 증가

④ 마약성 진통제 사용

⑤ 고섬유질 음식 섭취의 증가

10   정답 ④   171~172p

① 식사량의 감소

② 수분섭취의 감소

③ 하제 남용 등으로 인한 배변반사의 저하

⑤ 지나친 저잔여식이 섭취

---

11 시설대상자가 아침에 속이 쓰리다고 말할 때 요양보호사의 반응으로 <u>옳은</u> 것은?

① "위염이니 병원에 가야 해요."

② "위장약을 먹어야 할 것 같네요."

③ "괜찮아요. 저는 아침마다 그래요."

④ "제가 현재 상태를 간호사에게 전할게요."

⑤ "위가 쉬어야 하니까 아침식사를 거르세요."

11   정답 ④   172p

대상자가 정상적이지 않은 상태를 보이거나 평소와 다르게 상태가 안 좋은 방향으로 변화되었을 때 가족과 상의하여 의료기관을 찾도록 해야 한다. 또한, 시설장이나 간호사에게 신속하게 보고해야 한다.

---

12 노화에 따른 호흡기계 특성으로 <u>옳은</u> 것은?

① 폐포 탄력성의 증가

② 섬모운동의 저하

③ 호흡 근력의 증가

④ 기침반사의 증가

⑤ 기관지내 분비물 저하

12   정답 ②   173p

① 폐포의 탄력성 저하, 폐 순환량 감소로 폐활량이 줄어들어 쉽게 숨이 찬다.

②, ④ 기침반사와 섬모운동 저하로 미세 물질들을 걸러내지 못한다.

③ 호흡근육의 위축과 근력의 약화로 호흡 증가 시 피로해지기 쉽다.

⑤ 기관지 내 분비물이 증가되어 호흡기계 감염이 쉽게 발생한다.

13 노화와 관련된 호흡기계 특성으로 <u>옳은</u> 것은?

① 폐순환량이 증가하여 숨 쉬기 편하다.

② 기침반사가 증가하여 미세 물질을 걸러내기 쉽다.

③ 콧속 점막에 습기가 증가하여 공기 흡인이 쉽다.

④ 호흡근육이 약화되어 호흡 증가 시 피로해지기 쉽다.

⑤ 기관지 내 분비물이 감소하여 감염 발생 위험이 낮다.

13   정답 ④   173p

① 폐포의 탄력성 저하, 폐 순환량 감소로 폐활량이 줄어들어 쉽게 숨이 찬다.

② 기침반사와 섬모운동 저하로 미세 물질들을 걸러내지 못한다.

③ 수분 함유량의 감소로 콧속의 점막이 건조하게 되어 공기를 효과적으로 흡입하지 못한다.

⑤ 기관지 내 분비물이 증가되어 호흡기계 감염이 쉽게 발생한다.

---

14 인플루엔자 바이러스에 의한 감염병으로 겨울철에 유행하는 질환으로 <u>옳은</u> 것은?

① 독감   ② 기관지염

③ 천식   ④ 결핵

⑤ 폐렴

14   정답 ①   173~174p

---

15 인플루엔자 대상자를 돕는 방법으로 <u>옳은</u> 것은?

① 사람들이 많은 장소에 출입한다.

② 외출할 때는 마스크를 쓰게 한다.

③ 치료제로 항생제를 복용하게 한다.

④ 운동 전에 기관지 확장제를 쓰게 한다.

⑤ 정기적으로 흉부방사선 검사를 받게 한다.

15   정답 ②   173~174p

① 사람들이 많은 장소에 출입을 제한한다.

③ 필요시 해열진통제나 처방받은 항바이러스제를 복용한다.

④ 기관지 확장제는 천식 대상자, 필요시 만성기관지염 대상자에게 사용한다.

⑤ 정기적으로 흉부방사선 검사를 받아야 하는 사람은 결핵감염 대상자이다.

---

16 기관지의 만성적 염증으로 기도가 좁아져 숨쉬기 힘든 대상자를 돕는 방법으로 <u>옳은</u> 것은?

① 공기오염이 심한 곳에는 가습기를 설치한다.

② 심호흡과 기침을 하여 기관지 내 가래를 배출한다.

③ 방향제를 사용하여 공기를 정화한다.

④ 습기가 많은 날씨에 외출을 즐긴다.

⑤ 기관지 확장제는 증상이 없을 때만 사용한다.

16   정답 ②   174~175p

① 공기 청정기를 설치한다.

③ 방향제가 호흡기에 과민하게 반응할 수 있어 방향제 사용은 피한다.

④ 갑작스러운 온도 변화, 차가운 기후, 습기가 많은 기후에 노출되지 않게 한다.

⑤ 증상이 있을 때 적절히 사용한다.

17 세균, 바이러스에 의한 폐 조직의 염증으로 호흡곤란, 가래, 기침이 나타나는 질병으로 <u>옳은</u> 것은?

① 독감
② 결핵
③ 천식
④ 만성기관지염
⑤ 폐렴

17 정답 ⑤ 175~176p

① 인플루엔자 바이러스에 의한 감염병
② 결핵균이 폐에 들어가 염증을 일으키는 질환
③ 기도의 만성 염증성 질환으로 기관지 벽의 부종과 기도 협착, 여러 가지 자극에 대해 기도가 과민반응을 보이는 상태
④ 기관지의 만성적 염증으로 기도가 좁아져 숨 쉬기가 힘든 질환
⑤ 폐 조직에 염증이 생겨 기관지가 두껍게 되고, 섬유화되어 폐로 산소를 흡수하는 능력이 감소하는 질환

---

18 만성기관지염 대상자의 효과적인 가래 배출 방법으로 <u>옳은</u> 것은?

① 항생제를 투여한다.
② 수분 섭취를 제한한다.
③ 심호흡과 기침을 하게 한다.
④ 똑바로 누워 안정을 취하게 한다.
⑤ 실내 공기를 서늘하게 유지한다.

18 정답 ③ 174~175p

심호흡과 기침을 하여 기관지 내 가래를 배출한다.

---

19 고양이를 쓰다듬던 대상자가 잠시 후 쌕쌕거리는 호흡음을 내쉬며 가슴이 답답하다고 호소할 때 의심되는 질환으로 <u>옳은</u> 것은?

① 결핵
② 비염
③ 천식
④ 후두염
⑤ 흉막염

19 정답 ③ 176~177p

점액 분비량의 증가, 가슴이 답답한 느낌, 불쾌감, 기도경련, 알레르기성 비염

---

20 천식 대상자의 호흡곤란을 예방하는 방법으로 <u>옳은</u> 것은?

① 추운 날씨에 벽난로를 핀다.
② 차고 건조한 공기로 환기시킨다.
③ 뜨거운 물로 침구류를 세탁한다.
④ 해마다 폐렴구균을 추가 접종한다.
⑤ 운동 시작 전에는 기관지 확장제 흡인을 금한다.

20 정답 ③ 176~177p

① 담배, 벽난로, 먼지, 곰팡이, 집먼지 진드기가 서식할 수 있는 카펫 등은 피한다.
② 따뜻한 곳에서 추운 곳으로 가거나 갑작스러운 온도 변화를 피한다.
④ 매년 1회 인플루엔자 백신을 접종한다.
⑤ 운동을 할 때 30분 전에 기관지 확장제를 투여하면 호흡곤란을 예방할 수 있다.

21 천식 대상자가 그림과 같은 흡인용 기관지 확장제를 사용할 때의 순서로 옳은 것은?

가. 흡인기의 뚜껑을 열고 흔든다.
나. 흡인기를 입으로 문다.
다. 10초간 숨을 참은 후 천천히 내쉰다.
라. 3~5초간 천천히 깊게 숨을 들이쉰다.
마. 입으로 숨을 들이쉬면서 흡인기를 누른다.

① 가 → 나 → 다 → 라 → 마
② 가 → 나 → 마 → 라 → 다
③ 가 → 라 → 나 → 다 → 마
④ 가 → 다 → 나 → 라 → 마
⑤ 가 → 라 → 나 → 마 → 다

22 요양보호사가 결핵이 의심되는 대상자와 접촉했을 때 대처방법으로 옳은 것은?

① 대상자를 병원에 입원시킨다.
② 서비스를 중단한다.
③ 결핵 예방접종을 한다.
④ 1개월 이후 반드시 의료기관을 찾아 감염 여부를 확인한다.
⑤ 대상자에게 마스크와 장갑을 착용하게 한다.

23 항결핵제 복용방법에 관한 설명으로 옳은 것은?

① 평생 동안 복용한다.
② 증상이 없으면 복용량을 줄인다.
③ 약물복용이 끝날 때까지 격리한다.
④ 주기적으로 간기능 검사를 하면서 복용한다.
⑤ 항결핵제 중 한 가지 약물을 복용하는 것이 원칙이다.

21　정답 ②　177p

22　정답 ④　178~180p

- 결핵 감염대상자와 접촉한 요양보호사와 가족은 2주~1개월 이후 반드시 보건소에서 흉부방사선 촬영(X-ray) 등을 통해 감염 여부를 확인해야 한다.
- 결핵전파가 우려되는 대상자를 돌볼 때는 보호장구(마스크, 장갑 등)를 착용해야 한다.

23　정답 ④　178~180p

① 항결핵제 1차약으로 시작하며 부작용이 심하고 1차 약에 내성이 생길 경우 2차 약으로 바꾸어 사용한다.
② 항결핵제를 불규칙적으로 먹거나 임의로 중단하면 약제 효과가 미치지 않은 균들이 살아남아 몸에서 활발하게 증식하게 된다.
③ 객담검사, 흉부X-선 촬영에서 활동성(전염을 시킬 수 있는) 결핵이 의심이 되거나 소견이 있는 환자에게 치료 시작 후 임상적으로 증세가 좋아지고, 객담검사가 음성(활동성이 없는)일 경우 (약 2주 후) 주치의의 판단에 따라 격리를 종결할 수 있다.
⑤ 항결핵제는 여러 가지이고, 약의 양이 많고, 복용 기간이 비교적 길다.

24 노화에 따른 심혈관계 특성으로 옳은 것은?

① 최대 심박출량 감소　　② 심장근육 두께 감소

③ 심박동수 증가　　　　④ 심장의 탄력성 증가

⑤ 심장으로의 혈액순환 증가

24　정답 ①　　181p

② 심장근육이 두꺼워짐
③ 심박동수 감소
④ 심장의 탄력성 감소
⑤ 심장으로의 혈액순환 감소

---

25 고혈압에 관한 설명으로 옳은 것은?

① 혈관이 좁아져 혈압이 낮아진다.

② 염장식품은 혈압조절에 도움이 된다.

③ 심장병이 본태성 고혈압의 원인이 된다.

④ 이완기 혈압은 심장에서 피를 짜낼 때 압력이다.

⑤ 처방된 혈압약은 혈압이 조절되어도 계속 복용한다.

25　정답 ⑤　　181~183p

① 혈관이 좁아져 혈압이 높아진다.
② 저염식이, 저지방식이가 도움이 된다.
③ 심장질환이 이차성 고혈압의 원인이 된다.
④ 최고혈압(수축기혈압)은 심장에서 피를 짜낼 때 압력이다. 최저혈압(이완기혈압)은 심장이 늘어나면서 피를 가득 담고 있을 때의 압력이다.

---

26 고혈압 대상자의 약물 요법으로 옳은 것은?

① 복용하지 않은 약물은 다음날 2배 복용한다.

② 증상이 없어도 혈압이 높으면 치료해야 한다.

③ 두통 등의 증상이 있을 때만 약을 복용한다.

④ 혈압 약을 오래 먹으면 몸이 허약해진다.

⑤ 혈압이 조절되면 그만 먹어도 된다.

26　정답 ②　　182~183p

① 절대 2배 복용하지 않는다.
② 증상이 없어도 혈압이 높으면 치료해야 한다.
③ 증상이 없는 경우가 대부분이기 때문에 처방이 있으면 계속 약을 먹어야 한다.
④, ⑤ 고혈압의 합병증보다는 안전한 약이 많다. 그러므로 의사의 처방이 있으면 계속 약을 먹어야 한다.

---

27 고혈압 대상자를 돕는 방법으로 옳은 것은?

① 저지방 유제품을 먹게 한다.

② 격렬한 유산소 운동을 하게 한다.

③ 알코올 섭취로 열량을 보충하게 한다.

④ 매일 한 잔의 술로 스트레스를 줄이게 한다.

⑤ 혈압이 조절되면 약물 복용을 중단하고 운동을 하게 한다.

27　정답 ①　　182~183p

② 심장에 무리가 없는 적당한 운동을 규칙적으로 한다. (1일/30~60분, 주 3-5일)
③, ④ 금주, 금연한다.
⑤ 혈압이 조절되다가도 약을 안 먹으면 약효가 떨어지자마자 혈압이 다시 올라가므로 처방이 있으면 먹어야 한다.

28 동맥혈관 안쪽 벽에 지방이 축적되어 혈관 내부가 좁아지고 혈관벽이 굳어지는 증상으로 <u>옳은</u> 것은?

① 고혈압
② 동맥경화증
③ 신부전
④ 심부전
⑤ 빈혈

28   정답 ②   184p

협심증, 심근경색 등 관상동맥질환으로 흉통, 압박감, 조이는 듯한 느낌이 있다.

29 협심증, 심근경색 등 관상동맥질환이 있을 때 나타나는 특징적인 증상으로 <u>옳은</u> 것은?

① 뇌혈관 출혈
② 흉통
③ 반신불수
④ 기억력 저하
⑤ 불면증

29   정답 ②   184p

협심증, 심근경색 등 관상동맥질환으로 흉통, 압박감, 조이는 듯한 느낌이 있다.

30 심장의 수축력이 저하되어 나타나는 질환의 주요 증상으로 <u>옳은</u> 것은?

① 복위자세에서의 호흡
② 식욕이 좋아짐
③ 명료한 의식
④ 지속적인 기침과 객담
⑤ 간헐적인 무릎 통증

30   정답 ④   185~186p

심부전증의 주요 증상 : 앉은자세 호흡, 식욕상실, 의식혼돈, 지속적인 기침과 객담

31 심부전 대상자를 돕는 방법으로 <u>옳은</u> 것은?

① 매일 체중을 측정한다.
② 식사량을 늘려 제공한다.
③ 계단 오르기 운동을 격려한다.
④ 담배와 같은 기호품은 허용한다.
⑤ 온·냉탕을 오가며 목욕하게 한다.

31   정답 ①   185~186p

심박출량 감소에 따른 신장 혈류량 부족으로 신장의 수분과 염분 배출이 억제되어 의존성 부종이 나타난다. 매일 체중 측정을 하여 부종 정도를 확인한다.

32 적혈구 부족이 원인이 되어 산소운반능력이 저하되는 질환으로 <u>옳은</u> 것은?

① 고혈압   ② 빈혈

③ 심부전   ④ 뇌경색

⑤ 동맥경화증

32   정답 ②   186p

적혈구나 헤모글로빈이 부족하여 혈액이 몸에서 필요한 만큼의 산소를 공급하지 못하는 상태를 말한다.

33 심장질환 대상자가 복도를 걷다가 어지럼증을 호소할 때 우선적으로 해야 할 행동으로 <u>옳은</u> 것은?

① 따뜻한 녹차를 마시게 한다.

② 바로 그 자리에 앉힌다.

③ 손가락에 사혈을 한다.

④ 손으로 입을 가리고 숨을 빨리 쉬라고 한다.

⑤ 도움을 요청하러 동료 요양보호사에게 간다.

33   정답 ②   187p

갑자기 어지럼증을 느끼는 대상자는 그 자리에 주저앉도록 하여 낙상으로 인한 뇌손상을 예방한다.

34 노화에 따른 근골격계 변화로 <u>옳은</u> 것은?

① 관절운동의 제한   ② 허리의 피하지방 감소

③ 뼈의 질량 증가   ④ 추간판 두께 증가

⑤ 근육의 긴장도 증가

34   정답 ①   187~188p

② 허리의 피하지방이 증가하여 노인 특유의 체형을 보인다.
③ 뼈의 질량 감소로 골격이 작아지고 약해져 작은 충격에도 골절된다.
④ 추간판이 오그라들어(얇아져) 키가 줄어든다.
⑤ 근긴장도와 근육량이 저하된다.

35 다음과 같은 증상을 보이는 질환으로 <u>옳은</u> 것은?

> • 관절연골의 마모와 관절조직의 퇴화
> • 계단을 오르내릴 때 심한 무릎 통증

① 골수염   ② 골다공증

③ 골연화증   ④ 고관절 골절

⑤ 퇴행성관절염

35   정답 ⑤   188~189p

뼈를 보호해주는 끝부분의 연골(물렁뼈)이 닳아서 없어지거나 관절에 염증성 변화가 생긴 상태이며 노화로 인해 생기며 퇴행성관절염이라고 한다.

36 퇴행성관절염 예방 및 치료로 **옳은** 것은?

① 가능한 한 움직임을 삼간다.
② 통증 부위에 냉찜질을 한다.
③ 규칙적인 수영을 한다.
④ 고칼슘 섭취를 한다.
⑤ 통증이 있다면 반드시 수술을 한다.

36　**정답 ③**　188~189p

① 관절의 경직과 근육강화를 위해 관절이 움직일 수 있는 방향으로 움직인다.
② 온찜질을 한다.
③ 관절에 부담을 주지 않는 수영, 걷기, 체조 등을 한다.
④ 고칼슘 섭취는 골다공증의 예방 및 치료를 위함이다.
⑤ 관절의 파괴가 심한 경우 수술을 고려한다.

37 골다공증의 관련 요인으로 **옳은** 것은?

① 충분한 칼슘 섭취
② 잦은 음주
③ 적당한 체중 유지
④ 비타민 D 섭취
⑤ 오전 10시~오후 2시까지 자외선 쬐기

37　**정답 ②**　189~191p

흡연, 음주, 과다한 카페인은 성호르몬을 감소시키며, 뼈 생성을 억제한다.

38 골다공증을 예방하는 방법으로 **옳은** 것은?

① 자외선 차단　　　② 저체중 유지
③ 체중부하 운동 제한　　④ 부신피질 호르몬 요법
⑤ 비타민 D 함유 음식 섭취

38　**정답 ⑤**　189~191p

① 햇볕을 쬐면 비타민 D가 생성된다.
② 적당한 체중을 유지한다.
③ 근육과 뼈에 힘을 주는 체중부하 운동을 한다.
④ 3개월 이상의 혈전 예방 약물(아스피린, 헤파린 등) 복용은 골다공증의 원인이 된다.

39 골다공증이 있는 노인이 낙상했을 때 발생할 가능성이 높은 질환으로 **옳은** 것은?

① 추간판 탈출증　　② 척추측만증
③ 고관절골절　　　④ 강직척추염
⑤ 류마티스관절염

39　**정답 ③**　192p

골격이 약하고 저체중일 때, 무리한 다이어트는 골다공증의 요인이 되므로 적당한 체중을 유지한다.

40 노화에 따른 여성 생식기계 변화는?

① 난소의 기능 증가
② 질의 윤활작용 감소
③ 난소 크기 증가
④ 질의 수축력 증가
⑤ 여성호르몬 분비 증가

40   정답 ②   194p

①, ③, ⑤ 여성 호르몬 감소로 난소가 작아지고 기능도 감퇴한다.
④ 질의 수축력 및 분비물 저하로 질염 발생이 증가한다.

41 남성 노인의 비뇨기계 변화로 옳은 것은?

① 음경이 발기하는 데 시간이 짧게 걸린다.
② 대부분의 남성은 전립선 비대를 경험한다.
③ 잔뇨량이 감소한다.
④ 방광 용적이 증가한다.
⑤ 소변줄기가 굵어진다.

41   정답 ②   194p

① 음경이 발기하는 데 오래 걸린다.
③ 잔뇨량이 증가한다.
④ 방광 용적이 감소한다.
⑤ 소변줄기가 가늘어진다.

42 여성 노인에게 나타나는 요실금의 주된 요인으로 옳은 것은?

① 복압감소
② 골반근육 조절능력 감소
③ 요도기능 향상
④ 호르몬 생산 증가
⑤ 방광 저장능력 증가

42   정답 ②   195~196p

① 복압의 상승
③ 요도괄약근의 약화
④ 여성호르몬의 감소
⑤ 방광저장능력의 감소

43 복압성 요실금의 치료 및 예방법으로 옳은 것은?

① 골반근육 강화운동
② 수분 섭취 제한
③ 과일 섭취 제한
④ 복부지방 증가
⑤ 고단백 식이 식단

43   정답 ①   195~196p

골반근육 강화 운동, 충분한 수분 섭취로 방광의 기능을 유지, 식이섬유가 풍부한 과일 섭취로 변비를 예방하고, 비만은 복부 내 압력을 증가시켜 복압성 요실금을 유발하므로 체중 조절, 발생 원인에 따른 약물 및 수술치료를 한다.

44 절박성 요실금이 있는 대상자를 돕는 방법으로 <u>옳은</u> 것은?

① 낮 동안 기저귀를 채워준다.

② 골반근육 강화운동을 한다.

③ 웃음요법 프로그램에 참여하게 한다.

④ 식이섬유가 적은 음식을 제공한다.

⑤ 따뜻한 녹차를 자주 마시게 한다.

44　정답 ②　195~196p

③ 웃음은 복압을 상승시켜 요실금을 유발한다.

④ 식이섬유를 섭취하여 변비를 예방한다.

⑤ 녹차의 카페인은 이뇨작용이 있어 방광을 자극하여 소변을 자주 보게 하므로 제한하고, 충분한 수분 섭취로 방광의 기능을 유지한다.

45 전립선비대증의 발생 원인으로 <u>옳은</u> 것은?

① 여성호르몬의 증가　　② 상행성 요로감염

③ 복압상승　　　　　　④ 방광의 저장능력 감소

⑤ 골반근육 조절능력의 약화

45　정답 ①　196~198p

전립선비대증의 발생 원인으로는 노화에 따른 남성호르몬의 감소, 여성호르몬의 증가 등으로 호르몬의 불균형, 비만, 고지방, 고콜레스테롤 음식 섭취 등이 있다.

46 전립선비대증의 증상에 해당하는 것으로 <u>옳은</u> 것은?

① 소변줄기가 굵어진다.

② 배뇨 횟수가 감소한다.

③ 배뇨 후 잔뇨감이 없다.

④ 힘을 주어야 소변이 나온다.

⑤ 배뇨 후 4시간 이내 소변이 마렵다.

46　정답 ④　196~198p

① 소변줄기가 가늘어진다.

② 배뇨 횟수가 증가한다.

③ 배뇨 후 잔뇨감으로 시원하지 않다.

④ 소변이 바로 나오지 않아 힘을 주어야 나온다.

⑤ 배뇨 후 2시간 이내 다시 마렵다(빈뇨).

47 전립선비대증을 관리하는 방법으로 <u>옳은</u> 것은?

① 노화현상이므로 약물은 사용하지 않는다.

② 소변량을 증가시키기 위해 맥주를 마신다.

③ 고지방과 고콜레스테롤 음식 섭취를 피한다.

④ 소변을 참을 수 있을 때까지 참는다.

⑤ 약화된 근육을 강화하기 위해 체중을 늘린다.

47　정답 ③　196~198p

① 약물요법을 통해 신장 기능의 손상을 치료한다.

② 음주는 전립선비대증을 악화시키므로 금주한다.

④ 너무 오랫동안 방광 안에 소변이 남아 있으면 방광염이 생길 수 있으므로 참지 않는다.

⑤ 저지방 식사와 적당한 운동으로 적정 체중을 유지한다.

48 노화에 따른 피부질환의 특성으로 <u>옳은</u> 것은?

① 표피가 얇아져 탄력성이 증가한다.

② 상처회복이 지연되고 궤양이 생기기 쉽다.

③ 손톱과 발톱이 얇아진다.

④ 피하지방의 증가로 기온에 둔감해진다.

⑤ 각질층의 수분함량의 증가로 소양증이 증가한다.

48　정답 ②　199p

① 표피가 얇아져 탄력성이 떨어진다.
③ 손톱과 발톱이 두꺼워진다.
④ 피하지방의 감소로 기온에 민감해진다.
⑤ 각질층의 수분함량의 감소로 소양증이 증가한다.

49 욕창의 위험성이 높은 대상자로 <u>옳은</u> 것은?

① 영양 부족으로 피하지방이 감소한 대상자

② 침상에서 뒤척이는 대상자

③ 체중을 잘 유지하는 대상자

④ 요실금이나 변실금이 없는 대상자

⑤ 침상 이동시 밀림이 없는 대상자

49　정답 ①　200p

욕창의 발생 요인으로는 장기간의 와상, 체위변경의 어려움, 지속적인 압력, 영양부족, 체중감소, 근육위축, 피하지방 증가, 습기로 인한 피부손상, 마찰에 의한 피부 벗겨짐 등이 있다.

50 대상자에게 욕창을 발생시킬 가능성이 높은 요양보호사의 행동은?

① 체위를 자주 변경해준다.

② 침상 시트의 주름을 펴준다.

③ 무릎 사이에 베개는 제거한다.

④ 천골 부위에 도넛 베개 사용을 삼간다.

⑤ 목욕 후에 피부를 완전히 말려준다.

50　정답 ③　201~202p

뼈 주위를 보호하고 무릎 사이에는 베개를 끼워 마찰을 방지한다.

51 욕창을 예방하는 방법으로 <u>옳은</u> 것은?

① 천골부위에 도넛 베개를 대어준다.

② 정해진 시간에 자세변경을 한다.

③ 단백질을 충분히 보충한다.

④ 목욕 후 파우더를 사용한다.

⑤ 오염물질은 알코올로 닦아낸다.

51　정답 ③　201~202p

① 압박 부위의 혈액순환을 저해할 수 있으므로 삼간다.
② 침상은 2시간마다, 의자나 휠체어는 1시간마다 변경한다.
④ 파우더는 화학물질이 피부를 자극하거나 땀구멍을 막아 사용을 금한다.
⑤ 즉시 부드러운 천, 스펀지, 자극이 없는 비누, 미지근한 물을 사용하여 씻고 말린다.

52 노인에게 흔한 피부건조증을 예방하기 위한 생활 습관으로 <u>옳은</u> 것은?

① 수분섭취를 줄인다.

② 알코올이 함유된 세정제를 사용한다.

③ 겨울철 실내 제습기를 사용한다.

④ 때를 밀어 피부의 청결을 유지한다.

⑤ 목욕 후 몸에 물기가 마르기 전에 보습제를 바른다.

52　정답 ⑤　202~203p

① 금기사항이 아니라면 물을 자주 마셔 수분을 충분히 섭취한다.
② 순한 비누를 사용한다.
③ 가습기를 사용하여 습도를 조절한다.
④ 때를 미는 것은 피부를 더욱 건조시켜 증상을 악화시킨다.

---

53 수두를 일으키는 바이러스에 의해 피부와 신경에 염증이 생기는 질환으로 <u>옳은</u> 것은?

① 욕창　　　　　　② 피부 건조증

③ 대상포진　　　　④ 옴

⑤ 머릿니

53　정답 ③　203p

수두를 앓은 후 이 바이러스는 신경 세포에 잠복해 있다가 신체 저항력이 약해지는 경우에 갑자기 증식하여 신경과 그 신경이 분포하는 피부에 염증을 일으킨다.

---

54 대상포진의 주요 증상으로 <u>옳은</u> 것은?

① 작열감을 포함한 발진이 생긴다.

② 전신에 수포가 생긴다.

③ 혈관성 질환이다.

④ 인플루엔자 바이러스가 원인이다.

⑤ 물집이 나타난 이후 통증이 발생한다.

54　정답 ①　203~204p

② 비대칭의 몸통 부위에 띠 모양으로 수포가 발생한다.
③, ④ 수두를 일으키는 바이러스에 의한 질환이다.
⑤ 물집이 나타나기 전부터 일정 부위에 통증이 발생한다.

---

55 옴에 감염된 대상자를 돕는 방법으로 <u>옳은</u> 것은?

① 음식 섭취로 인한 알레르기 증상이다.

② 가려운 부위에만 연고를 도포한다.

③ 아침에 약을 바르고 잠자기 전에 씻어낸다.

④ 감염 부위를 만져서 열감이 있는지 확인한다.

⑤ 대상자의 동거 가족은 증상이 없어도 함께 치료 받는다.

55　정답 ⑤　204~205p

① 옴진드기로 인한 피부병을 유발하는 질환이다.
② 목에서 발끝까지 전신에 연고를 도포한다.
③ 밤에 약을 바르고 다음 날 아침에 씻어낸다.
④ 대상자는 밤에 가려움이 심하고 직접 맨손으로 만지지 않는다.
⑤ 대상자의 동거 가족, 요양보호사는 증상이 없어도 함께 치료 받는다.

56 머릿니에 감염된 대상자의 돕기 방법으로 <u>옳은</u> 것은?

① 1달 간격으로 2회 약물치료를 한다.

② 대상자가 사용했던 침구류는 함께 사용한다.

③ 침구류는 찬물에 5시간 이상 담갔다 세탁한다.

④ 머리는 대상자가 원할 때 감긴다.

⑤ 진공청소기로 방안을 꼼꼼히 청소한다.

56   정답 ⑤   206p

① 1주 간격으로 2회 약물치료한다.

② 대상자의 이에 감염되었을 가능성이 있는 물건(침구류, 모자, 빗 등)은 접촉하지 않는다.

③ 머릿니는 55℃ 이상에 5분 이상 노출되면 죽는다.

④ 머리는 일정한 간격으로 자주 감는다.

---

57 기저귀피부염이 있는 대상자의 돕기 방법으로 <u>옳은</u> 것은?

① 회음부 접촉 부위에 생긴다.

② 경계가 분명한 병변이 있다.

③ 멍 자국 같은 푸른 병변이다.

④ 기저귀를 자주 갈아준다.

⑤ 항생제를 처방받아 바른다.

57   정답 ④   207p

① 엉덩이의 기저귀 접촉부위

② 경계가 불분명한 병변

③ 윤기 나는 붉은 병변

⑤ 항진균제, 스테로이드 연고

---

58 다음과 같은 특성이 있을 때 의심할 수 있는 질환으로 <u>옳은</u> 것은?

> • 과도한 자극, 자외선 노출 등 스테로이드 연고 도포에 의해 생긴 출혈
> • 손등, 팔에 경계가 뚜렷한 다양한 크기와 모양

① 건선   ② 기저귀 습진

③ 노인성 자반   ④ 대상포진

⑤ 우정문신

58   정답 ③   209p

---

59 노화에 따른 신경계 변화로 <u>옳은</u> 것은?

① 신경세포기능의 향상

② 근긴장 반응성 향상

③ 정서 조절의 안정

④ 운동부족으로 인한 숙면

⑤ 단기기억의 감퇴

59   정답 ⑤   211p

① 신경세포기능의 저하

② 근긴장 반응성 저하

③ 정서 조절의 불안정

④ 운동부족으로 인한 불면증

60 노화에 따른 시각의 변화로 <u>옳은</u> 것은?

① 눈물 양의 증가

② 각막반사의 증가

③ 색의 식별능력 증가

④ 눈부심의 증가

⑤ 결막 두께의 증가

61 노화에 따른 청각계 변화에 대한 설명으로 <u>옳은</u> 것은?

① 고막이 얇아진다.

② 이관이 좁아진다.

③ 외이도가 습해진다.

④ 평형감각이 향상된다.

⑤ 난청은 여성에게 흔하다.

62 노화에 따른 미각의 변화로 <u>옳은</u> 것은?

① 미뢰의 기능 증가

② 혀의 유두 돌기 증가

③ 입술 근육의 탄력성 증가

④ 구강건조 증상 감소

⑤ 구강 점막의 재생 능력 감소

63 노화에 따른 감각기계 변화로 <u>옳은</u> 것은?

① 맛에 대한 감지능력이 예민해진다.

② 후각세포의 감소로 둔화가 나타난다.

③ 접촉의 강도가 낮아야 접촉감을 느낄 수 있다.

④ 통증에 대한 민감성이 증가한다.

⑤ 넓은 홀에서는 큰 소리로 소통을 한다.

64 눈의 압력 상승으로 인한 시신경이 손상되어 시력이 점차 약해지고, 안구에 통증이 있는 질환으로 옳은 것은?

① 결막염
② 황반변성
③ 백내장
④ 녹내장
⑤ 수정체 황화현상

64 정답 ④ 213~214p

좁은 시야, 눈 이물감, 어두움 적응 장애, 색깔 변화 인식 어려움, 뿌옇게 혼탁한 각막 두통, 구역질, 심하면 실명됨

65 녹내장 대상자의 바람직한 일상생활 습관으로 옳은 것은?

① 겨울철에 스키를 즐긴다.
② 무거운 물건 드는 것을 피한다.
③ 물구나무 서기로 상체 순환을 돕는다.
④ 머리를 숙인 자세에서 독서를 한다.
⑤ 몸에 꽉 끼는 옷을 입어 체온을 유지한다.

65 정답 ② 213~214p

① 녹내장은 추운 겨울이나 무더운 여름에 발작하기 쉬우므로 기온 변화에 주의한다.
②, ③ 머리로 피가 몰리는 자세, 복압이 올라가는 운동은 안압이 오르므로 피한다.
④ 고개를 숙인 자세에서 장시간 독서, 작업을 피한다.
⑤ 목이 편한 복장을 한다.

66 백내장은 ☐☐☐이(가) 혼탁해져서 빛이 들어가지 못하여 시력장애가 발생하는 질환이다. ☐☐☐안에 들어갈 부위로 옳은 것은?

① 각막
② 결막
③ 공막
④ 수정체
⑤ 홍채

66 정답 ④ 215p

67 백내장의 주요 증상으로 옳은 것은?

① 뿌옇게 혼탁한 각막
② 안구의 통증
③ 두통, 구역질
④ 심하면 실명됨
⑤ 통증이 없으면서 점차 흐려지는 시력

67 정답 ⑤ 215p

①~④ 녹내장의 주요 증상

68 노화로 나타날 수 있는 내분비계 변화로 옳은 것은?

① 공복 혈당이 감소한다.
② 인슐린에 대한 민감성이 감소한다.
③ 기초대사율이 증가한다.
④ 근육의 질량이 증가한다.
⑤ 갑상선호르몬 분비가 증가한다.

68 정답 ② 217p

① 공복혈당이 상승한다.
③ 기초대사율이 감소한다.
④ 근육의 질량이 감소한다.
⑤ 갑상선 크기가 줄고, 갑상선호르몬 분비량도 감소한다.

69 당뇨병의 주요 증상으로 옳은 것은?

① 음식 섭취량 감소 ② 감각 민감성 증가
③ 갈증 감소 ④ 소변 배설량 증가
⑤ 수분 섭취량 감소

69 정답 ④ 218p

① 음식 섭취량 증가 – 다식증
② 말초 감각이상 및 저하
③ 갈증 증가 – 다갈증
④ 소변 배설량 증가 – 다뇨증
⑤ 수분 섭취량 증가 – 다음증

70 당뇨병 대상자가 인슐린 주사를 맞고 식사를 하지 않았을 때 증상으로 옳은 것은?

① 땀을 많이 흘림 ② 배뇨 증가
③ 식욕 증가 ④ 체온 상승
⑤ 피로감

70 정답 ① 218~219p

식사량 감소 및 활동량 증가, 공복 시 혈당강하제 복용이나 인슐린 투약 시 저혈당의 증상(땀을 많이 흘림, 두통, 시야 몽롱, 배고픔, 어지럼증 등)이 나타날 수 있다.

71 당뇨 환자의 운동 요법으로 옳은 것은?

① 식후 30분에서 1시간경에 시작한다.
② 일주일에 2일 운동한다.
③ 10분 이내로 짧게 운동한다.
④ 혈당이 300mg/dl 이상인 경우에 운동한다.
⑤ 공복에 운동한다.

71 정답 ① 218~219p

① 식후 30분~1시간경에 혈당이 오르기 시작할 때 운동한다.
②, ③ 하루에 최소 30분, 일주일에 5회 이상 운동한다.
④ 혈당이 300mg/dl 이상인 경우에는 혈당을 조절한 후에 운동을 시작한다.
⑤ 공복 시 운동을 하거나 장기간 등산 시에는 저혈당에 대비한다.

72 당뇨병 대상자의 발 관리 방법으로 옳은 것은?

① 발톱을 일자로 자른다.
② 꼭 끼는 신발을 신는다.
③ 양말을 벗고 맨발로 다닌다.
④ 발은 건조하게 관리한다.
⑤ 발에 열 패드를 대어주어 보온한다.

72 정답 ① 219p

② 꼭 끼는 신발은 물집이나 굳은살이 생길 수 있으므로 발 모양에 따라 쉽게 늘어나고 발이 숨을 쉴 수 있는 재질의 신발을 선택한다.
③ 양말을 착용한다.
④ 발을 씻고 말리고, 건조를 예방하기 위해 보습을 충분히 한다.
⑤ 차갑거나 뜨거운 것에 노출을 금한다.

73 본인 스스로 자각하기 어렵고, 과거 정신과적 병력이 있으며, 두통, 소화불량과 같은 신체적 증상을 호소하는 질환으로 <u>옳은</u> 것은?

① 우울증
② 치매
③ 섬망
④ 뇌졸중
⑤ 파킨슨질환

73 정답 ① 220~222p

---

74 우울증 발생 가능성이 높은 대상자의 상황으로 <u>옳은</u> 것은?

① 사회활동을 활발히 하고 있다.
② 경로당 프로그램에 참여한다.
③ 낮에 햇빛을 쐬며 운동을 한다.
④ 최근 갑상샘기능저하증을 진단받았다.
⑤ 식욕과 체중이 변화 없이 유지되고 있다.

74 정답 ④ 220~222p

①, ② 유대감의 상실로 사회적 관계가 줄고 단순화된 관계 속에 고독감과 우울감이 증가한다.
③ 충분히 햇빛이 제공되지 못하면 우울감을 겪게 된다.
④ 갑상선호르몬은 신경전달 물질의 작용과 변화로 우울증에 영향을 끼친다.
⑤ 식욕 변화와 체중 변화가 생긴다.

---

75 우울증 대상자를 돕는 방법으로 <u>옳은</u> 것은?

① 사회적 활동을 줄이게 한다.
② 햇볕을 쐬며 걷기 운동을 하게 한다.
③ 곧 괜찮아질 것이라고 위로한다.
④ 대상자의 분노 감정을 인정하지 않는다.
⑤ 항우울제 용량을 늘려야 한다고 말한다.

75 정답 ② 220~222, 227p

① 모임 등 사회적 활동을 늘린다.
② 햇볕을 쐬며 규칙적으로 운동하게 한다.
③ 막연히 괜찮을 것이라고 말하는 것은 도움이 되지 않는다.
④ 대상자의 느낌, 분노를 인정하고 수용하며 언어로 표현하도록 돕는다.
⑤ 약물 치료가 필요하다는 등의 말을 하면 안 된다. 가족과 상의하고, 시설장에게 보고하여 지체 없이 정신과 외래를 방문하여 상담과 약물치료를 병행한다.

---

76 다음에서 설명하는 질병으로 <u>옳은</u> 것은?

• 주의력 저하와 인지기능 전반에 장애와 정신병적 증상이 나타날 수 있다.
• 수 시간 내지 수일에 걸쳐 급격히 발생한다.
• 증상의 기복이 심한 것이 특징이다.

① 섬망
② 파킨슨병
③ 척추질환
④ 추간판탈출
⑤ 알츠하이머병

76 정답 ① 223~227p

77 섬망이 있는 대상자의 치료 및 예방으로 <u>옳은</u> 것은?

① 대상자와 접촉하는 사람의 수를 늘린다.

② 텔레비전을 크게 틀어 놓는다.

③ 주변 환경을 새롭게 바꿔준다.

④ 낮 동안 커튼을 쳐서 빛을 차단한다.

⑤ 가족사진과 달력을 대상자 가까이에 둔다.

---

78 섬망 대상자의 치료 및 대처 방법으로 <u>옳은</u> 것은?

① 안정을 위해 가족이 방문하지 않도록 한다.

② 절대 안정을 위해 능동적인 관절운동은 피한다.

③ 낮 동안에 커튼을 닫아 외부 환경을 차단한다.

④ 밤에는 커튼을 치고 방안을 어둡게 한다.

⑤ 야간 섬망에는 방을 밝게 하고 따뜻하게 한다.

---

79 섬망 대상자의 지남력을 유지하는 방법으로 <u>옳은</u> 것은?

① 낮에 커튼을 쳐 어둡게 한다.

② 새 친구를 사귀게 한다.

③ 가족의 방문을 제한한다.

④ 식사할 때 시간을 알려준다.

⑤ 창문이 없는 밀폐된 공간에서 지낸다.

---

80 노쇠증후군에 공통된 특징으로 <u>옳은</u> 것은?

① 만성질환자들에게 많이 생긴다.

② 삶의 질에 영향을 끼치지 않는다.

③ 특정 질환의 원인이 된다.

④ 요로감염 등이 섬망을 유발하기도 한다.

⑤ 심리적인 원인이 주요인이 된다.

---

77 정답 ⑤　223~227p

① 대상자와 접촉하는 사람의 수를 줄이고, 가족이 자주 방문하도록 격려한다.

② 텔레비전, 라디오 같은 주변 소음을 최소화한다.

③ 낯선 주변환경은 증상을 악화시키므로 집에서 쓰던 낯익은 물건을 놓아 친숙한 환경을 유지한다.

④ 낮 동안 커튼을 열어 시간을 알게 한다.

---

78 정답 ⑤　223~227p

① 대상자와 접촉하는 사람의 수를 줄이고, 가족이 자주 방문하도록 격려한다. – 개인의 정체성 유지

② 능동적인 관절운동, 마사지 등을 제공한다. – 신체 통합성 유지

③ 낮 동안에 커튼이나 창문을 열어 시간을 알린다. – 지남력 유지

④ 밤에는 창문을 닫고 커튼을 치고 불을 켜둔다. – 야간의 혼돈 방지

---

79 정답 ④　223~227p

① 지남력 유지를 위해 낮에는 창문이나 커튼을 열어 시간을 알게 한다.

②, ③ 접촉하는 사람의 수를 줄이고 가족구성원이 자주 방문하도록 격려한다.

④ 지남력 유지를 위해 "아침 8시예요. 아침 식사 시간입니다."와 같이 식사할 때 시간을 알려준다.

⑤ 밤, 낮을 알 수 있도록 창문이 있는 공간에서 지내게 한다.

---

80 정답 ④　230p

① 노쇠한 노인들에게 많이 생긴다.

② 삶의 질에 막대한 영향을 끼친다.

③, ⑤ 여러 원인들이 영향을 주어 발생한다.

Chapter 06

치매, 뇌졸중, 파킨슨질환

1 치매

치매란 정상적이던 사람이 노화로 인해 뇌에 발생한 여러 가지 질환으로 인지기능(기억, 인식, 추리, 판단력, 시간, 장소, 사람을 인식하는 능력)을 상실하여 예전 수준의 일상생활을 유지할 수 없게 되는 상태를 말한다.

건망증	치매
• 생리적인 뇌의 현상 • 경험의 일부 중 사소하고 덜 중요한 일을 잊는다. • 힌트를 주거나 시간이 지나 생각하면 기억이 난다. • 일상생활에 지장이 없다. • 기억나지 않던 부분이 어느 순간 다시 떠오르는 경우가 많다. • 기억된 내용을 인출하는 데 어렵다.	• 뇌의 질환 • 경험한 사건 전체나 중요한 일도 잊는다. • 힌트를 주거나 나중에 생각해도 기억하지 못한다. • 일상생활에 지장이 있고 수발이 필요하다. • 기억이 다시 떠오르지 않는다. • 기억을 저장하는 단계부터 장애가 있다.
ⓔ 대상자는 낮에 오후 7시까지 남편과 함께 저녁을 드시러 오라는 딸의 전화를 받았다.	
• "몇 시에 오라고 했더라?" 하고 다시 딸에게 전화해서 묻는다.	• 딸이 그런 전화를 했었다는 사실 자체를 잊어버린 채 남편 저녁을 준비하게 된다.

1 관련 요인

① 알츠하이머병(노인성치매) : 비정상물질이 뇌에 축적되어 세포의 기능이 마비
② 혈관성치매 : 뇌혈관이 터지거나 막혀 뇌세포가 손상
③ 대뇌의 기질적 병변 : 우울증, 알코올 중독, 갑상선기능저하증 등

2 증상

(1) 인지기능장애

기억력 저하	단기 기억력 저하가 먼저 생기고 병이 심해지면서 장기 기억력 저하가 온다.
언어능력 저하	• 언어소통능력이 저하되어 단어가 떠오르지 않아 말문이 막히고 말수가 현저하게 감소한다. • 타인의 이야기를 이해하는 능력이 저하되어 엉뚱하게 이해하거나 전혀 이해하지 못하는 경우가 많다.

지남력 저하 (시간, 장소, 사람을 인식하는 기능)	• 날짜, 요일, 시간, 계절을 자주 착각하여 실수한다. • 오랫동안 지내던 집이나 가족의 얼굴을 보고 알아보지 못하거나 부인하기도 한다. • 시간에 대한 장애가 먼저 생기고, 날짜, 계절, 밤낮 순서로 구분하지 못한다. • 치매가 진행된 후 지남력 장애가 손상되어 말기에는 가까운 사람을 알아보지 못한다.
시공간 파악 능력 저하	자주 다니던 곳에서도 길을 잃고 헤매게 되거나 집 안에서 화장실, 방을 구분하지 못하는 경우도 있다.

실행기능 저하	• 감각 및 운동기관이 온전함에도 불구하고 행동을 못하는 경우
	  – 운동화 끈을 매지 못함
	  – 도구를 사용하는 데 어려움을 느낌
	  – 식사나 옷을 입는 등의 단순한 일도 어려워함

(2) 정신행동증상

우울증	• 치매환자의 40~50%에서 나타나는 흔한 증상으로 의욕이 없고 우울한 기분을 표현한다. • 식욕이 감소하고, 과도한 수면 혹은 불면 등의 수면 양상을 보인다. • 자살에 대한 반복적인 생각과 시도를 하게 된다. • 치료 거부, 식사 거부 문제로 이어진다.
망상과 의심	• 기억력이 저하된 치매환자가 기억이 나지 않는 부분에 대한 의심이 증가한다. • 다른 사람의 설득이나 설명으로 잡혀지지 않고 사실의 잘못된 믿음을 고집(고착)하는 경 우 망상이라 한다. • 다른 사람이 자신의 것을 훔쳐 갔다고 주장하는 도둑망상이 흔하다.
환각과 착각	• 실제로 없는 소리를 듣는 환청, 실제 없는 것을 보는 환시가 가장 흔하게 나타난다. • 실제로 존재하는 것을 다르게 인지하는 착각 또는 오인이 있을 수 있어, 거울에 비친 자신 의 모습을 다른 사람처럼 대하거나, 베개를 아기인 것처럼 다루는 행동 등이 있다.
초조 및 공격성	• 불안하고 이유 없이 서성이고 한자리에 오래 앉아 있지 못하며 초조한 것처럼 행동한다. • 하나의 물건을 수집하거나 숨기기, 반복적인 문제 행동, 반복적 질문, 파괴적 행동 등이 나 타나며, 이런 증상들은 대상자의 신체적 질환 미숙한 돌봄, 요양보호사의 신체적, 정신적 피로 시 대상자에게 영향을 줄 수 있다.
수면장애	• 얕은 잠을 자고 자주 깬다. • 밤에 배회하고 그 여파로 낮잠을 지나치게 자서 낮과 밤이 뒤바뀌는 경우가 많다.

3 치매 단계별 특징과 증상

단계	특징	증상
초기	• 일상생활에 있어 약간의 도움이 필요한 상태 • 독립적인 수행의 어려움 • 분명한 인지장애를 보임 • 최근의 생활사건·시사문제를 기억하지 못함 • 가족과 친구들이 문제를 알아차리기 시작 • 혼자서 외출, 금전관리의 지장	• 새로운 것을 외우는 것이 어렵다. • 간혹 시간이 헷갈릴 때가 있다. • 말을 할 때 적절한 단어가 떠오르지 않는다. • 우울이나 짜증 또는 의심 등의 증상이 나타나기 시작한다.
중기	• 일상생활에 있어 상당한 도움이 필요한 상태 • 오래된 기억도 심하게 손상 • 사회적 판단장애 • 지남력 장애로 가족의 이름, 주변 상황에 대해 알지 못함 • 낮과 밤의 리듬이 깨짐 • 망상, 환각, 정신행동증상이 빈번함	• 새로 외우는 것은 거의 불가능하고 과거의 기억을 떠올리는 것도 어려움이 생긴다. • 시간 이외에 공간도 헷갈리기 시작한다. • 말을 하고 남의 말을 이해하는 데 어려움이 더 심해진다. • 환각, 망상, 불안, 초조, 배회 등의 정신행동증상이 심해진다.
말기	• 주변의 도움이 없이는 일상생활이 전혀 유지되기 어려운 상태 • 일상생활 능력이 심하게 감퇴 • 언어구사의 상실로 말이 없어지고, 알아들을 수 없는 소리만 냄 • 지남력장애로 모든 것을 인지하지 못함 • 주변 일에 대해 반응이나 관심을 보이지 않음	• 대부분의 기억이 소실된다. • 가족이나 가까운 사람들도 알아보지 못한다. • 언어능력이 더 떨어져서 의미 있는 대화가 거의 불가능하다. • 정신행동증상은 오히려 점점 줄어든다. • 대소변 조절, 보행, 식사하기 등 기본적인 일상에 어려움이 생기고 마지막에는 와상상태(누워서 거의 아무런 반응이 없는 상태)가 시작된다.

4 동반질환와 돌봄

(1) 치매환자에게 동반되는 질환 및 상태

① 뇌질환과 정신기능의 저하로 섬망, 인지기능의 저하, 낙상 및 골절, 요실금, 변실금, 영양실조, 경련, 발작 증상을 보인다.
② 약물부작용으로 인해 인지기능의 감퇴, 기립성 저혈압, 안절부절못함, 변비 등이 나타난다.

(2) 치매돌봄

① 치매환자가 혼자 할 수 있는 범위까지 스스로 할 수 있게 하고, 부족한 부분을 도와준다.
② 치매 환자들은 자신의 건강 문제를 명확히 인식하고 표현하지 못하는 경우가 많아 건강에 대해 세심한 관심이 필요하다.
③ 급작스럽게 생길 수 있는 여러 사고들에 미리 대비를 하는 것이 필요하다.
④ 치매환자도 존중받아야 하는 노인으로 대해야 한다.

(3) 치료

① 3~6개월 간격으로 병원진료
② 약물요법과 비약물요법(환경개선, 행동개입, 인지 및 활동자극)을 병행치료

(4) 예방

① 당뇨, 고혈압, 심장병 등 성인병을 관리한다.
② 규칙적인 생활(식사, 운동 등)을 한다.
③ 취미활동, 사회활동을 꾸준히 한다.

> **TIP** 기억력 장애 증상을 보이는 경우 치매조기검진
>
> - 물건을 잘 간수하지 못하고 잃어버린다.
> - 사람의 이름이나 얼굴을 기억하는 것이 어렵다.
> - 익숙한 환경에서도 길을 잃기도 한다.
> - 책이나 잡지의 구절을 읽고 기억나는 것이 거의 없다.
> - 주변사람에게 기억력이 저하됨이 발견된다.

2 뇌졸중

뇌에 혈액을 공급하는 혈관이 막히거나 터져서 뇌에 손상이 생기고 그에 따른 마비, 언어장애, 의식장애 등의 신경학적 이상이 발생한다.

1 위험요인

① 조절이 불가능한 위험요인 : 고령, 남자, 뇌졸중 가족력
② 조절이 가능한 위험요인 : 흡연, 신체활동 부족, 고나트륨식이(고염식이), 비만, 고혈압, 당뇨병, 이상지질혈증, 심장질환 등
③ 위험요인 관리 : 뇌졸중의 과거력이 있는 사람은 반드시 금연, 고혈압, 당뇨 등의 약물복용을 잊어서는 안 된다.

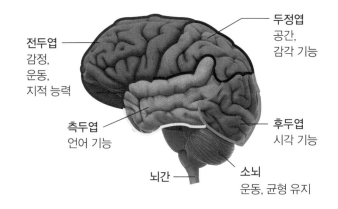

2 증상 및 후유증

반신마비	손상된 뇌의 반대쪽 팔다리, 안면하부 마비
전신마비	뇌간 손상 시 전신마비와 의식이 저하됨
반신감각장애 **(감각이상, 감각소실)**	손상된 뇌의 반대쪽의 시각, 촉각, 청각 등의 장애, 감각저하, 얼얼한 느낌
언어장애	• 좌측 뇌가 손상된 경우 우측마비, 말을 못하거나 말을 이해하지 못하는 실어증 발생 • 글을 못 쓰고 못 읽으며, 혀, 목구멍, 입술 등의 근육이 마비되어 술에 취한 사람처럼 부정확한 발음, 어눌한 발음으로 말함
의식장애	뇌손상 부위가 광범위하거나 뇌간에 뇌졸중이 발생하면 의식 저하 발생함
어지럼증	소뇌와 뇌간에 혈액공급이 부족할 경우 오심, 구토와 함께 몸의 불균형을 보임
두통 및 구토	극심한 두통과 반복적인 구토, 의식 소실을 동반함

운동 실조증	소뇌에 뇌졸중이 발생하여 취한 사람처럼 비틀거리고 한쪽으로 자꾸 쓰러짐
시력장애	한 개의 물체가 두 개로 보이는 복시나 시야장애가 나타남(후두엽의 뇌졸중)
삼킴장애	음식이나 물을 삼키기 힘든 연하곤란이 옴
치매	뇌졸중으로 인한 치매는 갑자기 발생, 감정조절의 이상, 기억력·계산력·판단력 장애

3 치료 및 관리

① 뇌경색 약물복용자는 갑자기 약을 끊으면 안 된다.

② 재발증상이 있을 시 주의깊게 관찰하고 요양보호사는 담당관리자와 보호자에게 연락을 취하고 병원에 방문할 수 있도록 한다.

③ 삼키는 게 어렵고 발음이 어눌해진 대상자는 흡인성 폐렴에 주의한다.

④ 약물요법 : 뇌경색 발생 4시간 이내에는 주사제인 혈전용해제로 치료한다.

⑤ 기저질환(고혈압, 당뇨 등)을 예방하고 치료한다.

> **TIP** 뇌졸중의 전구 증상
>
> • 한쪽 팔다리가 마비되거나 감각이 이상하다.
> • 일어서거나 걸으려 하면 자꾸 한쪽으로 넘어진다.
> • 갑자기 눈이 안 보이거나, 둘로 보인다.
> • 의식장애로 깨워도 깨어나지 못한다.
>
> • 말할 때 발음이 분명치 않거나, 말을 잘 못한다.
> • 주위가 뱅뱅 도는 것처럼 어지럽다.
> • 갑자기 벼락 치듯 심한 두통이 온다.

3 파킨슨질환

파킨슨병은 안정 시 떨림, 행동 느려짐(서동), 경직 등의 증상을 특징으로 하는 신경퇴행성 질환이다.

1 관련 요인

도파민 물질분배의 장애, 염색체 돌연변이, 퇴행성 뇌질환

2 증상

(1) 운동 증상

떨림	• 가장 흔한 증상으로 가만히 있을 때 주로 나타나고 움직일 때는 사라진다. • 손, 다리, 얼굴에서 떨림 증상을 보인다.
행동 느려짐	• 파킨슨병이 진행됨에 따라 행동이 느려진다. • 초기에는 간단한 단추 끼우기, 글씨 쓰기가 어려워지다가 옷 입기, 양치하기, 식사하기 등의 행동이 느려진다. • 무표정한 얼굴, 목소리 작아짐의 증상을 보인다.
경직	근육이 긴장되어 있고, 관절을 구부리거나 펼 때 뻣뻣한 느낌이 든다.
자세 불안정	• 몸 전체가 엉거주춤한 자세이다. • 체위 변화에도 쉽게 넘어져 골절이나 외상의 원인이 된다. (자세반사의 소실)

(2) 비운동 증상

신경정신증상	우울, 불안, 피로, 환각, 망상 등의 증상이 발생한다.
수면이상	과도한 주간 졸림, 기면증 등이 발생한다.
자율신경계 증상	기립성 저혈압, 변비, 성기능 장애, 소변증상(야간뇨, 빈뇨) 등이 발생한다.
감각이상	통증이나 후각 기능이 저하된다.
인지기능 장애	기억력 저하는 흔히 동반되는 증상이다.

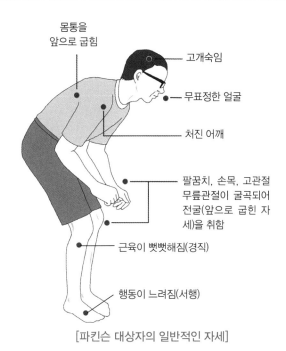

[파킨슨 대상자의 일반적인 자세]

3 치료 및 관리

① 약물을 정확한 시간에 복용한다.

② 관절과 근육이 경직되지 않도록 스트레칭(걷기, 수영, 체조, 요가, 실내자전거, 아쿠아로빅 등)을 한다. 걷는 것이 불안정한 대상자는 앉거나 누워서 운동을 하는 것이 안정적이다.

③ 변비 예방을 위해 충분한 수분과 야채, 과일을 섭취하고, 단백질 섭취 시 약물 복용과는 간격을 두고 섭취한다.

> **TIP** 파킨슨병에서 주의해야 할 약물
>
> 소화제, 항정신약물 및 안정제, 편두통 및 어지러움증 치료제는 파킨슨병 환자의 증상을 악화시키거나 치료 효과에 영향을 줄 수 있어 복용 전에 의사와 상의하여야 한다.
>
> **약물 복용 시 주의사항**
> - 가장 많이 사용되는 약물인 레보도파(levodopa)의 경우 단백질과 경쟁적으로 작용하기 때문에 고단백 식사 후에 약의 흡수가 떨어지므로, 단백질이 포함된(육류, 생선, 콩 등) 식사와 약물 복용 사이에 충분한 시간을 두고 섭취한다.
> - 단백질 식품을 엄격하게 제한하는 것보다는 매끼 균형적인 식사를 통해 적절한 단백질을 섭취한다.

■ 정답 옆에 기재된 페이지는 「요양보호사 양성 표준교재」 참고 페이지입니다.

1 치매에 관한 설명으로 <u>옳은</u> 것은?

① 시공간을 파악하는 능력은 정상이다.

② 언어소통의 능력에는 변화가 없다.

③ 혈관성 치매 비율이 가장 높다.

④ 근래의 일보다 먼 과거의 일을 잘 기억해내지 못한다.

⑤ 운동기능은 정상인데 운동활동 수행능력이 손상되는 실행증이 나타난다.

01 　정답 ⑤ 　238~240p

① 시공간 파악 능력이 저하된다.
② 언어 능력이 저하된다.
③ 노인성 치매(알츠하이머병) 〉 혈관성 치매 〉 기타 퇴행성 질환 〉 기타(우울증, 뇌염 등)
④ 수일 전 혹은 수 주일 전의 일(단기 기억력) 저하가 먼저 생기고 병이 심해지면서 장기 기억력 저하가 온다.
⑤ 실행증은 근육 약화, 실조증, 감각 상실 그리고 근긴장도의 장애 없이 목적 있는 운동 활동을 수행하지 못하는 것을 지칭한다.

2 알츠하이머병에 관한 설명으로 <u>옳은</u> 것은?

① 중기에는 가족을 알아보지 못한다.

② 초기에는 독립적인 생활을 할 수 있다.

③ 초기부터 장기기억력 저하가 나타난다.

④ 말기에 새로 외우는 것은 거의 불가능하다.

⑤ 말기에는 과거에 대해 힌트를 주면 기억해낸다.

02 　정답 ② 　240~241p

① 말기 : 가족을 못 알아본다.
③ 중기 : 장기기억력 저하가 나타난다.
④ 중기 : 새로 외우는 것은 거의 불가능하다.
⑤ 건망증 : 과거에 대해 힌트를 주면 기억해낸다.

3 뇌졸중은 뇌혈관이 막힌 경우를 　A　(이)라고 하고, 뇌혈관이 터진 경우를 　B　(이)라고 한다. 　　 안에 들어갈 질환으로 <u>옳은</u> 것은?

	(A)	(B)
①	뇌경색	뇌출혈
②	뇌출혈	뇌경색
③	중풍	뇌출혈
④	동맥경화	중풍
⑤	동맥경화	뇌출혈

03 　정답 ① 　244p

4 뇌졸중의 증상 중 손상된 뇌의 반대쪽 팔다리, 갑작스런 안면하부의 마비가 오는 후유증으로 <u>옳은</u> 것은?

① 반신마비　　　　　② 전신마비
③ 반신감각장애　　　④ 언어장애
⑤ 운동실조증

04　정답 ①　　244p

5 뇌졸중의 증상 중 손상된 뇌의 반대쪽의 시각, 촉각, 청각 등의 장애, 남의 살 같은 불쾌한 느낌의 후유증을 남기는 것으로 <u>옳은</u> 것은?

① 반신마비　　　　　② 전신마비
③ 반신감각장애　　　④ 언어장애
⑤ 운동실조증

05　정답 ③　　244p

6 좌측뇌가 손상되어 우측마비와 함께 말을 못하거나 남의 말을 이해하지 못하는 실어증의 후유증으로 <u>옳은</u> 것은?

① 반신마비　　　　　② 전신마비
③ 반신감각장애　　　④ 언어장애
⑤ 운동실조증

06　정답 ④　　244p

뇌손상 부위에 따라 글을 못 쓰고 못 읽으며, 혀, 목구멍, 입술 등의 근육이 마비되어 발음이 부정확하고 마치 술 취한 사람처럼 어눌한 발음으로 말을 한다.

7 대상자에게 소뇌 손상이 발생했을 때 나타나는 특징적인 증상으로 <u>옳은</u> 것은?

① 시각장애로 사물을 인지하지 못한다.
② 인지기능의 저하가 나타난다.
③ 말의 내용을 이해하지 못한다.
④ 한 개의 물체가 두 개로 보인다.
⑤ 자세의 균형을 유지하지 못한다.

07　정답 ⑤　　244~246p

몸의 불균형이 보인다. 술 취한 사람처럼 비틀거리고 한쪽으로 자꾸 쓰러지려 하고, 물건을 잡으려고 할 때 정확하게 잡지 못한다.

8 술에 취한 사람처럼 비틀거리고, 자꾸 한쪽으로 쓰러질 때 의심할 수 있는 뇌졸중의 주요 증상으로 옳은 것은?

① 언어장애
② 운동실조증
③ 반신마비
④ 어지럼증
⑤ 평형감각장애

08   정답 ②   244~246p

① 의식장애 – 뇌간부위에 뇌졸중 발생
② 소뇌에 뇌졸중이 발생한 운동실조증 증상
③ 반신마비 – 손상된 뇌의 반대쪽 팔다리, 안면하부의 마비증상

9 뇌졸중으로 갑자기 발생하며 갑자기 동작이 서툴러지고, 대소변을 못 가리고, 감정조절에 이상이 생길 때 의심해봐야 하는 질환으로 옳은 것은?

① 알츠하이머
② 혈관성 치매
③ 파킨슨병
④ 섬망
⑤ 균형감각장애

09   정답 ②   246p

기억력, 판단력, 지적능력이 감소하게 되면 혈관성 치매를 의심해봐야 한다.

10 뇌졸중을 의심할 수 있는 전구증상은?

① 가만히 있을 때 떨림증상이 있다.
② 가슴이 조이는 흉통이 있다.
③ 새벽에 속쓰림 증상이 있다.
④ 한 개의 물체가 둘로 보인다.
⑤ 목이 말라서 물을 자주 마신다.

10   정답 ④   247p

뇌졸중의 전구증상
• 한쪽 팔다리가 마비되거나 감각이 이상하다.
• 말할 때 발음이 분명치 않거나, 말을 잘 못 한다.
• 일어서거나 걸으려 하면 자꾸 한쪽으로 넘어진다.
• 주위가 뱅뱅 도는 것처럼 어지럽다.
• 갑자기 눈이 안 보이거나 둘로 보인다.
• 갑자기 벼락 치듯 심한 두통이 온다.
• 의식장애로 깨워도 깨어나지 못한다.

11 혈관성 치매 대상자를 돕기 위한 요양보호사의 활동으로 옳은 것은?

① 망상장애가 왔다며 가족과 상의하여 병원에 입원시킨다.
② 이상행동을 보일 시 부정, 설득보다 보호, 수용, 지지한다.
③ 가능한 재활치료보다 침상에서 안정을 취하게 한다.
④ 보호자의 정서적 지도 및 상담비용을 청구한다.
⑤ 적절한 의사소통이 불가능하므로 인내심을 가지고 지도한다.

11   정답 ②   250p

① 질병명을 예측하거나 말하지 않는다.
③ 회복이 늦어지거나 회복이 어려울 수 있기 때문에 체위 변경과 올바른 자세 유지, 관절운동 등 재활치료를 조기에 시작하는 것이 중요하다.
④ 옆에서 지켜보는 보호자도 매우 힘든 상황이므로 정서적으로 지지해준다.

12 다음에서 설명하는 신경계 질환으로 <u>옳은</u> 것은?

- 도파민이라는 물질의 분비 장애로 발생한다.
- 떨림 증상으로 움직일 때보다 가만히 있을 때 주로 나타난다.
- 행동이 느려지는 것으로 서서히 나타난다.

① 혈관성 치매   ② 알츠하이머병
③ 파킨슨병   ④ 뇌졸중
⑤ 건망증

13 파킨슨질환의 운동 증상으로 <u>옳은</u> 것은?

① 얼굴 등에서 떨림이 보이고 움직이면 사라진다.
② 불안, 피로, 환각, 망상 등 증상이 발생한다.
③ 과도한 주간 졸림, 기면증이 발생한다.
④ 통증이나 후각 기능 저하가 발생한다.
⑤ 변비, 피로 등의 증상이 나타난다.

14 파킨슨질환의 주요 증상으로 <u>옳은</u> 것은?

① 진전(떨림)은 가만히 있으면 사라진다.
② 행동의 느려짐은 급박하게 진행된다.
③ 엉거주춤한 자세로 쉽게 넘어져 골절의 원인이 된다.
④ 밤낮으로 과도한 깊은 수면현상이 나타난다.
⑤ 기억력에는 문제가 없다.

15 파킨슨질환자의 치료 및 관리 방법으로 <u>옳은</u> 것은?

① 대상자가 원하는 시간에 약물복용을 한다.
② 서있는 것이 불안정하다면 지팡이를 짚게 한다.
③ 서있는 자세가 불안정하므로 운동은 삼간다.
④ 약물흡수를 위해 단백질 식품과 함께 복용한다.
⑤ 변비 예방을 위해 과일, 수분 섭취를 한다.

---

12   정답 ③   248p

13   정답 ①   248~249p

②~⑤ 비운동 증상

14   정답 ③   248~249p

① 진전(떨림)은 가만히 있을 때 나타나고 움직이면 사라진다.
② 행동의 느려짐은 서서히 진행된다.
③ 엉거주춤한 자세(자세반사의 소실)는 낙상사고로 이어져 골절, 외상의 원인이 된다.
④ 낮 동안의 졸림, 기면현상이 나타나고 밤에는 불면증으로 수면장애가 나타난다.
⑤ 기억력 저하는 흔히 동반되는 증상이다.

15   정답 ⑤   249~250p

① 약물은 지속적으로 정확한 시간에 복용한다.
②, ③ 서있는 것이 불안정하다면 앉거나 누워서 한다.
④ 단백질 식품은 약물복용과는 시간차를 두고 먹는다.

1 영양

1 노인 영양 문제

① 침 분비의 저하, 위장 위축, 소화액 분비와 흡수 기능의 저하, 인지기능의 저하, 배우자, 친한 친구의 죽음, 은퇴, 고독, 우울 등 심리적 이유로 인한 활동 감소가 식욕 저하의 원인이 된다.

② 만성질환, 약물 복용, 치료식이의 섭취(당뇨식이, 저염식이 등), 독거노인의 사회적 고립으로 인한 단조로운 식이가 원인이 될 수 있다.

③ 체수분량이 감소하고 갈증을 잘 느끼지 못해 탈수가 발생한다.

④ 미각의 저하로 인한 짠 음식의 섭취, 시력과 후각 저하로 상한 음식을 섭취할 수 있다.

⑤ 에너지 섭취의 부족, 높은 탄수화물 비중, 염분의 과다 섭취 등이 나타난다.

2 한국인을 위한 식생활 지침

① 신선한 채소, 과일, 곡류, 육류, 생선류, 달걀, 유제품을 섭취한다.

② 저염, 저지방 식이를 한다.

③ 충분한 수분 섭취를 한다.

④ 과음, 과식은 피하고 건강한 체중을 유지한다.

⑤ 아침밥은 꼭 먹는다.

2 운동

1 운동 문제

① 심장근육 및 폐조직의 탄력성 저하로 쉽게 피곤하고 숨이 찬다.

② 관절 가동 범위의 저하, 자극에 대한 반응성 저하, 시력의 감퇴 등 신체적 노화가 생긴다.

③ 시간과 비용 낭비라는 생각과 운동, 낙상에 대한 두려움 등 심리적 상태가 방해된다.

2 운동 관리

① 현재 운동 상태를 관찰한다.

② 운동 금기 질환, 투약 상황을 확인한다.

③ 10분 이상 충분한 준비운동을 실시하여 유연성을 높이고 근육 손상을 방지한다.

④ 저강도의 운동으로 근육피로, 호흡곤란, 협심증, 부정맥, 혈압의 변화 등에 주의한다.

⑤ 운동의 강도, 기간, 빈도를 서서히 증가시킨다.

⑥ 안정 시 심박동수로 돌아올 때까지 서서히 마무리 운동을 한다.

⑦ 운동하는 중간중간에 충분한 휴식시간을 갖고 무리하지 않는다.

⑧ 빠르게 방향을 바꾸는 운동(태권도, 농구, 탁구, 배드민턴, 스쿼시, 테니스)이나 동작은 금한다.

3 수면

1 수면 문제

① 수면 중에 자주 깬다.　　　② 수면량이 줄어든다.

③ 잠들기까지 시간이 오래 걸린다.　　　④ 낮 시간 동안 졸림증이 많아진다.

2 수면 관리

① 취침 시간과 기상 시간을 일정하게 유지한다.

② 금주, 금연하고, 커피 등 카페인 음료를 줄이거나 오후에는 금한다.

③ 공복감으로 잠이 안 올 때에는 따뜻한 우유를 마셔 수면을 돕는다.

④ 저녁에 과식을 하면 숙면을 취하기 어려우므로 과식하지 않는다.

⑤ 치료가 아니라면 낮잠은 자지 말고, 규칙적인 운동으로 활동량을 늘린다.

우유 신경을 안정시키는 세로토닌을 형성하여 불안감을 해소하고 안정감을 취하게 된다.

3 수면을 방해하는 요인

환경 요인	실내온도, 습도, 소음, 빛, 침구 등
신체적 원인	질병으로 인한 통증, 정신질환, 가려움증, 공복, 약물, 호흡곤란 등
정신적 원인	우울, 긴장, 걱정, 치매, 신경질, 외로움
생활습관의 변화	낮잠, 운동량 저하, 낮 동안 움직임 감소, 수면 전의 습관(독서, 음주, 음악 등), 커피, 담배 등 수면을 방해하는 기호식품

4 편안한 수면을 위한 지원

① 환경 만들기 : 온도 15~25℃ 전후, 습도 50~60%의 쾌적한 환경 유지

② 야간에 편하게 잘 수 있는 수면복장으로 구별하여 자신의 생활환경에 맞춤

③ 침구는 통기성이 좋고 선호하는 침구를 사용

④ 야간 취침 전 각 영역별 개인에 맞춘 요양(구강, 족욕, 배설 등) 제공

1 성 문제

① 에스트로겐 감소로 질조직이 얇아 성교 시 불편감과 통증을 호소한다.

② 남성은 성적자극 반응에 지연된다.

③ 복용 중인 약물이 정상적인 성적활동을 방해할 수 있다.

④ 당뇨병은 발기부전을 경험할 수 있고, 남성의 전립선 절제술은 발기하는 데 문제를 유발하지 않는다.

⑤ 관절염 대상자의 통증은 성적 활동에 방해가 되며, 통증완화를 위한 항염증성 약물은 성적 욕구를 감소시킨다.

⑥ 심장질환 대상자가 성교 시 심장마비가 오는 것은 아니지만 주치의와 상의해야 하며, 성생활이 뇌졸중 재발과는 관련이 없다.

⑦ 여성의 자궁 적출술과 유방절제술은 성기능을 변화시키지 않는다.

⑧ 과도한 알코올 섭취는 여성에게는 지연된 오르가즘과 남성에게는 발기 지연이 나타난다.

⑨ 감심제, 이뇨제, 항고혈압제, 신경안정제, 항진정제 등은 남녀 노인에게 성 문제를 유발할 수 있다.

⑩ 일부 항파킨슨 약물은 성적욕구를 높여주지만 수행능력까지 높여주는 것은 아니다.

2 성생활 관리

① 노인의 성적 욕구 및 성적 표현은 기본 욕구의 하나임을 인지한다.

② 성의 개념은 개인차가 있으므로 대상자의 사생활을 존중해주고 대상자 수준에 맞는 접근이 필요하다.

③ 기저귀 교환 시 성기 노출 등은 노인의 성적 특성을 존중하지 않는 행동으로 노인의 인권을 침해할 수 있음을 간과해서는 안 된다.

④ 종사자가 노인 부부의 성생활을 흥밋거리로 다루지 않는다.

3 생활시설에서의 인권 실천 가이드

① 종사자들은 노인도 성적 존재임을 인정한다.

② 종사자들은 노인의 성을 이해하고, 관련한 생활상담도 진행할 수 있도록 전문교육을 실시한다.

③ 부부가 한방을 쓰도록 배려한다.

④ 성적욕구를 해소할 수 있는 프로그램을 개발한다.

⑤ 개인의 개별적인 욕구는 표현되어야 한다.

5 약물 사용

1 노인약물 상호작용 예방법

① 복용하는 약물의 이름과 효과를 알고 정해진 양을 정해진 시간에 올바른 방법으로 복용한다.

② 약물의 부작용을 알고, 건강기능식품 등 비처방약도 의사와 상담한다.

③ 다른 사람에게 처방된 약물은 절대 복용하지 않는다.

④ 자신의 질병, 과거 약물부작용, 현재 복용 약물을 기록하여 의료진에게 알린다.

2 노인 약물 사용 원칙

① 증상이 좋아졌다 해도 의사의 처방, 상담 없이 복용하던 약을 중단하면 안 된다.

② 술과 함께 먹으면 약의 효과가 떨어지거나 부작용이 있을 수 있다.

③ 증상이 비슷하다고 하여 다른 사람의 처방된 약물을 먹거나 자신의 약을 남에게 주면 안 된다.

④ 단골 병·의원과 약국을 지정하여 중복 처방과 부작용을 막는다. 진료 후 처방이 변경되었다면 이전 처방약(남아 있는 약)을 이어서 복용하지 않는다.

⑤ 복용 시간을 준수한다.

⑥ 약이 쓰다고 다른 것과 함께 복용하지 않는다.

⑦ 약 삼킴이 힘들다고 쪼개어 복용하지 않는다.
- 분할선이 있는 약물만 쪼개어 복용한다. ⊘
- 분할, 분쇄 불가 약제 : 장용 코팅제(약효 저하), 서방제(부작용 증가)
- 삼키기 힘든 약물이 분할, 분쇄 약물이라면 처방 변경을 요청한다.

⑧ 절대로 2배 용량을 복용하지 않는다. 잊었을 때는 생각난 즉시, 다음 복용 시간이 가까워진 때는 다음 복용 시간에 복용한다.

3 노인에게 부작용이 흔한 약물

약물 종류	부작용
소염진통제	• 관절염, 신경통 등 통증에 먹는 약이다. • 신장 기능 저하, 심부전증 환자는 복용 전 의사와 상의한다. • 위염, 위궤양이 있는 경우 속쓰림이 심해 의사에게 알린다.
당뇨병 약제	• 식사가 불규칙한 경우 저혈당이 올 수 있다. • 저혈당이 심한 경우 감각저하, 의식저하, 두통, 시각장애, 혼수 등이 있다.
스테로이드제	• 자가면역질환, 만성 피부질환, 장기이식 후 흔히 사용된다. • 체중증가, 정신장애, 섬망, 우울, 소화기궤양, 당뇨병, 뼈의 대사이상 등 전신질환 등 문제가 발생 가능하다.
수면제 등 신경정신계 약물	• 낙상, 배뇨장애, 변비 등의 위험성이 있다. • 복용 후 낙상사고 나지 않도록 주의한다.

④ 약 복용 시 주의해야 하는 음식들

음식 종류	부작용
자몽 주스	고지혈증약, 고혈압약, 수면제 등 여러 약물과 상호작용이 있어 부작용을 일으킴
시금치	부정맥 등이 있을 때 복용하는 와파린과 함께 복용 시 효과가 줄어들 수 있음
커피, 유제품, 인삼, 홍삼, 콜라, 술	• 예상치 못한 부작용 발생 • 약물은 항상 물과 복용 • 궁금한 점은 의료진과 상의

6 금연과 적정 음주

1 금연

담배를 끊는 것은 언제라도 절대로 늦은 것이 아니다. 심지어 잠시 동안 피웠던 담배를 끊는 것만으로도 노인의 손상된 건강을 증진할 수 있다.

2 절주

절주 방법	• 술 대신 알코올이 없는 음료나 도수가 낮은 종류로 선택한다. • 작은 잔에 마신다. • 술을 알코올 없는 음료와 섞어 마시거나 물과 함께 마신다. • 일주일에 술을 마시지 않는 날을 정한다. • 술자리에서 음식(안주)도 함께 먹는다.
금단증상 대처 및 스트레스 방법	• 적절한 영양과 비타민을 공급한다. • 금단증상이 심하면 약물치료가 필요할 수 있어 병·의원에 방문한다. • 언제 술 생각이 나는지 파악하여 유발 상황을 피한다. • 스트레스 상황을 파악하고 취미생활, 요가, 명상 등을 통해 스트레스를 풀도록 한다. • 규칙적인 생활습관을 유지하고 충분한 수면을 취한다.

7 예방접종

대상자	접종 간격
독감 (인플루엔자)	모든 성인 매년 1회
파상풍, 디프테리아, 백일해	• 최초 1회 파상풍, 디프테리아, 백일해는 접종 • 이후 10년마다 파상풍, 디프테리아 재접종

대상자	접종 간격
폐렴구균	• 65세 이상에서 접종 • 면역력 정상 : 23가 다당백신 혹은 13가 단백백신 1회 접종 후 23가 다당백신 추가 접종 • 면역력 저하 : 13가 단백백신 접종 후 23가 다당백신 추가 접종
대상포진	• 60세 이상 성인은 1회 접종 • 50~59세 위험군에서만 1회 접종

8 온열질환 및 한랭질환

1 온열질환

(1) 폭염 대응 안전수칙

① 가급적 야외활동 또는 야외작업을 자제한다. 외출, 논밭일, 비닐하우스 작업은 삼가고 외출 시 헐렁한 옷차림, 챙이 넓은 모자와 물을 휴대한다.

② 현기증, 오심·구토, 두통, 경련 등의 증상이 있을 때는 시원한 장소에서 휴식을 취하고 음료수를 충분히 마신다.

③ 식사는 가볍게 하고 물은 매 20분마다 한 컵씩 마신다.

④ 선풍기는 환기가 잘되는 상태에서 사용하고 커튼 등으로 햇빛을 가린다.

(2) 폭염 관련 질환

온열질환	증상	응급처치
열사병	• 고온, 다습한 환경에 노출 시 체온 조절 기능의 이상으로 발생 • 현기증, 두통, 경련, 빈맥, 저혈압 • 중추신경기능장애로 혼수상태, 헛소리 • 땀이 나지 않아 건조하고 뜨거운 피부, 40°C가 넘는 직장체온	• 119에 즉시 신고한다. • 기다리는 동안 다음과 같은 조치를 시행한다. – 시원한 장소로 옮긴다. – 옷을 벗기고 몸을 젖은 수건 등으로 적셔 주고 선풍기 등으로 바람을 쐬어준다. ※ 환자의 체온이 너무 떨어지지 않도록 주의 ※ 의식이 없는 환자에게 음료는 금기시항
열탈진	• 땀을 많이 흘린 뒤 발생 • 심한 갈증, 피로감, 식욕감퇴, 두통, 구역, 구토 • 창백함 근육경련, 현기증 • 체온은 크게 상승하지 않음	• 서늘하고 통풍이 잘 되는 장소에서 쉰다. • 스포츠음료나 주스, 투명과즙 등을 마신다. ※ 0.1% 식염수 – 물 1L에 소금 1티스푼 정도 섞어 마신다. • 시원한 물로 샤워하거나 목욕한다. • 회복되지 않을 경우 의료기관에서 진료를 받는다.
열경련	• 폭염 시 심한 신체활동 후 근육에 경련 증상 • 2~3분 정도 지속되는 근육경련	• 시원한 장소로 옮겨 평평한 곳에 눕힌다. • 물, 스포츠음료나 주스 등을 천천히 마신다. • 경련이 일어난 근육은 마사지로 풀어준다.
열발진	다발성 붉은 뾰루지 또는 소수포 : 목, 가슴 상부, 서혜부, 유방 밑, 팔꿈치 안쪽	• 시원하고 건조한 장소로 옮긴다. • 소수포 등이 난 부위는 건조하게 유지한다. • 살포제(dusting powder)를 사용한다.

온열질환	증상	응급처치
열성부종	발이나 발목의 부종	시원한 장소에서 발을 높인 자세로 휴식한다.
열실신	근육경련 : 팔다리, 복부, 손가락	• 서늘한 곳에서 휴식한다. • 스포츠 음료나 주스, 투명과즙 등을 마신다.

2 한랭질환

(1) 한랭질환 예방수칙

① 평소 가벼운 실내운동과 적절한 영양섭취를 한다.

② 외출 전에는 날씨 정보를 확인하고 가급적 추운 날에는 야외활동을 하지 않는다.

③ 외출 시에는 내복을 입고 얇은 옷을 겹쳐 입는다.

④ 장갑·목도리·모자·마스크를 착용한다.

⑤ 발을 따뜻하게 감싸주는 덧신이나 안쪽에 기모가 있는 부츠, 방한화를 착용한다.

(2) 한랭 관련 질환

한랭질환	증상	응급처치
저체온증	• 추운 기온에 노출되었을 때 체온이 떨어지는 질병 • 몸떨림, 피로감, 착란, 어눌한 말투, 기억상실, 졸림 등	• 즉시 119에 신고한다. • 구급차가 올 때까지 대상자를 따뜻한 곳으로 이동시킨다. • 젖은 옷은 벗기고 담요로 감싼다. • 의식이 있다면 따뜻한 음료와 단 음식을 섭취하게 한다.
동상	• 강한 한파에 노출되어 피부 및 피하조직이 손상 • 코, 귀, 뺨, 턱, 손가락, 발가락이 창백, 누런 회색으로 변하고 단단해지고 피부감각의 무감각	• 신속히 병원을 방문한다. • 병원 방문이 어렵다면 따뜻한 장소로 이동한다. • 동상 부위를 따뜻한 물에 담근다.
심혈관계, 호흡기질환, 낙상사고	• 혈관수축으로 혈압 상승 – 뇌경색, 뇌졸중 발생 • 건조하고 차가운 공기 – 호흡기 질환 • 낮은 기온 – 관절, 주변 인대, 근육 뻣뻣해져 낙상 증가	가급적 야외활동을 피하고 보온에 주의를 기울인다.

착란 집중력이나 기억력의 상실로 자신의 생각을 적절히 표현하지 못하는 경우

■ 정답 옆에 기재된 페이지는 「요양보호사 양성 표준교재」 참고 페이지입니다.

1 노화에 따른 수분량의 감소와 탈수의 원인으로 <u>옳은</u> 것은?

① 갈증에 대한 반응 저하
② 염분 섭취의 증가
③ 타액 분비 증가
④ 소화액의 증가
⑤ 칼슘 흡수 감소

01 정답 ① 252~253p

체수분량이 감소하고 갈증을 잘 느끼지 못해 탈수가 발생한다.

2 영양 문제 발생 위험이 가장 높은 대상자로 <u>옳은</u> 것은?

① 인지기능이 저하된 대상자
② 배변활동이 양호한 대상자
③ 거동에 문제가 없는 대상자
④ 잇몸에 맞는 틀니를 낀 대상자
⑤ 시력 교정용 안경을 쓴 대상자

02 정답 ① 252~253p

인지기능 저하(치매)로 음식을 과도하게 섭취하거나 식욕이 없어지기도 한다.

3 노인이 운동을 꺼리는 이유로 <u>옳은</u> 것은?

① 복부지방 감소
② 폐활량 감소
③ 관절의 운동범위 증가
④ 자극에 대한 반응 증가
⑤ 폐활량 증가

03 정답 ② 254~255p

① 복부지방의 증가
② 폐조직의 탄력성 감소로 폐활량 감소
③ 관절의 운동범위가 줄어들어 관절 움직임에 제한
④ 자극에 대한 반응이 줄어들고 균형 및 조정 능력의 감소
⑤ 흉곽의 경직으로 폐활량 감소

4 대상자의 건강증진을 위한 운동 방법으로 <u>옳은</u> 것은?

① 빠르게 방향을 바꾸는 운동을 한다.
② 개인의 신체능력에 맞는 운동을 한다.
③ 고강도에서 중강도 운동으로 진행한다.
④ 준비 운동은 2~3분 이내로 짧게 한다.
⑤ 호흡곤란, 부정맥, 혈압이 있을 때는 고강도 운동을 한다.

04 정답 ② 254~255p

① 빠르게 방향을 바꾸어야 하는 운동이나 동작은 금한다.
③ 낮은 수준으로 운동을 시작하여 상태를 보면서 점차 강도를 올린다.
④ 10분 이상 준비운동을 하여 유연성을 높이고, 근육 손상을 방지한다.
⑤ 저강도 운동으로 시작하고, 근육 피로, 호흡곤란, 협심증, 부정맥, 혈압 변화 등에 주의한다.

5 노화로 인한 수면양상의 변화로 <u>옳은</u> 것은?

① 수면 중에 자주 깬다.

② 수면시간이 늘어난다.

③ 잠드는 데 시간이 줄어든다.

④ 낮 동안 졸림 증상이 줄어든다.

⑤ 아침에 늦게 일어난다.

05　　정답 ①　　256~258p

② 수면량이 줄어든다.
③ 잠들기까지 시간이 오래 걸린다.
④ 낮 시간 동안 졸림증이 많아진다.

6 밤에 잠이 들기까지 시간이 오래 걸리고 자주 깨는 대상자의 수면을 돕는 방법으로 <u>옳은</u> 것은?

① 저녁에 과식하지 않는다.

② 가습기를 이용하여 습도를 80%로 맞춘다.

③ 밤에 땀 흘리는 운동을 하게 한다.

④ 저녁 식사 후 따뜻한 홍차를 마시게 한다.

⑤ 취침 전에 집중할 수 있는 놀이를 함께 한다.

06　　정답 ①　　256~258p

① 숙면이 어려우므로 저녁에 과식하지 않는다.
② 습도는 50~60%의 쾌적한 환경을 만든다.
③, ⑤ 취침 전 지나치게 집중하는 일, 격한 운동은 하지 않는다.
④ 카페인이 함유된 음료(홍차, 녹차, 커피)를 줄이거나 오후에는 금한다.

7 여성노인의 성적 변화에 관한 설명으로 <u>옳은</u> 것은?

① 질 분비물 증가로 성교 시 통증이 없다.

② 유방절제술을 받으면 성기능이 감소한다.

③ 항 염증성 약물을 복용하면 성기능이 증가한다.

④ 전립선 절제술은 발기하는 데 문제를 유발한다.

⑤ 유방절제술은 성기능에 영향을 주지 않는다.

07　　정답 ⑤　　259~260p

① 분비물 감소로 성교 시에 불편감과 통증이 증가한다.
② 자궁적출술과 유방절제술을 한 여성 노인의 성기능은 변화되지 않는다.
③ 항 염증성 약물도 성적 욕구를 감소시킬 수 있다.
④ 전립선 절제술은 발기하는 데 문제를 유발하지 않는다.

8 뇌졸중 대상자가 성생활에 대해 고민할 때 요양보호사의 반응으로 <u>옳은</u> 것은?

① "성생활은 뇌졸중 재발의 원인이 돼요."

② "성생활로 뇌졸중이 악화되지 않아요."

③ "윤활제는 사용하지 않는 것이 좋아요."

④ "뇌졸중 치료제를 드시면 성기능이 좋아져요."

⑤ "체위 변화를 위한 기구는 성생활에 도움이 되지 않아요."

08　　정답 ②　　259~260p

성생활은 뇌졸중 재발과 관련이 없으므로 뇌졸중 노인의 성생활을 막을 필요는 없다.

9 시설에서의 노인의 성생활과 관련된 권리로 <u>옳은</u> 것은?

① 노인도 성적 존재임을 인정한다.

② 부부라도 한방을 쓸 수 없도록 한다.

③ 자신의 성을 인식하고 표현하지 않도록 한다.

④ 노인부부의 성생활을 흥밋거리로 다룬다.

⑤ 노인 개인의 성과 관련된 상담은 하지 않는다.

09 정답 ① 261~262p

② 부부가 한방을 쓸 수 있도록 배려한다.

③ 자신의 성을 인식하고 표현할 수 있는 프로그램을 제시한다.

④ 노인부부의 성생활을 흥밋거리로 다루지 않는다.

⑤ 성과 관련된 생활 상담을 진행할 수 있도록 전문교육을 실시한다.

10 편의점에서 구입 가능한 상비약으로 <u>옳은</u> 것은?

① 해열진통제, 소화제, 파스   ② 감기약, 수면제

③ 소화제, 항생제   ④ 파스, 스테로이드 연고

⑤ 해열제, 혈압약

10 정답 ① 263p

편의점에서 구입 가능한 비상약 : 해열진통제, 감기약, 소화제, 파스

11 노인 대상자의 약물 복용 방법으로 <u>옳은</u> 것은?

① 위장 장애가 있을 때에는 약의 용량을 줄인다.

② 코팅된 약을 삼키기 힘들 때는 분쇄하여 복용한다.

③ 약이 효과가 없을 때에는 임의로 복용을 중단한다.

④ 복용 약이 있는 경우 건강기능식품 섭취는 의사와 상의한다.

⑤ 약이 없으면 증상이 비슷한 다른 대상자의 약을 먹는다.

11 정답 ④ 263~265p

①, ③ 처방을 무시하고 임의로 조절하여 정해진 양보다 적게 복용하거나 많이 복용해서는 안 된다.

② 분할, 분쇄 불가 약제 : 장용 코팅제(약 효과 저하)

⑤ 다른 사람에게 처방된 약은 절대로 복용해서는 안 된다.

12 관절염, 근육통 약으로, 노인에서는 위염, 위궤양, 속쓰림 등의 부작용이 나타나는 약물로 <u>옳은</u> 것은?

① 당뇨병 약   ② 스테로이드제

③ 수면제   ④ 소염진통제

⑤ 고지혈증 약

12 정답 ④ 263~265p

13 와파린과 함께 먹었을 때 약의 효과를 줄일 수 있어 과량 섭취하지 않는 음식으로 <u>옳은</u> 것은?

① 인삼   ② 시금치

③ 프로바이오틱스   ④ 알로에

⑤ 감마리놀레산

13 정답 ② 263~265p

시금치는 부정맥 등이 있을 때 복용하는 와파린과 함께 먹으면 약의 효과를 줄일 수 있어 과량 섭취하지 않는 것이 좋다.

14 약물 복용 방법으로 옳은 것은?

① 쓴 약은 커피우유와 함께 복용한다.

② 약이 없으면 증상이 비슷한 다른 사람의 약을 복용한다.

③ 약 복용 시간을 놓친 경우 용량을 2배 용량으로 복용한다.

④ 처방이 바뀌면 이전 약을 모두 복용한 후 바뀐 약을 복용한다.

⑤ 삼키기 힘든 약이 분할할 수 없는 약이라면 처방을 변경해달라고 한다.

15 흡연과 금연에 관한 설명으로 옳은 것은?

① 흡연은 중독성이 없다.

② 금연 시기를 놓치면 금연 효과가 없다.

③ 일시적 금연은 폐기능을 악화시킨다.

④ 간접흡연도 직접흡연을 하는 경우와 마찬가지다.

⑤ 금연 시 혈중 일산화탄소 수치가 증가한다.

16 금연 후 나타나는 변화로 옳은 것은?

① 정자 수가 감소한다.

② 기대수명이 감소한다.

③ 혈액순환이 감소한다.

④ 심장병 발생 위험이 감소한다.

⑤ 혈중 산소량이 정상보다 감소한다.

17 음주를 매일 하는 대상자의 절주를 돕는 방법으로 옳은 것은?

① 알코올 도수가 높은 술을 마신다.

② 권유받았을 때만 술을 마신다.

③ 일주일에 술 마시는 날을 정한다.

④ 절주 의지를 주변 사람들에게 알리게 한다.

⑤ 암 예방을 위해 하루 한두 잔의 술을 허용한다.

---

14 정답 ⑤ 263~265p

① 예상하지 않았던 문제가 생길 수 있으므로 약은 물과 함께 복용한다.

② 다른 사람에게 처방된 약을 먹거나 자기 약을 남에게 주면 안 된다.

③ 절대 2배 용량을 복용해서는 안 된다.

④ 진료 후 이전 처방약을 이어서 복용하지 않는다.

15 정답 ④ 266~269p

① 흡연은 중독성 질환이다.

② 담배를 끊는 것은 언제라도 절대로 늦은 것이 아니다.

③ 담배를 잠깐 끊는 것만으로도 노인의 손상된 건강을 증진할 수 있다.

⑤ 혈중 일산화탄소와 산소량이 정상으로 회복되기 시작한다.

16 정답 ④ 266~269p

① 3개월 금연하면 정자 수가 증가하고 성기능이 향상된다.

② 10년 금연하면 기대 수명이 금연 전보다 10~15년 늘어난다.

③ 2주~3개월 금연하면 폐 기능의 30%가 회복된다. 혈액순환이 좋아진다.

④ 1년 금연 후 심장병 발병 위험이 절반으로 줄어든다.

⑤ 8시간 뒤 혈중 일산화탄소와 산소량이 정상으로 회복되기 시작한다.

17 정답 ④ 266~269p

① 알코올 도수가 낮은 술을 마신다.

② 술을 마시지 않음을 단호히 밝힌다.

③ 소량의 술도 마시지 않는다.

⑤ 암 예방을 위해 하루 한두 잔의 술도 피한다.

18 금연과 흡연의 금단 증상 대처 및 스트레스 관리로 <u>옳은</u> 것은?

① 적절한 시단보다 영양제를 중심으로 공급한다.

② 금단증상이 심하더라도 약물치료는 피한다.

③ 술 생각이 유발되는 상황을 피한다.

④ 스트레스 받는 상황에서 적당한 음주와 흡연을 한다.

⑤ 불규칙한 생활습관을 통해 스트레스를 관리한다.

18　　정답 ③　　269p

① 적당한 영양공급과 비타민 공급을 한다.
② 금단증상이 심하면 병·의원을 방문하여 약물치료를 한다.
④ 스트레스 받는 상황을 파악하여 취미생활을 즐긴다.
⑤ 규칙적인 생활습관을 통해 스트레스를 관리한다.

19 60세 이상 노인에게 권장되는 예방접종에 관한 설명으로 <u>옳은</u> 것은?

① 폐렴구균은 매년 1회 접종한다.

② 인플루엔자는 10년마다 1회 접종한다.

③ 백일해는 10년마다 접종한다.

④ 파상풍은 1회 접종했다면 10년마다 추가로 접종한다.

⑤ 대상포진은 과거에 홍역을 앓았다면 접종할 필요가 없다.

19　　정답 ④　　270~271p

① 폐렴구균은 65세 이상에서 건강상태에 따라 1~2회 접종한다.
② 인플루엔자는 매년 1회 접종한다.
③ 백일해를 포함한 예방접종을 하였다면 이후 10년 이후에는 백일해는 재접종하지 않는다.
⑤ 대상포진은 과거에 수두를 앓았다면 50~59세 위험군에서 접종 후, 60세 이상에는 1회 접종한다.

20 60세 이상 노인에게 매년 1회 권장되는 예방접종으로 <u>옳은</u> 것은?

① 디프테리아　　　　② 백일해

③ 대상포진　　　　　④ 폐렴구균

⑤ 인플루엔자

20　　정답 ⑤　　270~271p

21 10년마다 추가 접종해야 하는 것으로 <u>옳은</u> 것은?

① 폐렴구균 – 백일해　　　② 파상풍 – 디프테리아

③ 인플루엔자 – 백일해　　④ 폐렴구균 – 디프테리아

⑤ 대상포진 – 인플루엔자

21　　정답 ②　　270~271p

최초 백일해 – 파상풍 – 디프테리아 접종 이후 10년마다 파상풍 – 디프테리아를 접종한다.

22 여름철 폭염에 대응하는 안전수칙으로 **옳은** 것은?

① 물을 평소보다 많이 마신다.

② 지방이 많은 음식을 섭취한다.

③ 실내보다 실외에서 운동한다.

④ 외출 시 챙이 좁은 모자를 쓴다.

⑤ 두통이 있으면 뜨거운 차를 마신다.

23 열사병이 있을 때 대응하는 안전수칙으로 **옳은** 것은?

① 심한 갈증, 피로감을 호소한다.

② 근육경련이 2~3분 동안 지속한다.

③ 젖은 수건으로 몸을 적신 후 선풍기 바람을 쐬어준다.

④ 땀을 많이 흘린 뒤 발생한다.

⑤ 염분과 수분을 보충하도록 한다.

24 겨울철 안전수칙으로 **옳은** 것은?

① 실내운동을 삼가고 실외운동으로 바꾼다.

② 운동은 새벽보다는 낮 시간을 이용한다.

③ 술을 마신 다음날 아침에는 가급적 운동을 한다.

④ 동상 예방을 위해 손은 주머니에 넣고 다닌다.

⑤ 움직임이 둔한 옷으로 보온을 한다.

25 저체온과 같은 한랭질환이 있을 때 대응하는 안전수칙으로 **옳은** 것은?

① 의식이 있다면 따뜻한 초콜릿 같은 단 음식을 섭취하게 한다.

② 젖은 옷 위에 담요로 감싸는 것이 좋다.

③ 피부색이 창백하고 누런 회색으로 변하면 따뜻한 물에 담그는 것이 좋다.

④ 대상자를 시원한 곳으로 옮기고 미지근한 물에 담근다.

⑤ 의식이 없더라도 따뜻한 차를 마시게 한다.

---

22 정답 ① 272~273p

② 식사는 가볍게 한다.
③ 가급적 야외 활동을 자제한다.
④ 외출 시 챙이 넓은 모자를 쓴다.
⑤ 시원한 물이나 음료를 천천히 마신다.

23 정답 ③ 272~273p

① 열탈진
② 열경련
④ 열탈진
⑤ 열경련

24 정답 ② 274p

① 실외운동을 삼가고 실내운동으로 바꾸는 것이 좋다.
③ 추운 날에는 야외활동을 하지 않는다.
④ 손을 주머니에 넣고 걷지 않도록 하여 골절을 예방한다.
⑤ 움직임이 둔한 옷은 피하고, 모자, 마스크, 목도리 등을 착용 후 외출한다.

25 정답 ① 274p

①, ②, ⑤ 구급차가 올 때까지 가능한 환자를 따뜻한 장소로 이동시키고, 젖은 옷을 벗기고 담요로 감싸는 것이 좋다. 의식이 있으면 따뜻한 음료와 초콜릿 같은 단 음식을 섭취하게 한다.
③ 동상 : 피부색이 창백하고 누런 회색으로 변하면 따뜻한 물에 담그는 것이 좋다.
④ 동상 : 대상자를 따뜻한 곳으로 옮기고 따뜻한 물에 담근다.

Chapter 08

의사소통과 정서 지원

1 효과적인 의사소통과 정서 지원

1 의사소통의 필요성

① 대상자 및 가족과의 신뢰관계 형성에 도움을 준다.
② 요양보호서비스에 필요한 정보를 원활하게 수집할 수 있다.
③ 대상자를 깊이 이해하고, 서비스의 질을 향상할 수 있다.
④ 자신의 생각과 감정을 효과적으로 표현하여 좋은 관계를 형성할 수 있다.
⑤ 타 전문직과의 원활한 업무 협조에 도움이 된다.

2 의사소통의 유형

비언어적 요소(55%) (표정, 용모, 복장, 자세, 동작 등)	음성 요소(38%) (크기, 억양, 속도 등)	언어적 요소(7%) (말의 내용, 표현력 등)

[메라비언의 법칙(의사소통에 영향을 미치는 중요한 요소)]

(1) 언어적 의사소통

말의 강도, 억양, 속어, 방언 등을 말한다.

(2) 비언어적 의사소통

① 용모, 자세, 침묵, 손짓, 눈짓, 몸짓, 목소리 크기, 씰룩거림, 으쓱거림, 웃음소리의 크기, 눈물 등이다.
② 감정적·정서적 부분이 크게 작용하며, 상황에 따라 언어적 의사소통보다 더 중요하게 활용된다.

비언어적 의사소통	바람직한 태도(라포 형성)	바람직하지 않은 태도	
얼굴 표정	• 따뜻하고 배려하는 표정 • 다양하며 생기 있고 적절한 표정 • 자연스럽고 여유 있는 입모양 • 간간히 적절하게 짓는 미소	• 눈썹 치켜세우기 • 입술을 깨물거나 꼭 다문 입 • 지나친 머리 끄덕임	• 하품 • 적절하고 희미한 미소
자세	• 팔과 손을 자연스럽게 놓고 상황에 따라 적절한 자세 • 대상자를 향해 약간 기울인 자세 • 관심을 보이며 편안한 자세	• 팔짱끼기 • 계속해서 손을 움직이는 태도 • 몸을 앞으로 구부리는 태도 • 손가락으로 지적하는 행위	• 대상자로부터 비껴 앉는 자세 • 의자에서 몸을 흔드는 태도 • 입에 손이나 손가락을 대는 것

눈맞춤	• 눈 맞춤 • 대상자와 같은 눈높이 • 적절한 시선의 움직임	• 눈을 마주하기를 피하는 것 • 시선을 한곳에 고정하는 것	• 대상자보다 높거나 낮은 눈높이
어조	• 크지 않은 목소리 • 분명한 발음 • 온화한 목소리 • 대상자의 느낌과 정서에 반응하는 어조 • 적절한 말 속도	• 우물대거나 너무 작은 목소리 • 너무 잦은 문법적 실수 • 들뜬 듯한 목소리 • 너무 빠르거나 느린 목소리 • 잦은 헛기침	• 주저하는 어조 • 너무 긴 침묵 • 너무 높은 목소리 • 신경질적인 웃음 • 큰소리로 말하기

3 의사소통의 원칙

① 개별화 : 대상자를 개인으로 파악한다.
② 의도적 감정 표현 : 대상자의 감정 표현을 존중한다.
③ 통제된 정서적 관여 : 자신의 감정을 자각하고 조절한다.
④ 수용 : 받아들인다.
⑤ 비심판적 태도 : 대상자를 일방적으로 비난하지 않는다.
⑥ 이용자의 자기 결정 : 대상자의 자기 결정을 돕고 존중한다.
⑦ 비밀 유지 : 비밀을 유지하여 신뢰를 쌓는다.

4 효과적인 의사소통방법

(1) 라포(Rapport) 형성

'마음의 유대'라는 뜻으로 두 사람의 상호신뢰 관계를 나타내며 의사소통의 기본이다. 라포가 형성된 사람들의 관계에서는 '무슨 일이라도 털어놓고 말할 수 있다', '충분히 이해할 수 있다', '공감한다', '함께 있다'라는 느낌을 갖게 된다.

(2) 경청

상대방의 말을 주의 깊게 들으며 공감하는 능력을 말한다.

좋은 경청	• 귀로만 듣지 말고 눈을 맞추는 등 오감을 동원하며, 경청하고 있다는 것을 표현한다. • 대화를 독점, 말을 가로채거나 가로막지 말고, 말하는 순서를 지킨다. • 논쟁에서 먼저 상대방의 주장을 들어주고, 의견이 다르더라도 일단 수용한다. • 흥분하거나 비판적 태도를 버리고, 단어 이외의 보이는 표현에도 신경을 쓴다.
경청 방법	• 대화의 본질 회피, 대충 짐작, 미리 대답 준비, 비교, 반박, 논쟁, 조언, 충고를 한다. • 상대방의 말을 나 자신의 경험에 맞춘다. • 마음에 들지 않아 슬쩍 넘어가거나 듣고 싶지 않은 내용을 걸러낸다.

(3) 공감

상대방이 하는 말을 상대방의 관점에서 이해하고 감정을 함께 느끼며, 자신이 느낀 바를 자신의 말로 요약하여 다시 반복해 준다.

<table>
<tr><td>공감 예시</td></tr>
</table>

▶ 예시 ①
- 대상자 : "요양보호사님은 나를 어린애 취급하는 것 같은데, 나를 성인으로 대해 주세요. 양치질해라, 속옷 갈아입어라, 머리 빗어라 명령하고, 하지 않으면 신경질 내잖아요."
- 요양보호사 : "제가 할머니의 개인위생에 대해 일일이 간섭하는 듯해서 성가시고 화나셨군요."

▶ 예시 ②
- 대상자 : "지난번 요양보호사가 더 잘했는데…."
- 요양보호사 : "지난번 요양보호사님이 일을 참 잘하셨나 봐요. 마음에 안 드시는 게 있으면 말씀해 주세요."

▶ 예시 ③
- 대상자 : "아이고, 여기저기 너무 아파. 갈수록 더 아픈 것 같아."
- 요양보호사 : "건강하게 사시고 싶은데 아프시니까 많이 힘드시죠."

(4) 말하기

말하기는 자신의 느낌과 생각을 효과적으로 표현함으로써, 서로의 합의점을 찾아가는 것이며, 상대방을 조정하고 통제하는 것과는 구별된다.

효과적인 말하기	• 상대의 말을 수용하고 자신의 감정이나 생각을 정리하여, 의사전달을 분명히 한다. • 상대를 지칭하여 비판, 부정적인 비교, 위협, 감정적 공격을 하지 않는다. • 편하고 이완된 자세를 취한다.
효과적인 말하기를 방해하는 경우	• 모든 일에 전문가임을 강하게 주장한다. • 나에게는 잘못이 없고 항상 옳고, 완벽한 사람이라 비난을 받지 않아야 한다고 생각한다.
침묵	긍정적이고 수용적인 침묵은 대상자로 하여금 말할 수 있는 용기와 생각을 정리할 시간을 준다.
나-전달법 (I-Message 전달법)	• 상대방을 비난하지 않고 상대의 행동이 나에게 미치는 영향에 초점을 맞추어 이야기한다. • 부정적 정서, 폭발적인 감정 상태, 평가하는 태도를 드러내지 않는다. • 교훈을 주는 데 열중하여 말하는 사람의 본심을 전달할 기회를 놓치지 않는다. • 나-전달법으로 말한 후 수용적 태도(경청)를 취한다.

<table>
<tr><td>나-전달법 예시</td></tr>
</table>

▶ 함께 홍보물을 배포하기 위해 만나기로 한 동료가 약속시간에 늦을 때
- 행동, 상황을 있는 그대로 비난 없이 : 약속시간을 지키지 않으면
- 그 행동이 나에게 미친 영향 : 함께 일하는 동안 지장이 있고
- 그 상황에서 내가 느끼는 바를 진솔하게 : 기다리는 동안 걱정하고 조바심이 납니다.
- 원하는 바를 구체적으로 : 약속시간을 잘 지켜주기를 바랍니다.

▶ 중요한 전화를 기다리고 있는데 ○○씨가 통화를 길게 한다.
- 행동 : 당신의 통화가 길어지면
- 영향 : 나에게 걸려올 중요한 전화를 받지 못하게 될까 봐
- 느낌 : 조바심도 나고 걱정이 돼요.
- 바람 : 통화를 짧게 해줬으면 좋겠어요.

▶ 몸이 아주 피곤한 상태에서 퇴근하고 집에 와보니 고등학교에 다니는 자녀가 식탁 위에 먹은 접시를 그대로 두었을 때
  - 행동 : 식탁 위에 접시가 그대로 있으니
  - 영향 : 퇴근하자마자 치우느라 할 일이 많아져서
  - 느낌 : 무척 피곤하구나.
  - 바람 : 먹은 그릇은 싱크대에 담가두었으면 해.

▶ 대화를 나누는데 나의 말에 반응이 없는 동료에게
  - 행동 : 내가 말할 때 당신이 다른 곳을 보고 있으면
  - 영향 : 당신이 내 이야기를 어디까지 들었는지 알 수도 없고
  - 느낌 : 답답해요.
  - 바람 : 당신과 더 친밀하게 이야기 나누고 싶어요.

5 말벗하기

① 대상자의 특성(신체적, 심리적, 사회적), 주변 환경, 삶을 '옳고 그름', '좋고 싫음'으로 판단하지 않고, '차이와 다양성'으로 수용하는 마음이 필요하다.
② 대상자와 과도한 의존관계를 형성하지 않는다.
③ 친밀하다는 이유로 대상자에 반말, 명령조의 언어를 사용하지 않는다.
④ 대상자의 기분, 감정에 주의를 기울여 공감한다.

말벗하기 예시

▶ 이○○ 어르신이 평소와 달리 식사도 잘 하지 않고 TV도 보는 둥 마는 둥 하며 시무룩하다. 요양보호사는 어르신의 안색을 살피면서 평소와 다른 점이 있는지 살펴보지만 특이사항은 없었다.
  - 요양보호사 : "어르신! 오늘은 날씨가 아주 좋아요." (날씨를 주제로 편안하게 이야기를 시작한다.)
  - 대상자 : "그런가 보네…." (적당한 반응이 보이면 얼른 공감을 보이고 내용에 대해 관심을 표현한다.)
  - 요양보호사 : "네, 날씨가 따뜻하고 바람도 없어요." (감정 공감)
    "바람도 없고 햇살도 좋은데 밖에 나가서 걸어 보실래요?" (흥미나 관심을 유발하여 기분 전환을 꾀하고 어르신의 증상 완화까지 이끌어낼 수 있다.)

▶ 김○○ 할아버지는 열이 나는데도 외출을 하겠다고 고집하신다.
  - 대상자 : "손자 생일 선물을 사주기로 약속했어요. 나를 ○○마트에 데려가 주세요."
  - 요양보호사 : "손자가 아주 좋아하겠어요." (아무렇지도 않은 듯 안색을 살핀다.)
    "열이 좀 있으시네요." (무리한 요구를 한다고 하여 바로 거절하지 말고 먼저 공감을 표현한다 – 존중과 관심)
  - 대상자 : "○○마트에 선물 사러 내가 꼭 가야 하는데…."
  - 요양보호사 : "열이 있으시니까 담당선생님에게 연락하고, ○○마트에는 제가 대신 다녀오는 것은 어떨까요?" (대신 마트에 다녀오겠다고 함으로써 어르신의 뜻을 존중하고 안심과 신뢰감을 준다.)

▶ 박○○ 할머니는 돌아가신 배우자 때문에 잠을 잘 못 주무셨다고 아침부터 투덜투덜하신다.
  - 대상자 : "영감님이 돌아가신 후엔 도둑이 들까 겁도 나고…. 잠을 잘 못 자…."
  - 요양보호사 : "많이 무서우셨어요? (손을 잡으며 공감을 표현) 잠을 못 주무셔서 피곤하시겠어요."
  - 대상자 : "영감님 기일도 다가오고 요 며칠 잠을 설치고 있어."
  - 요양보호사 : "할아버지 생각이 많이 나시나 봐요." (내용에 대해 관심을 표현하면서 대상자가 더 편안히 이야기하도록 한다.)
  - 대상자 : "영감이 돌아가시기 전까지 늘 문단속을 하고 잠자리를 살펴주었거든."
  - 요양보호사 : "할아버지가 자상하신 분이셨네요." (감정 공감)
    "할아버지를 한번 뵙고 싶어요. 사진 가지고 계시면 보여주세요." (적극적 청취)
    (사진을 보며 할아버지를 그리워하시는 이야기를 들어드린다.)
  - 요양보호사 : "잠을 못 주무셔서 몸이 무거우시지요? 제가 따뜻한 물로 발을 씻겨 드릴게요." (증상 완화를 도움)
    "식사하고 산책하면 밤에 주무시는 데 도움이 될 것 같아요." (정보의 제공)

1 의사소통에 장애가 있는 경우

대상자	이야기하는 방법
노인성 난청	• 밝은 방에서 눈을 보며 정면에서, 입을 크게 벌리며 정확하게 말한다. • 어깨를 다독이거나 눈짓으로 신호를 주면서 이야기를 시작한다. • 알아듣기 쉽도록 천천히, 몸짓, 얼굴 표정 등으로 의미를 담아 차분하게 전달한다. • 말의 의미를 이해할 때까지 되풀이하고, 이해했는지 확인한다. • 보청기의 입력은 크게, 출력은 낮게, 건전지와 전원 스위치가 작동하는지 확인한다. • 정보를 충분히 제공하고, 이해할 때까지 되풀이하고, 이해했는지 확인한다.
시각장애	• 대상자의 정면을 보고 말한다. • 이쪽, 저쪽 등의 지시대명사를 사용하지 말고, 시계방향으로 사물의 위치를 설명한다. • 대상자를 중심으로 오른쪽, 왼쪽을 원칙으로 정하여 설명한다. • 대상자를 만나면 먼저 말을 건네고 신체 접촉을 한다. • 대상자가 이해하기 쉬운 언어를 사용하고, 천천히 명확하게 말한다. • 이미지가 전달하기 어려운 형태나 사물 등은 촉각으로 설명한다. • 대상자와의 보행 시에 요양보호사가 반 보 앞으로 나와 대상자의 팔을 이끌듯 한다.
언어장애	• 소음이 있는 장소는 피하고, 얼굴과 눈을 보며 천천히 말한다. • 면담은 앉아서 하고, 질문에 대한 답변이 끝나기 전에 다음 질문을 하지 않는다. • 알아듣고 이해하게 된 경우에는 예, 아니오로 짧게 대답한다. • 실물, 그림판, 문자판 등을 이용한다. • 고개를 끄덕이거나, 눈을 깜빡임, 손짓 등으로 듣고 있음을 알린다. • 비언어적 표현을 통해 긍정적 공감을 표현한다.

2 치매로 인한 장애가 있는 경우

치매로 인한 판단력, 이해력 장애는 발생한 일의 성격을 제대로 이해하지 못하므로 상대방이 말하는 의미를 올바르게 이해하지 못하여 오해를 불러일으키는 경우가 많다.

노인의 페이스에 맞추기	• 말이나 태도를 서두르지 말고 천천히 노인의 페이스에 맞춘다. • 정면에 다가가 노인의 시야에 들어간 다음 말을 걸어 놀라지 않게 한다.
이해하기 쉬운 단어로 간결하게 전달하기	• "○○하고, ○○하면, ○○해요."라고 한 번에 많은 이야기를 하지 않는다. • "같이 ○○하지요.", "○○해요." 등으로 표현하고, "다음은 ○○입니다." 행동을 기다리고 지시하는 것이 중요하다.
말보다 감정표현 자주 하기	• 배회·망상 등의 증상이 있는 경우 언어적 표현보다 심적 안정에 맞춘다. • 상식을 강요하고 설득하기보다 대화 및 표현의 이유를 찾도록 한다.
'그 사람다움'을 소중히 하기	• '모르고, 할 수 없는 것'만 보지 말고 '알 수 있는 것, 할 수 있는 것'을 찾는다. • 좋아하는 것, 자랑스러운 것 등 치매 노인의 자신감을 부각시킨다.
스킨십 자주 하기	손과 어깨 등을 부드럽게 스킨십을 하면서 위압감을 주지 않기 위해 같은 눈높이를 맞춘다.

치매 대상자와 의사소통하기	• 쉽고 짧은 문장, 명확하게, 간단하게, 단계적으로 천천히, 조용히, 반복하여 이야기한다. • 몸짓, 손짓을 이용하고 상대의 속도에 맞춰 천천히 이야기한다. • 실물, 그림판, 문자판을 이용한다. • 대상자의 이름과 존칭을 쓰며, 불쾌한 언어를 쓰거나 아이처럼 취급하여 반말하지 않는다. • 최대한 환경적 자극을 줄이고, 단순한 활동을 먼저 제시한다. • 주변사람들에게 주의력결핍 장애, 치매에 대한 이해를 구한다. • 대상자를 일관성 있게 대하도록 노력한다. • 시간, 장소, 사람, 날짜, 달력, 시계 등을 인식시킨다.

3 ▶ 치매노인과의 상황별 의사소통

상황	대처 및 의사소통 방법	상황	대처 및 의사소통 방법
망상	• 부정, 설득, 논쟁하지 않기 • 조용하고 온화한 태도 유지하기 • 주장과 감정 수용하기 • 주의 전환하기 • 지속적인 관심과 배려 제공하기 • 전문의와 상담하기 등	환각	• 부정, 설득, 논쟁하지 않기 • 조용하고 온화한 태도 유지하기 • 주장과 감정 수용하기 • 주의 전환하기 • 지속적인 관심과 배려 제공하기 • 전문의와 상담하기 등
배설행동	• 화를 내지 않고 따뜻하게 수용하기 • 자존감 지켜주기 • 수치심 감소를 위해 충분히 설명하기 • 화장실을 알기 쉽게 표시하기 • 세심한 주의를 기울여 청결 유지하기 • 증상이 계속되거나 심해질 경우 전문의 상담하기 등	배회	• 배회의 원인 파악하기 • 안정적이고 친근한 환경 만들기 • 주의 환기하기 • 규칙적인 운동과 산책하기 • 안전한 환경에서 배회 허락하기 등
공격성	• 원인을 생각하고 차분히 대처하기 • 감정에 초점을 맞추고 마음 안정시키기 • 기분 전환 유도하기 • 격려와 칭찬하기 • 과도한 요구하지 않기 • 거부하는 경우 쉼을 두고 시도하기	초조행동	• 초조행동 빨리 발견하고 대처하기 • 화를 내거나 논쟁하지 않기 • 감정에 초점을 맞추고 마음 안정시키기 • 불편함과 욕구 확인하기 • 조용한 활동으로 주의 전환하기 등
무감동	• 대답하지 않더라도 이름을 부르거나 화를 내지 않기 • 좋아하는 활동 확인하기 • 현재 능력에 알맞은 좋아하는 활동 유도하기 • 치매 노인의 관심과 흥미를 고려하여 접근하기 • 사소한 말과 행동에도 관심 기울이기	불안	• 불안의 원인 파악하기 • 마음 편한 이야기 나누기 • 가급적 혼자 있는 시간 줄이기 • 좋아하는 일을 자주 하게 하고 집중할 수 있게 하기 • 스킨십을 자주 하며 사랑받는 느낌 들게 하기

상황	대처 및 의사소통 방법	상황	대처 및 의사소통 방법
우울	• 활동에 참여할 경우 강요하지 않기 • 잘못을 직접적으로 지적하지 않기 • 야단치거나 외면하지 않고 관심 가지기 • 감정에 공감하며 긍정적 태도 보이기 • 좋아하고 즐거워하는 활동을 증가시켜 우울한 생각을 전환하기 • 쉬운 일을 맡겨 성취감을 맛보게 하여 자존감 높이기	섭식장애	• 먹고 싶을 때 권하기 • 좋아하는 음식 권하기 • 식욕부진의 원인 찾기 • 음식을 삼키는 시범 보이기
수면장애	• 원인을 생각하고 차분히 대처하기 • 감정에 초점을 맞추고 마음 안정시키기 • 기분 전환 유도하기 • 격려와 칭찬하기 • 과도한 요구하지 않기 • 거부하는 경우 쉼을 두고 시도하기	수집증	• 쓰레기를 주워 와서 쌓을 때는 본인이 하고 싶어 하는 대로 두기 • 주워온 물건에 대해 다시 이야기하지 않기 • 노인이 할 수 있는 일로 주의 전환하기
성적행동	• 환경적인 원인 제거 및 변화 주기 • 대소변의 욕구 재사정하기 • 성적으로 부적절한 행동이 민감하지 않도록 조용한 곳에서 옷을 입히도록 하기 • 성적으로 부적절한 행동을 할 때 기분전환 유도하기		

3 여가활동 돕기

1 여가활동의 필요성

① 시간을 의미 있고 효율적으로 활용하여 자기 효능감을 높인다.
② 일상생활에서 적응을 잘 하도록 하고, 생활만족도를 높인다.
③ 신체와 인지 기능의 감소를 예방하고 건강 증진에 도움이 된다.
④ 지역사회에 참여하고 주민들과 함께 활동하며 지속적인 인간관계를 유지할 수 있도록 한다.

2 여가활동의 유형

유형	내용
자기계발 활동	책읽기, 독서교실, 그림그리기, 서예교실, 시낭송, 악기연주, 백일장, 민요교실, 창작활동 등
가족중심 활동	가족 소풍, 가족과의 대화, 외식나들이 등
종교참여 활동	교회, 사찰, 성당 가기 등
사교오락 활동	영화, 연극, 음악회, 전시회 등
운동 활동	체조, 가벼운 산책 등
소일 활동	텃밭 야채 가꾸기, 식물 가꾸기, 신문 보기, 텔레비전 시청, 종이접기, 퍼즐놀이 등

3 대상자 중심의 여가활동 선택

(1) 치매 대상자 대상자의 바람직한 여가활동

① 대상자가 과거 즐겨하던 여가활동은 무엇인지 본인 혹은 가족에게 확인한다.

② 대상자가 즐겨하던 여가활동을 지금도 하고 싶은지 혹은 원하는 다른 여가활동이 있는지 확인한다.

③ 대상자가 선택한 여가활동의 이유와 희망 등을 확인한다.

④ 대상자가 선택한 여가활동을 어느 정도 주기와 시간 등으로 할지를 이야기하며 정한다.

⑤ 대상자가 여가활동을 하기 위해 심신기능 및 환경에 있어 강점과 약점을 파악한다.

⑥ 여가활동 후에는 대상자의 말과 행동 등에 대하여 기록한다.

⑦ 정기적으로 여가활동의 결과와 효과 등을 파악하고, 향후 방향성을 결정한다.

4 노인의 여가활동 돕기

① 여가 활동프로그램이 어렵지 않고 흥미를 느낄 수 있는 것이어야 한다.

② 여가활동에 참여할 수 있도록 동기를 부여한다.

③ 대상자 욕구, 신체적 기능, 성격과 선호 등에 따라 활동을 지원한다.

④ 단체보다는 개인의 욕구에 맞는 프로그램을 선택할 수 있도록 배려한다.

⑤ 여가활동을 지원할 때는 충분한 설명과 동의를 얻어 실시한다.

■ 정답 옆에 기재된 페이지는 「요양보호사 양성 표준교재」 참고 페이지입니다.

1 대상자와 의사소통하는 방법으로 **옳은** 것은?

① 대상자와 눈을 마주하기를 피한다.

② 호칭을 할 때에는 대상자의 성명을 부른다.

③ 요양보호사가 알고 있는 전문 용어를 표현한다.

④ 상황에 맞지 않는 말을 하면 즉시 지적해 준다.

⑤ 개인정보 보호를 위해 요양보호사의 소속은 비밀로 한다.

01	정답 ②	281~286p

① 대상자와 눈높이를 맞춘다.
③ 전문용어의 표현은 효과적인 말하기를 방해한다.
④ 의견이 다르더라도 일단 수용하고, 지적하거나 논쟁하지 않는다.
⑤ 요양보호사의 소속, 이름을 밝힌다.

2 바람직한 비언어적 의사소통 기법으로 **옳은** 것은?

① 생각할 수 있는 긴 침묵

② 대상자보다 높은 눈높이

③ 대상자로부터 비껴 앉은 자세

④ 간간히 적절하게 미소 짓기

⑤ 적절한 희미한 미소

02	정답 ④	282p

①, ②, ③, ⑤ 바람직하지 않은 태도

3 장기요양서비스에서 의사소통의 원칙으로 **옳은** 것은?

① 대상자를 개별화하여 파악한다.

② 대상자의 감정을 억제하도록 한다.

③ 요양보호사의 편견에 따라 대상자를 파악한다.

④ 대상자의 부적절한 행동에 대해 심판적 태도로 대한다.

⑤ 장기요양기관의 결정에 따르도록 한다.

03	정답 ①	283~284p

② 대상자의 감정표현을 존중한다.
③ 대상자의 생각이나 행동에 편견을 버리고 수용한다.
④ 부정적으로 판단하거나 일방적으로 질책해서는 안 된다.
⑤ 대상자의 자기 결정을 돕고 존중한다(이용자의 자기 결정).

4 다음의 대화에서 요양보호사의 반응으로 <u>옳은</u> 것은?

> • 대상자 : 내 스웨터 어디 있어? 왜 자꾸 숨겨 놔!
> • 요양보호사 : _____

① "제가 스웨터 숨기지 않았어요. 함부로 의심하지 마세요."
② "오늘은 스웨터가 없어서 밖에 못 나가시겠네요."
③ "새로 구입한 더 예쁜 스웨터가 있어요. 대신 이걸로 입으세요."
④ "잘 안 입으셔서 지난번에 제가 딸에게 보냈어요."
⑤ "스웨터가 입고 싶으신가 봐요. 우리 가지러 가요."

04 정답 ⑤ 283p

• 의사소통의 원칙 – 받아들인다(수용한다).
• 대상자의 생각이나 행동에 대한 편을 버리고 먼저 받아들여야 한다.

5 의사소통할 때 라포가 형성되었다고 볼 수 있는 대상자의 반응은?

① 눈은 먼 곳을 응시한다.
② 시선을 한 곳에 고정한다.
③ 몸을 뒤로 젖혀 앉는다.
④ 무슨 일이라도 털어놓고 말한다.
⑤ 마음에 들지 않으면 슬쩍 넘어가 피한다.

05 정답 ④ 284p

라포가 형성된 사람들의 관계에서는 '무슨 일이라도 털어놓고 말할 수 있다.', '충분히 이해할 수 있다.', '공감한다.', '함께 있다.'라는 느낌을 갖게 된다.

6 대상자가 "오늘따라 여기저기 안 아픈 데가 없네. 갈수록 더 아픈 것 같아."라고 할 때 공감적 표현으로 <u>옳은</u> 것은?

① "연세가 있으신데 당연하지요."
② "어디가 아프세요? 병원에 갈까요?"
③ "어르신만 아픈 게 아니에요. 저도 아파요."
④ "건강하고 싶으신데 아프니까 힘드시죠?"
⑤ "드시는 약 잘 챙겨 드셔야 해요."

06 정답 ④ 286~287p

공감능력은 상대방의 관점에서 이해하고, 감정을 함께 느끼며, 자신이 느낀 바를 전달하는 것을 의미한다. '나는 당신의 상황을 알고, 당신의 기분을 이해한다.'처럼 다른 사람의 상황이나 기분을 같이 느낄 수 있는 능력을 말한다.

7 대상자가 "요즘은 세월이 어떻게 가는지…. 삶의 의미를 모르겠어."라고 할 때 공감의 표현으로 <u>옳은</u> 것은?

① "요즘 많이 힘들고 외로우신가 봐요."
② "아드님께 전화라도 드릴까요?"
③ "나이 먹으면 시간이 빨리 간대요."
④ "날씨도 좋은데 산책 가실래요?"
⑤ "저도 요즘 그래요."

07 정답 ① 286~287p

공감이란 상대방이 하는 말을 상대방의 관점에서 이해하고, 감정을 함께 느끼며, 자신이 느낀 바를 전달하는 것을 의미한다. 상대방의 말에 충분히 귀를 기울이고 그 말을 자신의 말로 요약해서 다시 반복해 주는 것이다.

8 다음의 대화를 읽고 요양보호사의 공감적 반응으로 옳은 것은?

> • 대상자 : 맨날 양치질해라, 속옷 갈아입어라, 머리 빗어라 명령하고, 내가
> 어린애도 아니고, 귀찮아 죽겠네.
> • 요양보호사 : ＿＿＿＿＿＿＿＿＿＿＿＿＿＿＿＿＿＿＿＿＿＿

① "그런 식으로 말씀하지 마세요. 어린애처럼 스스로 못 챙기시잖아요."
② "어르신 말씀하시는 게 맞아요. 그럼 가족들에게 부탁하세요."
③ "깨끗하게 지내시라고 챙겨 드리는 거예요."
④ "사실은 저도 이렇게까지 챙기기 힘들었어요."
⑤ "어르신의 개인위생에 대해 일일이 간섭하는 것 같아 성가시고 화
가 나셨나 봐요."

08 정답 ⑤ 286p

공감능력은 상대방의 관점에서 이해하고, 감정을 함께 느끼며, 자신이 느낀 바를 전달하는 것을 의미한다. '나는 당신의 상황을 알고, 당신의 기분을 이해한다.'처럼 다른 사람의 상황이나 기분을 같이 느낄 수 있는 능력을 말한다.

9 다음의 대화에서 요양보호사의 공감적 반응으로 옳은 것은?

> • 대상자 : 나를 도와주던 요양보호사는 그만두었어요? 그 사람이 참 잘했는
> 데……
> • 요양보호사 : ＿＿＿＿＿＿＿＿＿＿＿＿＿＿＿＿＿＿＿＿＿＿

① "그렇게 그 요양보호사가 잘했으면 그분 모셔다 드려요?"
② "그렇게 말씀하시니 기분이 참 나쁘네요."
③ "제가 그 사람보다 경력이 많아 더 잘할 수 있어요."
④ "제가 맘에 들지 않으시면 다른 사람을 소개해 드릴까요?"
⑤ "지난번 요양보호사님이 일을 참 잘하셨나 봐요, 저도 열심히 할게요."

09 정답 ⑤ 286p

공감능력은 상대방의 관점에서 이해하고, 감정을 함께 느끼며, 자신이 느낀 바를 전달하는 것을 의미한다. '나는 당신의 상황을 알고, 당신의 기분을 이해한다.'처럼 다른 사람의 상황이나 기분을 같이 느낄 수 있는 능력을 말한다.

10 다음의 대화에서 요양보호사의 적절한 반응으로 옳은 것은?

> • 딸 : 엄마, 이제 요리하지 마세요. 맛이 예전 같지 않아요.
> • 대상자 : (화를 내면서 방으로 들어가며) 그러면 이제 네가 알아서 해 먹든
> 지, 난 안 먹어.
> • 요양보호사 : (대상자에게 다가가) ＿＿＿＿＿＿＿＿＿＿＿＿＿＿

① "앞으로 음식은 제가 만들어 드릴게요."
② "요리솜씨가 예전 같지 않다고 하니 속상하시지요."
③ "이런 일로 식사를 안 하시면 건강만 나빠지세요."
④ "이제 음식은 따님한테 하라고 하고 편히 쉬세요."
⑤ "엄마가 음식하기 힘드실까 봐 해 본 말일 거예요."

10 정답 ② 286~287p

공감능력은 상대방의 관점에서 이해하고, 감정을 함께 느끼며, 자신이 느낀 바를 전달하는 것을 의미한다. '나는 당신의 상황을 알고, 당신의 기분을 이해한다.'처럼 다른 사람의 상황이나 기분을 같이 느낄 수 있는 능력을 말한다.

11 실금한 대상자가 옷 갈아입기를 거부할 때 '나-전달법' 표현으로 옳은 것은?

① "벗지 않으면 서비스를 더 이상 진행할 수 없어요."

② "갈아입지 않으면 피부에 발진이 생길까 봐 염려가 돼요."

③ "왜 고집을 피우세요. 빨리 당장 벗으세요."

④ "왜 갈아입기가 싫으신데요?"

⑤ "옷을 벗지 않으면 며느님께 연락드릴 거예요."

11 정답 ② 288~289p

- 상대방을 비난하지 않고 상대방이 행동이 나에게 미친 영향에 초점을 맞추어 이야기하는 표현이다.
- 행동이나 상황을 그대로 비난 없이 : 갈아입지 않으면 피부에 발진이 생길까 봐
- 느낌이나 바람을 솔직하게 표현 : 염려가 돼요.

12 다음의 상황에서 '나-전달법'을 활용한 요양보호사의 반응으로 옳은 것은?

- 요양보호사 : 요즘 식사량이 줄어서 몸무게도 줄어든 것 같아요. 좋아하시는 음식을 준비했으니 좀 맛 좀 보세요.
- 대상자 : (조금 먹더니) 입맛이 없어서 더 못 먹겠어요... 미안해요.
- 요양보호사 : _____

① "집에서 좋아하는 음식을 만들어 오라고 할까요?"

② "드시고 싶은 음식은 따로 없으세요?"

③ "잘 못 드시는 것 같은데 무슨 걱정이라도 있으세요?"

④ "위염이 있으신가 봐요. 병원진료를 받으셔야겠어요."

⑤ "식사량이 줄어서 건강이 나빠질까 봐 걱정이 되네요."

12 정답 ⑤ 288~289p

- 행동이나 상황을 그대로 비난 없이 : 식사량이 줄어서
- 느낌이나 바람을 솔직하게 표현 : 건강이 나빠질까 봐 걱정이 되네요.

13 재가대상자가 식탁 위에 밥 먹은 그릇을 그대로 두어 밥풀이 말라붙어 있을 때 '나-전달법'으로 적절하게 반응한 것은?

① "식사를 하신 지 오래되었나 봐요."

② "밥풀이 하나도 안 남게 깨끗이 좀 드세요."

③ "그릇이 그대로 있네요. 어디가 불편하세요?"

④ "밥풀이 말라붙어 있는 것을 보니 맛있게 드셨군요."

⑤ "밥풀이 말라붙어서 설거지하기가 힘들어요. 다 드신 그릇은 싱크대 물에 담가 두셨으면 좋겠어요."

13 정답 ⑤ 288~289p

- 행동이나 상황을 그대로 비난 없이 : 식탁 위에 밥 먹은 그릇을 그대로 두어, 밥풀이 말라붙어서
- 느낌이나 바람을 솔직하게 표현 : 설거지하기가 힘들어요. 다 드신 그릇은 싱크대 물에 담가 두셨으면 좋겠어요.

14 재가 어르신이 업무시간 이외의 시간에 자주 전화를 하여 푸념을 할 때 '나-전달법'으로 반응한 것은?

① "외로우셔서 자꾸 저한테 전화하시는 거예요?"

② "저보다는 가족분들에게 전화하시는 게 좋을 것 같아요."

③ "자꾸 전화하시니 제가 찾아봬도 되는지 센터장님에게 물어보고 갈게요."

④ "요새 스트레스가 많으신가 봐요. 제가 해결해 드릴 수 있는 일이라면 좋을 텐데…"

⑤ "업무 시간 외에 전화하시면 제 일을 못 해서 힘들어요. 업무 시간에 말씀해 주시면 좋겠어요."

15 다음 상황에서 요양보호사의 공감적 반응으로 적절한 것은?

> • 대상자 : 나이를 먹을수록 후회되는 일도 많고, 사는 게 재미도 없고, 외롭네…….
> • 요양보호사 : _____

① "우울증인 것 같으니 검사를 받으셔야겠어요."

② "요즘 많이 외롭고 힘드신가 봐요."

③ "재미있는 프로그램에 참여하시겠어요?"

④ "부정적인 감성은 건강에 해로워요."

⑤ "나이가 들면 대부분 다 그렇게 느껴요."

16 난청인 대상자와 의사소통하는 방법으로 옳은 것은?

① 고음의 큰소리로 말한다.

② 입력은 작게, 출력은 크게 한다.

③ 손으로 입을 가리고 말한다.

④ 밝은 장소에서 입을 크게 벌리며 말한다.

⑤ 실물, 그림판, 문자판을 이용하여 설명한다.

---

14 정답 ⑤ 288~289p

• 행동이나 상황을 그대로 비난 없이 : 업무 시간 외에 전화하시면
• 느낌이나 바람을 솔직하게 표현 : 제 일을 못 해서 힘들어요. 업무 시간에 말씀해 주시면 좋겠어요.

15 정답 ② 286~287p

공감능력은 '나는 당신의 상황을 알고, 당신의 기분을 이해한다.'처럼 다른 사람의 상황이나 기분을 같이 느낄 수 있는 능력을 말한다. 상대방이 하는 말을 상대방의 관점에서 이해하고, 감정을 함께 느끼며, 자신이 느낀 바를 전달하는 것을 의미한다.

16 정답 ④ 292~293p

① 정면을 보고, 천천히 차분하게 말한다.
② 입력은 크게, 출력은 작게 한다.
③ 가리지 말고 입모양을 알 수 있도록 크게 벌려 정확히 말한다.
⑤ 실물, 그림판, 문자판 – 언어장애, 판단력 이해력 장애 대상자

17 시각장애 대상자와 이야기하는 방법으로 <u>옳은</u> 것은?

① 몸짓과 얼굴표정을 사용하여 대화한다.

② 대상자를 만났을 때 신체접촉 후 말을 건넨다.

③ 대상자와 반걸음 떨어져 보행한다.

④ 대상자 중심으로 오른쪽, 왼쪽을 설명하여 원칙을 정해둔다.

⑤ '이쪽', '저쪽'과 같은 지시대명사를 많이 사용한다.

17　　정답 ④　　293p

① 대상자가 이해하기 쉬운 언어를 사용하고 천천히 정확하게 말한다.

② 신체 접촉을 하기 전에 먼저 말을 건네어 알게 한다.

③ 요양보호사가 반보 앞으로 나와 대상자의 팔을 끄는 듯한 자세가 좋다.

⑤ 지시대명사를 사용하지 않고 사물의 위치를 정확히 시계방향으로 설명한다.

18 알아듣기는 하나 말을 할 수 없는 대상자와 의사소통하는 방법으로 <u>옳은</u> 것은?

① 친근감 있게 유아어를 쓴다.

② 대상자의 옆에서 귀에 대고 말한다.

③ 긴장하지 않게 음악을 틀어 놓고 말한다.

④ 그림판, 문자판을 이용하여 의사를 표현하게 한다.

⑤ 요양보호사를 중심으로 오른쪽, 왼쪽 방향을 정하여 설명한다.

18　　정답 ④　　294p

① 어린아이 대하듯 하지 않고 정중하게 대한다.

② 얼굴과 눈을 응시하며 천천히 말한다.

③ 대화에 주의를 기울이고, 소음이 있는 곳을 피한다.

④, ⑤ 그림판, 문자판을 이용한다.

19 다음과 같은 방법으로 의사소통해야 하는 대상자로 <u>옳은</u> 것은?

- 실물, 그림판, 문자판을 이용한다.
- 눈을 깜빡이거나 손짓, 고개를 끄덕이는 등으로 의사표현하게 한다.
- 말로 잘 표현했을 때 칭찬과 더불어 긍정적 공감을 비언어적으로 표현해 준다.

① 청각장애　　　　　② 언어장애

③ 시각장애　　　　　④ 지남력장애

⑤ 주의력결핍

19　　정답 ②　　294p

20 치매 대상자와 의사소통할 때 기본 원칙을 지켜 반응한 것으로 <u>옳은</u> 것은?

① "왜 과일을 안 드셨어요?"

② "아침 8시예요. 약 드실 시간이에요."

③ "아까 그 사람은 누구예요?"

④ "어디 불편한 곳은 없으세요?"

⑤ "점심 드시고 나서 바나나를 간식으로 드세요."

20 　정답 ②　294~297p

①, ③ 질문에 대해 답을 할 수 없어 좌절감을 느낄 수 있으므로 '왜?'라는 이유를 묻는 질문보다는 '네', '아니요'로 간단히 답할 수 있도록 질문한다.

④ 치매 대상자는 의사표현을 적절하게 할 수가 없기 때문에 배가 고프다거나 목이 마르다거나 하는 자신의 상황을 제대로 전달하지 못한다. 상황을 주의해서 관찰하고 필요할 때 도와주어야 한다.

⑤ 치매 대상자는 몇 가지 일을 동시에 해야 하는 경우, 이를 모두 기억하지 못하며 내용을 이해하지도 못해 엉뚱한 행동을 할 위험이 증가하므로 한 번에 한 가지씩 설명한다.

---

21 치매로 인한 이해력장애 대상자와의 이야기하는 방법으로 <u>옳은</u> 것은?

① 실물이나 그림판, 문자판 등은 생략한다.

② 요양보호사의 속도에 맞추어 이야기한다.

③ 친근함을 위해 반말로 이야기한다.

④ 전문적인 용어를 사용한다.

⑤ 짧은 문장으로 천천히 이야기한다.

21 　정답 ⑤　294~297p

① 실물이나 그림판, 문자판 등을 이용하여 이해한다.

② 대상자의 말하는 속도에 맞추어 이야기한다.

③ 불쾌감을 주는 언어나 아이처럼 취급하여 반말을 하지 않는다.

④ 어려운 표현을 사용하지 않고, 짧은 문장으로 천천히 이야기한다.

---

22 치매로 인한 주의력 결핍장애 대상자와 의사소통방법으로 <u>옳은</u> 것은?

① 대상자와 눈을 피한다.

② 정확하고 자세하게 설명한다.

③ 환경적 자극을 최대한 줄인다.

④ 내용을 빠르고 반복적으로 말한다.

⑤ 복잡한 활동을 먼저 제시한다.

22 　정답 ③　294~297p

① 대상자와 눈을 맞춘다.

② 명확하고 간단하게 설명한다.

④ 메시지를 천천히, 조용히 반복한다.

⑤ 단순한 활동을 먼저 제시한다.

---

23 치매로 인한 지남력장애 대상자와 의사소통방법으로 <u>옳은</u> 것은?

① 전문용어로 자세히 설명한다.

② 대상자의 미래 계획을 함께 세운다.

③ 대중 매체에 나오는 신조어를 사용한다.

④ 장소, 날짜, 시간에 대해 자주 인식시킨다.

⑤ 친밀감을 표현하기 위해 별명을 사용한다.

23 　정답 ④　294~297p

① 어려운 표현을 사용하지 않고 짧은 문장으로 천천히 이야기한다.

② 항상 현재를 알려준다.

③ 유행어나 외래어를 사용하지 말고, 일상적인 어휘를 사용한다.

⑤ 대상자의 이름과 존칭을 함께 사용한다.

24 다음의 대화를 읽고 지남력 증진을 위한 요양보호사의 표현으로 옳은 것은?

> • 대상자 : (눈 내리는 창밖을 보며) 벚꽃이 지기 전에 빨리 벚꽃 구경하러 갑시다.
> • 요양보호사 : _____

① "눈이 와서 미끄러워요. 다음에 가요."
② "놀러가고 싶으신가 봐요?", "밖에 나가고 싶으신가 봐요."
③ "지금은 겨울이에요. 벚꽃 구경은 봄에 가요."
④ "지금은 꽃이 핀 데가 없어요."
⑤ "화전이 드시고 싶으신가 봐요."

24　정답 ③　294~297p

일상생활을 할 때도 항상 현재를 알려준다. 규칙적으로 시간과 장소를 알려주어 현실감을 유지하게 한다.

25 다음과 같은 상황에서 효과적으로 의사소통하는 방법으로 옳은 것은?

> • 치매 대상자 : 아이고, 나 죽네……. 배 아파 죽겠어.
> • 요양보호사 : _____

① "어디가 불편하세요?"
② (배를 짚으며) "여기가 아프세요?"
③ "많이 아프시군요. 장염인가 봐요?"
④ "간식으로 무엇을 먹었는지 말해보세요."
⑤ "속이 쓰리세요? 더부룩하세요? 콕콕 쑤시나요?"

25　정답 ②　294~297p

치매 대상자는 의사표현을 적절하게 표현할 수가 없어 배가 고픈 것을 배가 아프다고 말하기도 한다. 상황을 주의해서 관찰하고 필요할 때 도와주어야 한다.

26 치매 대상자가 환각증상을 보이며 "문밖에 우리 딸이 와 있어, 딸한테 가야겠어."라고 할 때 요양보호사의 의사소통 방법으로 옳은 것은?

① "문밖에 아무도 없는데요."
② "따님이 많이 그리우신가 봐요."
③ "식사하시면 따님께 연락드릴게요."
④ "거짓말 하시면 간식 안 드릴 거예요."
⑤ "원래 따님 없으시잖아요?"

26　정답 ②　294~297p

치매 대상자의 감정에 초점을 맞추고 마음을 안정시킨다. 부정, 설득, 논쟁하지 말고 주장과 감정을 수용해준다.

27 다음을 읽고 요양보호사가 추천하는 여가활동 유형으로 <u>옳은</u> 것은?

> • 대상자 : 내가 예전에는 글쓰기를 좋아해서 일기를 매일 썼는데……
> • 요양보호사 : 글짓기 프로그램이 있는데 참여해 보시는 건 어떠세요?

① 자기계발 활동　　　　② 가족중심 활동
③ 사교오락 활동　　　　④ 운동 활동
⑤ 소일 활동

27　정답 ①　299~300p

책 읽기, 독서교실, 그림 그리기, 서예교실, 시 낭송, 악기 연주, 백일장, 민요교실, 창작활동 등

---

28 다음의 대화에서 요양보호사가 제안하는 여가활동의 유형으로 <u>옳은</u> 것은?

> • 대상자 : 문화생활? 그런 게 어디 있어? 하루 종일 텔레비전 보는 게 다야……
> • 요양보호사 : 어르신, 우리 재미있는 영화 보러 영화관에 갈까요?

① 자기계발 활동　　　　② 가족중심 활동
③ 사교오락 활동　　　　④ 운동 활동
⑤ 소일 활동

28　정답 ③　299~300p

영화, 연극, 음악회, 전시회 등

---

29 다음의 대화에서 요양보호사가 제안하는 여가활동의 유형으로 <u>옳은</u> 것은?

> • 대상자 : (지팡이로 이동하며) 하루 종일 갇혀 있는 것 같아. 밖에 나가지도 못하고……
> • 요양보호사 : 예전에 농사일 지으셨다면서요. 옥상 텃밭에서 상추를 가꾸어 보시는 건 어떠세요?

① 자기계발 활동　　　　② 가족중심 활동
③ 사교오락 활동　　　　④ 운동 활동
⑤ 소일 활동

29　정답 ⑤　299~300p

텃밭 야채 가꾸기, 식물 가꾸기, 신문 보기, 텔레비전 시청, 종이접기, 퍼즐 놀이 등

---

30 거동이 불편하고 인지기능이 저하된 대상자의 여가활동으로 <u>옳은</u> 것은?

① 가족의 의견을 중심으로 프로그램을 지원한다.
② 낙상의 위험이 있으므로 활동에서 배재한다.
③ 움직임이 빠르고 활동적인 프로그램을 제공한다.
④ 어렵지 않고 단순하고 흥미로운 활동으로 진행한다.
⑤ 개인보다 단체를 위한 집단 프로그램을 제공한다.

30　정답 ④　300p

신체와 인지 기능의 감소를 예방하고 건강 증진에 도움이 된다.

1 요양보호 관찰과 기록

1 요양보호 관찰

① 풍부한 경험과 지식을 가지고 주관적인 관점을 넣지 않고 객관성만 부각시킨다.

관찰 예시

▶ 노인이 약간 오른쪽 다리를 끌며 걷는 것을 보았다. (관찰)
→ "어제까지는 아무렇지도 않았는데, 약간 혈압이 높은 편이시기는 하지. 가벼운 뇌출혈 증세라도 있었나?" 또는 두통을 호소한 노인을 대할 때 "뇌졸중의 전조증상인가?" (생각)
→ 자세한 관찰을 통해 이상함을 판단한다.
→ 의사 또는 간호사에게 보고한다.

② 전형적인 계통적 관찰은 신체적, 정서적, 사회적, 생활의 측면에서 자세히 관찰한다.

관찰 예시

식사의 상태, 배설의 상태, 청각, 시각의 상태 등 일상생활에서 필요한 관찰의 항목을 작성하여 관찰한다.

③ 관찰을 할 때는 객관적인 관점에서 보는 것을 의식하여 한다.

관찰 예시

▶ 노인이 기저귀에 관련하여 기분이 좋지 않아 기저귀 교환을 싫어했을 때
→ '기저귀 교환을 싫어한다는 것'은 객관적 사실이지만 '기분이 나빴다는 것'을 본 사람의 주관이 들어있다.
→ 기저귀 교환을 어떻게 싫어했는지 객관적인 사실은 요양보호사도 모르는 경우가 있다. 기분이 좋지 않았다고 하는 주관적인 것만 강조되면 다음에 같은 일이 있어도 '우연히 기분이 좋지 않을 뿐, 잠시 기분이 좋지 않아 그랬겠지?' 하는 표면적인 추론으로 끝난다.
→ '다른 이유는 없을까?' 노인의 언행이나 시선이나 행동 등 전체를 관찰하는 주의력이 있으면 요양보호사의 말이 신경 쓰였을지도 모르고, 통증으로 짜증이 났을지도 모른다.

④ 노인을 관찰하기 위해서는 다음과 같은 가설과 증명의 단계를 거쳐야 한다.

관찰 예시

▶ 노인의 안색이 나쁘고 통증을 호소할 때
→ 활력징후(체온, 맥박, 호흡, 혈압) 확인 → 이상 발견 → 신속히 보고(활력징후 수치, 소변상태, 식사 상황)
▶ 식욕이 없는 경우
→ 식욕이 없다. (×) : 요양보호사의 주관적인 생각
→ 반찬의 1/3을 남겼다. (O) : 숫자를 사용하여 객관적으로 나타냄
▶ 눈을 맞춰주지 않거나 목소리에 힘이 없고 아래만 보고 있을 때
→ '뭔가 불안한 것인가?', '컨디션이 나쁜 것인가?'라는 추측

⑤ 요양보호사는 표정, 목소리 상태, 자세나 몸짓 등 언어 이외의 정보를 수집하여 노인의 감정을 관찰할 수 있다.

2 요양보호 기록의 목적

① 질 높은 서비스를 제공
② 요양보호사의 활동을 입증
③ 서비스의 연속성을 유지
④ 시설장 및 관련 전문가에게 정보를 제공
⑤ 요양보호서비스의 표준화
⑥ 요양보호서비스의 내용과 방법에 대한 지도 및 관리
⑦ 요양보호사의 책임성을 높임
⑧ 가족과 정보공유를 통해 원활한 의사소통

3 요양보호 기록 방법

(1) 요양보호 기록의 종류

관련 직종		구분	주요 기록
타 전문직	요양보호사	급여제공기록지	서비스 제공 내용 및 시간
		상태기록지	섭취, 배설, 목욕 등 상태
		사고보고서	사고 내용과 대응 결과
		인수인계서	인수인계업무 내용
타 전문직		상담일지	상담 내용 및 결과
		욕구사정	대상자의 욕구사정
		급여제공계획서	서비스의 목표, 내용, 횟수 등
		방문일지	대상자 방문 시 각종 상담 내용
		사례회의록	사례회의 검토 내용 및 결과
		간호일지	대상자 상태평가 및 간호 처치

구분	내용
개인별 장기요양 이용계획서	• 월 한도액 범위 내에서 수급자가 장기요양이용계획을 수립하고 급여를 이용할 수 있도록 지원한다. • 제공기관이 급여제공계획서를 작성하고 수급자에게 적절한 급여를 제공하도록 지원한다. • 종합적이고 효과적인 급여제공을 위해 이용자와 서비스 제공자 간의 원활한 급여 이용을 돕는다. • 수급자와 가족의 효과적인 이용계획의 수립을 지원하기 위한 목적으로 도입한다.
장기요양급여 제공계획서	• 수급자가 장기요양인정서와 개인별 장기요양 이용계획서를 공단으로부터 발급받는다. • 장기요양기관은 개인별장기요양이용계획서를 바탕으로 수급자에게 급여제공계획서를 작성하여 제공한다.

구분		내용
장기요양급여 제공기록지		서비스 내용과 시간, 특이사항을 기입한 것으로, 수기로 작성방법과 무선주파수인식기술 (RFID)을 이용한 재가급여전자관리시스템을 이용하는 방법이다.
기관 내 활용 기록	상태기록지	배설, 목욕, 식사 섭취, 수분 섭취, 체위변경, 외출 등의 상태 및 제공 내용
	사고보고서	사고가 발생한 시점에서 시간의 흐름에 따라 사고의 내용, 경과, 결과
	인수인계서	인수인계서는 수급자명, 급여제공 내용, 유의사항 등

재가급여전자관리시스템 업무 절차 ① 태그 신청 및 부착 ② 사용자 등록 ③ 스마트장기요양앱(APP) 설치 ④ 급여 내용 전송 ⑤ 청구 및 심사

(2) 요양보호 기록의 원칙

① 사실을 있는 그대로 기록한다.
② 육하원칙을 바탕으로 기록한다.

- 누가 : 어르신과 보호자가
- 어디서 : 자택에서
- 어떻게 : 큰 소리로 화를 내면서
- 언제 : 5월 8일 15시에
- 무엇을 : 싸움을 했다.
- 왜 : 어르신이 옷 갈아입기를 거부해서

③ 서비스의 과정과 결과를 정확하게 기록한다.
④ 기록을 미루지 말고 그때그때 신속하게 작성한다.
⑤ 공식화된 용어를 사용한다.
⑥ 간단명료하게 기록한다.
⑦ 기록자를 명확하게 한다.
⑧ 애매한 표현은 피하고 구체적으로 기록한다.

- 많이 → ○장, ○잔, ○킬로미터
- 오랜만에 → ○년 만에, ○일 만에
- 오래전 → ○년 전, ○개월 전
- 심하다(상태) → 피부 박리, 3cm × 5cm
  ㉞ 12시에 죽 한 그릇 드심, 방에서 300cc의 소변을 봄

(3) 요양보호 기록 시 주의사항

① 개인정보 보호 : 기록은 반드시 잠금장치가 되어 있는 장소에 보관하고 관리책임자를 둔다.
② 비밀 유지 : 대상자의 기록을 아무나 열람하지 못하도록 철저하게 보관한다.
③ 사생활 존중 : 대상자나 가족이 승인하지 않은 정보는 기록해서는 안 되고 반드시 동의를 얻는다.

2 업무보고

1 ▶ 업무보고의 중요성

상황의 변화, 예기치 못한 사고, 대상자의 건강상태에 변화가 생겼을 때는 혼자서 판단하지 말고 기관과 가족에게 신속하게 보고하여 지시를 받고 대처해야 한다.
① 요양보호서비스의 질을 높일 수 있다.
② 타 전문직과의 업무협조 및 의사소통을 원활하게 할 수 있다.
③ 사고에 신속하게 대응할 수 있으며, 피해를 최소화할 수 있다.

2 ▶ 업무보고 방법

업무 보고 원칙	• 객관적인 사실을 보고한다. • 신속하게 보고한다.	• 육하원칙에 따라 보고한다. • 보고 내용이 중복되지 않도록 한다.
업무보고 시기	정기보고	일일보고, 주간보고, 월간보고
	수시보고	상황의 변화에 따라 수시로 이루어짐
	반드시 기관에 보고해야 하는 상황	• 대상자의 상태에 변화가 있을 때 • 서비스의 추가 및 변경이 필요할 때 • 새로운 정보를 파악했을 때 • 업무상 새로운 방법을 찾았을 때 • 업무를 잘못 수행했을 때 • 사고가 발생했을 때
업무보고 형식	구두보고	상황이 급한 경우에는 구두보고를 먼저 한 후 서면보고를 한다.
	서면보고 (정기업무보고, 사건보고)	• 장점 : 정확한 기록을 남길 수 있다. • 단점 : 신속하게 보고할 수 없다.
	전산망 보고	시간 절약, 편리성, 실시간 확인, 기록으로 남길 수 있다는 장점

3 사례관리 지원과 업무회의

1 ▶ 사례관리

장기요양 사례관리	• 국민건강보험공단과 장기요양기관의 상호연계를 통한 협업모델에 기초하고 있다. • 장기요양기관 내 사례관리팀(시설장, 사회복지사, 요양보호사 등)과 공단 노인장기 요양보험 운영센터의 이용지원팀이 협업을 통해 운영한다. • 수급자를 중심으로 한 사정과 계획수립, 실행과 평가의 순환체계를 구성하고 있다. • 수급자의 기능상태와 욕구에 따른 개별화된 서비스 계획수립과 실천을 강조하고 있다.
과정	• 접수 및 초기면접 • 욕구사정 • 사례회의 1차(내부회의) • 급여제공계획서 작성 및 공단 통보(계약 및 조정) • 서비스 제공 • 기관 및 공단 이용지원팀의 점검(모니터링)/제공 내용 통보 • 사례회의 2차(필요시) • 평가 및 종결/사후 관리

요양보호사의 역할	• 요양보호사는 주된 서비스 제공자, 사회복지사는 주사례관리자로 역할을 수행한다. • 수급자의 주된 욕구사정을 전달받고, 급여제공계획에 참여한다. • 급여제공계획서의 내용을 충분히 숙지한다. • 급여제공계획에 따라 서비스를 제공한다. • 월1회 사회복지사와 서비스 모니터링을 실시한다. • 수급자에 대한 위기발생시 사회복지사에게 전달하고, 공단이 참여하는 회의에 참여한다. • 사례관리자가 실시하는 따른 목표달성, 제공결과, 이용자 만족도, 평가 업무에 참여한다.

2 사례회의 · 월례회의

사례회의	• 대상자를 위한 회의이다. • 대상자에게 제공되는 서비스의 질을 지속적으로 관리한다. • 대상자에 대한 정보를 교환하고 요양보호의 목표를 공유하여 서비스의 질을 높인다. • 대상자에 대한 서비스 제공 계획의 타당성을 검토하여 서비스 내용을 조정한다. • 대상자와 관계된 직종들의 역할 분담을 명확히 한다.
월례회의	• 요양보호사를 위한 회의이다. • 요양보호사들 간의 정보와 경험을 공유한다. • 장기요양기관이 요양보호사들로부터 애로사항을 듣기 위해 개최한다. • 관리자가 요양보호사의 업무와 관련된 정보와 업무 준수사항 등을 전달한다. • 요양보호사가 대상자에 대한 요양보호와 관련된 정보, 예를 들어 대상자의 건강, 사고 등에 대한 정보를 전달한다. • 관리자가 요양보호사로부터 기관 운영, 인사, 복리후생에 대해 의견 및 애로사항을 듣고, 의견이나 애로사항에 대해 어떻게 조치하였는지 다음 월례회의 때 보고한다.

3 급여제공 절차(방문요양의 사례)

① 방문
  • 방문하기 전에 옷매무새를 가다듬고, 신분증(또는 근무복)을 착용한다.
  • 방에 들어가기 전에 이름을 말하고 손을 씻는다.
② 일정 관리 : 계획서상의 일정 및 서비스 내용을 확인한다.
③ 사전 확인
  • 가볍게 안부를 묻고, 기분이나 체온, 피부 상태 등을 확인한다.
  • 거주환경의 정비 상태 및 위험 요소를 확인한다.
④ 서비스 제공 : 급여 제공 계획에 따르되, 욕구를 고려하여 필요한 서비스를 차례로 제공한다.
⑤ 기록 : 제공한 급여 내용을 매일 기록하며, 특히 신체 기능, 식사 기능, 인지 기능, 배변 상황 등 변화상태를 관찰하여 기록한다.
⑥ 확인 및 서명
  • 급여제공을 마무리하기 전에 가스, 전기, 수도, 창문 등 안전을 점검하고 수급자나 가족에게 더 필요한 것이 있는지 확인한다.
  • 급여제공기록지를 정리·작성하고 수급자나 가족에게 설명한 뒤 서명을 받는다.
⑦ 퇴실 : 다음 방문일정을 확인하고, 마무리 인사를 한다.

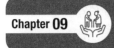

■ 정답 옆에 기재된 페이지는 「요양보호사 양성 표준교재」 참고 페이지입니다.

1 요양보호사가 업무 내용을 기록하는 이유로 <u>옳은</u> 것은?

① 예산을 효율적으로 분배한다.

② 대상자의 사생활을 파악한다.

③ 가족과의 의사소통을 제한한다.

④ 관련 전문가에게 정보를 제공한다.

⑤ 문제 발생 시 법적 책임을 회피할 수 있다.

---

01 정답 ④   306~307p

요양보호 기록의 목적
• 질 높은 서비스 제공
• 요양보호사의 활동 입증
• 요양보호서비스의 연속성 유지
• 시설장 및 관련 전문가에게 중요한 정보 제공
• 요양보호서비스의 내용과 방법에 대한 지도 및 관리에 도움
• 요양보호서비스의 표준화
• 요양보호사의 책임성을 높임

---

2 요양보호사의 업무내용을 기록하는 이유로 <u>옳은</u> 것은?

① 대상자의 개인정보를 공유할 수 있다.

② 대상자의 책임성을 높일 수 있다.

③ 타 전문직과의 원활한 업무협조를 할 수 있다.

④ 요양보호사의 자질을 평가할 수 있다.

⑤ 대상자의 태도를 평가할 수 있다.

---

02 정답 ③   306~308p

① 제3자에게 노출되어서는 안 된다. 서비스와 관련된 사람만 열람하고, 외부로 반출하지 않는다.
② 요양보호서비스의 표준화와 요양보호사의 책임성을 높일 수 있다.
③, ④ 시설장 및 관련 전문가는 요양보호사가 기록한 정보를 바탕으로 서비스 내용 및 방법 등을 점검하고 평가하는 데 활용한다.
⑤ 요양보호사의 활동을 입증할 수 있다.

---

3 요양보호사의 재가급여제공 내용을 국민건강보험 공단에 실시간으로 전송하고 이를 급여비용 청구와 자동으로 연계하는 관리체계로 <u>옳은</u> 것은?

① 장기요양급여제공 기록관리 시스템

② 스마트장기요양 시스템

③ 24시간 방문요양 시스템

④ 재가급여전자관리 시스템(RFID)

⑤ 급여제공계획 관리 시스템

---

03 정답 ④   309~315p

장기요양요원이 수급자의 가정을 방문하여 제공하는 방문요양, 방문목욕, 방문간호의 급여제공내용을 RFID를 이용하여 국민건강보험공단에 실시간으로 전송하고 이를 급여제공 내용으로 인정하여 급여비용 청구와 자동으로 연계하는 관리체계이다.

4 요양보호사가 기록하는 급여제공기록지에 주요 내용으로 옳은 것은?

① 상담내용 및 결과
② 서비스의 목표, 내용, 횟수
③ 서비스 제공 내용 및 시간
④ 사례회의 검토 내용
⑤ 대상자의 욕구 사정

04   정답 ③   308~309p

① 상담일지 : 상담내용 및 결과
② 급여제공계획서 인수인계 업무 내용 : 서비스의 목표, 내용, 횟수
④ 사례회의록 : 사례회의 검토 내용
⑤ 욕구사정 : 대상자의 욕구 사정

5 재가급여전자관리시스템 업무 절차 중 ☐ 안에 들어갈 순서로 옳은 것은?

태그 신청 및 부착 → [A] → 스마트장기요양앱(APP) 설치 → [B] → 청구 및 심사

	(A)	(B)
①	사용자 등록	급여내용 전송
②	사용자 등록	재가시설 등록
③	서비스 내용	급여내용 전송
④	서비스 내용	사용자 등록
⑤	급여내용 전송	사용자 등록

05   정답 ①   309p

6 요양보호 기록에 관한 설명으로 옳은 것은?

① 일주일 단위로 핵심 내용을 보고한다.
② 공식화된 용어를 사용하여 기록한다.
③ 기록지는 열람하기 쉬운 곳에 비치한다.
④ 요양보호사가 느낀 점을 중심으로 기록한다.
⑤ 서비스는 내용을 우회적으로 표현하여 기록한다.

06   정답 ②   316~318p

① 미루지 않고, 그때그때 신속하게 작성한다.
② 공식화된 용어를 사용하여 기록한다.
③ 아무나 열람하지 못하도록 철저하게 보관한다.
④ 육하원칙을 바탕으로 기록한다.
⑤ 애매한 표현은 피하고 구체적으로 기록한다.

7 요양보호사가 기록한 내용으로 바르게 기록한 것은?

① 오늘 자장면을 많이 드셨다고 한다.
② 소변을 시원하게 보았다고 한다.
③ 기분이 나쁜 것처럼 말하였다.
④ 1시부터 4시까지 낮잠을 주무심
⑤ 엉덩이에 욕창이 발생하였다.

07   정답 ④   316~318p

① '5월 8일 12시에 짜장면 1인분을 다 드심'과 같이 기록한다.
② 요양보호사가 소변량을 관찰하여 구체적(예 500cc)으로 기록한다.
③ 요양보호사가 느끼는 감정이 아니라 대상자가 말한 내용을 구체적으로 기록한다.
⑤ '천골 부위에 5cm×8cm 피부박리'와 같이 기록한다.

8 요양보호 업무보고가 중요한 이유는?

① 서비스 비용의 결정

② 대상자의 사적 정보 공유

③ 기관 중심의 서비스 제공

④ 요양보호서비스의 질 향상

⑤ 다른 장기요양기관과의 경쟁

08 　정답 ④ 　336p

업무보고의 중요성
• 요양보호서비스의 질 향상
• 타 전문직과의 원활한 업무 협조 및 의사소통
• 사고에 신속한 대응

9 재가방문 후 요양보호사가 시설장에게 신속하게 보고를 해야 하는 경우로 옳은 것은?

① 이불 빨래가 세탁실에 있다.

② 유통기한이 임박한 유제품이 냉장고에 있다.

③ 화장실 등이 깜박거린다.

④ 대상자의 방문에 자물쇠가 설치되어 있다.

⑤ 대상자의 자녀가 오랜만에 방문하였다.

09 　정답 ④ 　336~338p

10 상황이 급하거나 사안이 가벼울 때 활용할 수 있는 업무보고 형식으로 옳은 것은?

① 구두보고　　　　② 서면보고

③ 주간보고　　　　④ 월례회의 보고

⑤ 정기업무보고

10 　정답 ① 　338p

11 보고 내용이 복잡하거나 자료 보존이 필요할 때 사용하는 업무보고 형식으로 옳은 것은?

① 원격보고　　　　② 수시보고

③ 서면보고　　　　④ 대면보고

⑤ 구두보고

11 　정답 ③ 　338p

12 장기요양기관에서 실시하는 사례회의 목적으로 옳은 것은?

① 기관의 신규사업 홍보

② 요양보호사의 직무평가

③ 노인 학대에 대한 정기교육

④ 서비스계획의 타당성 검토와 조정

⑤ 요양보호사 복리후생에 대한 의견 수렴

12 　정답 ④ 　343p

사례회의 목적
• 서비스의 질을 지속적으로 관리한다.
• 정보를 교환하고 요양보호의 목표를 공유하여 서비스의 질을 높인다.
• 서비스 제공 계획의 타당성을 검토하여 서비스 내용을 조정한다.
• 관련 직종들의 역할 분담을 명확히 한다.

13 장기요양기관 사례관리에서 요양보호사의 역할로 <u>옳은</u> 것은?

① 요양보호의 주된 서비스 제공자는 보호지이다.

② 사례관리에서 요양보호사는 제외된다.

③ 사회복지사가 수급자의 가정방문 시 요양보호사의 서비스는 중단 된다.

④ 수습자가 병원에 입원하더라도 사후 관리업무에 협조한다.

⑤ 급여제공계획은 요양보호사가 단독으로 계획한다.

13   **정답 ④**   342p

① 요양보호의 주된 서비스 제공자는 요양보호사이다.

② 사례관리에서 요양보호사는 사례 팀의 일원으로 역할을 수행한다.

③ 주된 서비스제공자로서 수급자의 기능상태나 가족의 요구 사항, 서 비스 제공 전반에 대해 의견을 교 환한다.

⑤ 사회복지사와 협업하여 수급자의 욕구에 맞는 서비스를 제공한다.

---

14 다음 내용에 해당하는 회의로 <u>옳은</u> 것은?

- 요양보호사의 업무와 관련된 준수사항을 전달한다.
- 요양보호사가 대상자의 건강, 사고 등에 대한 정보를 전달한다.
- 기관운영, 인사, 복리후생에 대해 의견 및 애로사항의 제안, 조치를 보고한다.

① 운영회의   ② 월례회의

③ 사례회의   ④ 연구회의

⑤ 운영회의

14   **정답 ②**   343p

---

15 월례회의의 주된 내용으로 <u>옳은</u> 것은?

① 대상자의 상황과 제공되는 서비스를 점검한다.

② 대상자에 대한 건강, 사고 등에 대해 정보를 전달한다.

③ 대상자와 관계된 직종들의 역할 분담을 명확히 한다.

④ 대상자 가족의 복리후생, 애로사항을 듣는다.

⑤ 대상자에 대한 서비스 제공계획을 검토한다.

15   **정답 ②**   343p

①, ③, ⑤ 사례회의

④ 요양보호사의 복리후생, 인사, 기 관운영, 애로사항에 대한 조치 및 보고

1 식사와 영양 요양보호

1 섭취 요양보호의 일반적 원칙

① 대상자의 신체, 심리적, 사회적, 질병 상태를 고려하여 음식을 선택한다.

② 대상자에 맞는 식사 방법, 속도, 음식의 온도 등을 배려한 식사가 되도록 한다.

③ 식전 주변 환경을 청결히 한다.

④ 식사 과정 중 사레, 구토, 청색증 등 이상이 나타나는지 관찰하고 대처해야 한다.

⑤ 대상자의 요구를 최대한 반영하고 스스로 할 수 있는 것들은 최대한 스스로 하게 한다.

2 노인 영양상태 관찰

구분		내용
영양 부족	위험 요인	너무 적은 식사량, 영양 불균형적인 식사, 약물 사용, 고령, 급·만성질환, 사회적 고립, 빈곤, 우울, 알코올 중독, 인지장애, 식욕부진, 오심, 연하(삼킴) 곤란
	지표	체중 감소, 신체기능 저하, 마르고 약해 보임, 배변 양상 변화, 피로, 무감동, 인지수준 변화, 상처 회복 지연, 탈수
식사 관찰		• 식습관을 파악하고, 잘 삼키고, 음식물이 호흡기로 넘어가는지, 기침 등을 관찰한다. • 24시간 식사일지는 글씨를 쓸 수 있는 노인 대상자에 가능하며, 글씨를 쓸 수 없는 노인의 경우 돌보는 사람의 도움을 받아 작성한다.
노인영양관리		• 첨가당, 포화지방, 나트륨(염), 가공육 등의 섭취를 절제한다. • 다양한 식품을 골고루 섭취하는 균형 잡힌 식생활을 한다.

3 식이의 종류

요양보호사는 대상자의 치아, 연하능력에 따라 식재료의 크기를 조정하여 식사를 제공한다.

일반식	저작과 연하능력에 문제가 없고 소화를 잘 시키는 대상자에게 적용한다.
저작 도움식	• 저작능력이 떨어져 단단하고 질긴 음식을 먹기 어려운 대상자에게 제공한다. • 잘게 썰어 저작하기 편한 형태로 제공한다.
연하 도움식	• 저작과 연하능력이 떨어져 씹고 삼키기 어려운 대상자에게 제공한다. • 고형음식을 갈아 제공한다. • 액체는 증점제를 첨가하여 점도를 높여 목넘김을 좋게 한다.
유동식	수분이 많은 미음 형태로 경구 유동식과 경관 유동식이 있다.

증점제 액체의 점성을 증가시키는 식품 첨가물

경구 유동식 음식의 맛을 느낄 수 없으므로 너무 뜨겁거나 차갑게 하지 않는다.

경관 유동식 삼키는 능력이 없고 의식이 없는 대상자에게 비위관(코와 위를 연결하는 인공관)을 통해 제공하는 액체형 음식 형태이다.

4 식사 자세

올바른 식사 자세	• 의자에 앉았을 때 식탁 윗부분이 대상자의 배꼽 높이로 와야 한다. • 의자 높이가 발바닥이 바닥에 닿을 수 있는 정도이며, 팔받침과 등받이가 있는 의자는 안전하고 좌우 균형을 잡는 데 도움이 된다. • 등이 구부정한 상태에서 밥을 먹으면 음식이 기도로 넘어가기 쉬우므로 등받이 있는 의자에 등을 펴고 깊숙이 앉는다.
앉은 자세	의자에 깊숙이 앉고 식탁에 팔꿈치를 올릴 수 있도록 의자 또는 휠체어를 식탁에 가까이 한다.
침대에 걸터앉은 자세	• 균형을 잡을 수 있는 대상자는 가능한 자세로, 넘어짐을 방지하기 위해 좌우 또는 앞뒤에 쿠션을 받친다. • 발바닥이 완전히 바닥에 닿아야 안전하고, 닿지 않을 경우 받침대를 놓아준다.
침대 머리를 올린 자세	침대를 약 30~60° 높이고, 머리를 앞으로 약간 숙여 턱을 당기면 음식 삼키기가 쉬워진다.
편마비 대상자 식사 자세	건강한 쪽을 밑으로 하여 약간 옆으로 누운 자세를 취하고, 마비된 쪽은 쿠션 등으로 지지하여 안정된 자세를 취한다.

5 식사 돕기

(1) 기본 원칙

① 식사 전 가벼운 산책을 통해 식욕을 증진시킨다.

② TV를 끄고 식사에 집중할 수 있는 환경을 만든다.

③ 요양보호사는 시설 대상자의 음식 섭취를 돕고, 재가 대상자의 경우 음식 준비부터 섭취까지 돕는다.

④ 식욕이 떨어진 대상자는 다양한 음식을 조금씩, 반찬의 색깔을 보기 좋게 담아 식욕을 돋운다.

⑤ 수분이 적은 음식은 삼키기가 어렵고 신맛이 강한 음식은 침이 많이 나와 사레에 걸리기 쉽다.

⑥ 사레가 들리거나 숨을 쉬지 못하는 경우에는 식사를 즉시 중단하고 관리책임자나 시설장에게 알린다.

⑦ 천식, 호흡기질환이 있는 경우 더욱 주의를 기울인다.

⑧ 사레 예방을 위한 식사 돕기

피해야 할 음식	마른 음식(김, 뻥튀기), 점도가 높은 음식(떡), 잘 부서지는 음식(유과, 비스킷), 자극적인 음식
식사 돕기	• 배와 가슴을 압박하지 않도록(느슨하게) 한다. • 식사 전 물, 차, 국으로 입을 축여준다. • 삼킬 수 있는 정도의 적은 양(숟가락의 절반 이하)을 입에 넣어주고 완전히 삼켰는지 확인한다. • 가능한 한 앉은 자세를 취하고 상체를 약간 앞으로 숙이고 턱을 당겨준다. • 식사 도움 중 TV 보기, 전화하기, 대상자에게 질문 등을 하지 않는다.
식사 자세	• 등이 구부정한 상태에서는 음식이 기도로 넘어가기 쉬우므로 등을 펴고 의자 깊숙이 앉는다. • 요양보호사가 대상자보다 높은 곳에서 음식을 넣으면 턱을 들게 되어 사레에 들기 쉽다.

> **TIP** 연하곤란 증상

- 평소 침 흘림이 관찰된다.
- 잘 삼키지 않고 입안에 음식을 오래 머금고 있다.
- 음식을 먹을 때 딸꾹질을 한다.
- 음식을 삼킨 직후 재채기 또는 기침(기도로 흡인되는 현상)을 한다.
- 음식 섭취 후 목에서 쉰 또는 젖은 소리가 난다.
- 트림하면서 음식물이 나온다(식도역류나 식도 부근에 음식물이 남아 있다가 나오는 증상).
- 잘 씹지 못한다.
- 입 밖으로 음식을 흘린다.
- 구역질하는 모습 관찰된다.

(2) 식사 돕기 자세

① 앉을 수 있는 대상자 : 상체를 약간 앞으로 숙이고 턱을 당긴다.

② 앉을 수 없는 대상자 : 침대머리를 30~60° 올려 상반신을 높이고 베개를 받쳐 턱을 당긴다.

③ 마비가 있는 대상자 : 건강한 쪽을 밑으로 하여 베개로 마비된 쪽을 지지하고 얼굴을 요양보호사 쪽으로 향한다.

④ 식탁은 대상자의 가슴과 배꼽 사이의 높이, 음식물은 대상자와 약 30cm 거리에 두고 내려다볼 수 있게 배치한다.

⑤ 요양보호사는 대상자의 눈높이에 앉아서 음식을 입에 넣어준다.

(3) 돕는 방법

① 식사 전 배설 여부, 앞치마·턱받이, 음식물의 온도 등을 확인한다.

② 숟가락의 둥근 바닥이 혀 중앙에 놓이도록 하고 혀를 가볍게 눌러주고, 숟가락을 뺄 때는 윗입술을 스치듯이 하면서 뺀다.
- 한 손을 받쳐 대상자 입 가까이 가져간다.
- 대상자가 오른손잡이라면 오른쪽에서 밥을 먹여줘야 편안하게 느낀다.
- 편마비 대상자는 건강한 쪽에서 넣어준다.

③ 음식물을 다 삼킨 것을 확인한 후에 음식물을 다시 넣어 준다.

④ 빨대를 사용해야 할 경우
- 국물은 마실 수 있는 용기에 옮기거나 구부러지는 굵은 빨대를 이용하여 스스로 마시게 한다.
- 유동식이나 물을 먹을 때는 너무 깊이 들어가지 않도록 주의한다.

⑤ 마비된 쪽의 뺨 부위의 음식 찌꺼기는 뱉거나, 삼킬 수 있게 식후 구강 관리를 한다.

⑥ 식사 후 30분 정도 앉아있게 한다.

6 경관영양 돕기

① 대상자의 의식이 없더라도 식사의 시작과 끝을 알린다. 의식이 없는 대상자라도 청각 기능이 남아 들을 수 있다.

② 시판용 영양액은 유효기간을 확인한다.

③ 경관영양 대상자라도 앉게 하거나 침상머리를 올린다. 만약 일어나지 못하면 오른쪽으로 눕힌다.

   ※ 대상자를 오른쪽으로 눕히는 이유 : 위의 모양이 왼쪽으로 기울어져 있어서 오른쪽으로 누우면 기도로의 역류 가능성이 줄어들고, 중력에 의해 영양액이 잘 흘러 내려간다.

④ 영양액이 중력에 의해 흘러내려가도록 위장의 위치보다 높게 건다.

⑤ 음식이 너무 뜨겁거나 차지 않도록 한다. 느리게 주입 시 영양액이 상할 수 있고, 관이 막히지 않도록 주의한다.

    ※ 영양액의 온도는 체온 정도가 적당하며 차가운 영양액이 주입되면 통증을 유발한다. 1분에 50mL 이상 주입하지 않는다.

⑥ 진한 농도의 영양액을 빠르게 주입 시 설사나 탈수를 유발할 수 있다.

⑦ 비위관이 빠지지 않도록 반창고로 고정하고, 비위관이 빠지거나 영양액이 역류하고, 대상자가 구토를 하거나 청색증이 나타나면 주입되던 비위관을 즉시 잠그고 시설장, 간호사 등에게 알린다.

    ※ 비위관이 빠졌을 경우 : 요양보호사가 임의로 비위관을 밀어 넣거나 빼면 안 된다. 비위관이 새거나 영양액이 역류될 때는 비위관을 잠근 후 의료기관에 방문하게 하거나, 반드시 시설장, 관리책임자, 간호사에게 연락한다.

⑧ 구강을 청결히 하고 입술 건조 예방을 위해 보호제를 발라준다.

⑨ 비위관을 삽입하고 있는 콧속은 분비물이 쉽게 축적되고 피부가 짓무를 수 있으므로 윤활제를 발라준다.

⑩ 경관영양액 주입 후 대상자는 상체를 높이고 30분 정도 앉아있도록 한다.

⑪ 영양주머니는 매번 사용 후 깨끗이 씻어서 말린 후 사용한다.

2 배설 요양보호

1 일반적 원칙

① 배설물은 바로 깨끗이 치운다.

② 요양보호사는 도움이 필요한 부분만 도와준다.

③ 항문은 앞에서 뒤로 닦아야 요로계 감염을 예방한다.

④ 배설 요구의 표현을 미리 파악하여 즉시 배설할 수 있도록 돕는다.

⑤ 대상자의 요구를 최대한 반영하고 존중한다.

2 배설상태 관찰

배설요구의 표현	언어적 표현	화장실에 가고 싶다고 말함	
	비언어적 표현	• 끙끙거림, 안절부절못함, 손으로 배 또는 엉덩이를 가리킴 • 얼굴 표정, 일그러짐, 허리를 들썩임, 바지를 내리려고 함 등	
배설 시 관찰 내용	배설 전	• 요의·변의 욕구 유무, 하복부 팽만감, 이전 배설과의 간격 • 배설 억제	
	배설 중	통증, 불편함, 불안정도, 배변 어려움, 배뇨 어려움	
	배설 후	색깔, 혼탁의 유무, 배설시간, 잔뇨·잔변감, 배설량	
	보고 사항	소변	• 특이사항은 시설장이나 관리책임자, 간호사에게 보고 • 탁하거나 뿌연 경우, 거품이 나는 경우, 진한 경우 • 피가 섞여 나오거나 푸른빛을 띨 때
		대변	• 선홍색의 피, 검붉은색인 경우 • 심하게 묽거나 점액질의 변이 섞여 나옴

3 **화장실 이용 돕기**

낙상사고 예방을 위해 화장실 주변의 물건을 치우고, 화장실 표시등을 켜 두고, 변기 옆에 안전 손잡이를 설치하여 안전한 환경을 조성한다.

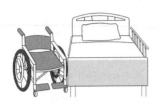
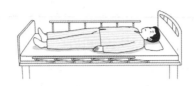
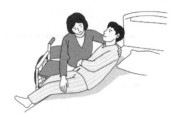

❶ 침상 가까이에 휠체어를 놓거나 침대 난간에 빈틈없이 붙이거나 30~45° 가까이 붙인다.

❷ 마비 대상자는 두 팔다리를 모아준다.

❸ 침상 끝으로 두 다리를 이동한다.

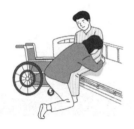
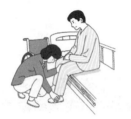
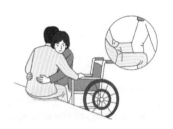

❹ 침상 가장자리에 옮겨 앉는다.

❺ 두 발이 바닥에 닿게 한다.
 • 대상자가 어지러워하는지 살핀다.
 • 대상자를 갑자기 침대에서 일으키면 혈압이 떨어져 어지러울 수 있어 잠시 침대에 앉힌다.

❻ 양팔로 대상자의 겨드랑이 밑으로 등 뒤를 감싸 안는다.

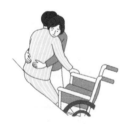
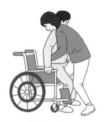
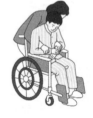

❼ 대상자를 일으켜 세운다.

❽ 몸을 회전시켜 휠체어에 앉힌다.

❾ 요양보호사의 두 팔로 대상자를 감싸 휠체어 깊숙이 앉힌다.

⑪ 건강한 다리를 축으로 삼아 방향을 바꿔준다.
⑫ 편마비인 경우 한 손은 허리를 지지한 상태에서 다른 손으로 바지를 내려준다.
⑬ 천천히 변기에 앉힌다. 앉은 자세가 편안한지, 두 발이 바닥을 올바르게 딛고 있는지 확인한다.
⑭ 용무를 마치면 불러달라고 이야기한 뒤 밖으로 나가서 기다린다.
 • 요양보호사가 밖에서 기다릴 때는 가끔씩 말을 걸어 대상자의 상태를 살핀다.
 • 감염 예방을 위해 여성의 음부는 앞쪽에서 뒤쪽으로 닦는다.

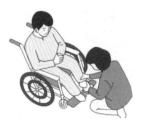

⑩ 휠체어 발 받침대 위에 대상자의 다리를 올려놓고 화장실로 이동한다.

4 침상 배설 돕기

화장실까지 못 가거나 침대에서 내려올 수 없는 대상자를 돕는 방법이다.

① 프라이버시를 위해 불필요한 노출을 방지한다.

② 배설 시 소리 나는 것이 들리지 않도록 변기에 화장지를 깔고, TV나 음악을 틀어 놓는다.

③ 방수포를 깐다.

④ 대상자가 협조할 수 있는 경우

- 무릎을 세워 발에 힘을 주게 한 후 둔부를 들고, 방수포를 깐다.
- 허리 아래 부분을 무릎덮개로 늘어뜨려 덮은 후 바지를 내린다.
- 허리 밑에 한 손을 넣어 둔부를 들게 하고, 변기를 밀어 넣은 후 항문이 변기 중앙에 오게 한다.

⑤ 대상자가 협조할 수 없는 경우

- 옆으로 돌려 눕힌 후 한쪽(건강한 쪽)에 방수포를 반 정도 말아서 깔고 다른 쪽으로 돌려 눕힌 후 말아진 방수포를 펼쳐서 깐다.
- 옆으로 돌려 눕힌 후 둔부에 변기를 대고 변기 위로 대상자를 돌려 눕혀 반듯한 자세에서 항문이 변기 중앙에 오게 한다.
- 차가운 변기가 피부에 바로 닿으면 대상자가 놀랄 수 있으며 피부와 근육이 수축하여 변의가 감소될 수 있다.
- 여성의 경우 회음부 앞부분에 화장지를 대어주면 소변이 튀지 않고, 소리가 작게 난다.

⑥ 침대를 올려주어 대상자가 배에 힘을 주기 쉽도록 한다.

⑦ 배설 후 따뜻한 수건이나 물티슈를 이용해 회음부와 둔부를 앞에서 뒤로 닦아준다. 남아있는 물기는 마른수건으로 닦는다.

⑧ 특이사항은 시설장이나 간호사에게 보고한다.

> **TIP 배뇨 도움**
> - 남성인 경우 : 손을 사용할 수 있으면 소변기를 스스로 대도록 한다. 누운 자세에서 흐르지 않게 소변기 입구를 높게 대어준다.
> - 여성의 경우 : 항문의 대장균이 침입하지 않도록 여성의 음부는 앞쪽에서 뒤쪽으로 닦는다.

5 이동변기 사용 돕기

서거나 앉는 것은 가능하나 화장실까지 걷기는 어려운 대상자의 배설을 도울 때 사용한다. 이동변기에 대상자를 앉히는 방법은 휠체어에 앉히는 방법과 같다.

① 침대와 이동변기의 높이가 같도록 맞춘다.

② 변기 밑에 미끄럼방지 매트를 깔고 변기가 따뜻한지 확인한다.

③ 편마비 대상자인 경우 이동식 이동변기는 건강한 쪽으로 침대 난간에 빈틈없이 붙이거나, 30~45° 비스듬히 붙인다.

④ 변기 안에 화장지를 깔아주거나 음악을 틀어 배설 시 소리가 잘 들리지 않게 한다.

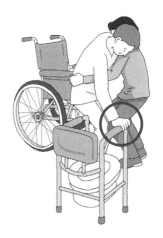

⑤ 요양보호사가 밖에 있어 주길 원하면 밖에서 기다리면서 대상자가 문제없이 용변을 보는지 확인하고 요구사항이 있으면 들어준다.

⑥ 감염 예방을 위해 배설 후 손을 씻게 한다.

⑦ 이동변기는 매번 깨끗이 씻어 배설물이 남아 있거나 냄새가 나지 않게 환기한다.

> **TIP 스스로 배설하는 대상자를 지켜보는 방법**
> • 대상자가 불쾌하지 않도록 배려하면서 배설 시 불편하지 않은지 살펴본다.
> • 서두르지 않고 천천히 편하게 배설할 수 있는 환경을 조성한다.
> • 배설 도중 혈압이 상승하거나 쓰러지는 경우도 있으므로 잘 관찰한다.
> • 대상자가 요구하는 것이 있으면 옆에서 대기하고 있다가 도와준다.

6 기저귀 사용 돕기

① 대소변을 전혀 가리지 못하는 경우, 변의를 못 느끼는 경우, 치매 등으로 실금이 빈번한 경우에만 기저귀를 사용한다.

  ※ 실금 한 번 했다고 기저귀를 사용하면 기저귀에 의존하게 되어 스스로 배설하던 습관이 사라지고 치매 및 와상 상태가 더욱 심해진다.

② 장기적으로 기저귀를 사용할 경우, 피부 붉어짐, 상처, 통증을 살펴 욕창을 예방한다.

③ 대상자가 이동할 수 있으면 이동변기를, 허리를 들어 올릴 수 있다면 간이변기 사용을 시도해 본다.

④ 면 덮개를 이불 위에 덮은 후 이불은 다리 밑으로 내리고, 윗옷은 허리까지 올리고 바지를 내린다.

⑤ 허리를 들 수 있는 대상자 : 똑바로 누워 무릎을 세우고 허리를 들게 하여 기저귀를 교환한다.

⑥ 협조가 안 되거나 허리를 들 수 없는 대상자 : 옆으로 돌려 눕혀 기저귀를 교환한다.

⑦ 배설물이 보이지 않도록 기저귀를 만다. 기저귀의 깨끗한 부분(바깥면)이 보이도록 한다.

⑧ 더러워진 기저귀를 빼고 둔부 및 항문 부위, 회음부를 물티슈로 닦고, 마른 수건으로 물기를 닦아 말린다.

⑨ 둔부 주변 피부의 발적이나 욕창이 있는지 살핀다.

⑩ 욕창 예방을 위해 옷이나 침구의 주름을 정돈한다.

7 유치도뇨관의 소변주머니 관리

유치도뇨관의 교환 또는 삽입, 방광세척 등은 의료행위이므로 요양보호사는 절대 하지 않으며, 방문간호사나 의료기관과 연계하도록 한다.

① 유치도뇨관을 통한 감염예방에 주의를 기울인다.

② 소변주머니는 방광 위치(아랫배보다 밑으로)보다 높게 두지 않는다. 주머니의 위치가 높으면 소변이 역류되어 감염의 원인이 된다.

③ 소변량과 색깔을 2~3시간마다 관찰하며, 연결관이 눌려있거나 꺾여 소변이 잘 배출되지 않는지 확인한다.

  ※ 유치도뇨관이 막히거나 꼬여 소변이 제대로 배출되지 않으면 방광에 소변이 차서 아랫배에 팽만감과 불편감과 통증이 있다.

④ 유치도뇨관을 삽입하고 있어도 자유로이 움직이고 보행할 수 있음을 알린다.

⑤ 금기사항이 아니라면 충분한 수분 섭취를 권장한다.

⑥ 유치도뇨관을 강제로 빼거나 잡아당기면 요도점막이 손상되므로 주의한다.

⑦ 소변기의 소변을 지정된 장소에서 버린다.

소변 배출구를 연다. → 소변기에 소변을 받는다. → 소변을 비우고 배출구를 잠근 후 알코올 솜으로 닦는다. → 소변 배출구를 제자리에 꽂는다.

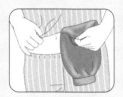

TIP 요루관리와 장루관리

요루관리 : 소변을 정상적인 경로로 배출하지 못하는 경우 회장의 일부분을 이용하여 요관과 연결하여 복벽에 만든 구멍으로, 소변을 이곳을 통해 배출하게 된다.

- 주 2~3회 교환한다.
- 충분한 수분을 섭취한다.
- 요루 주변 피부를 청결하게 관리한다.
- 소변의 색깔, 양, 출혈 등 피부감염을 관찰한다.

장루관리 : 복벽을 통하여 체외로 대변을 배설시키기 위해 만든 구멍으로 인공항문이라고 한다. 장루에 주머니를 연결하여 사용한다.

- 배설물이 1/3~1/2이 채워지면 주머니를 비우고 주 1회 정도 교환한다.
- 규칙적인 장운동을 위해 식사와 간식을 섭취하고, 적절한 수분을 섭취한다.
- 통목욕 시 주머니를 착용하고 교환일에 목욕한다.
- 피부상태, 배변량의 특성, 대상자의 불편감 등을 관찰한다.

3 개인위생 및 환경관리

1 구강 청결 돕기

누워 있는 상태에서 양치질하는 것을 도와줄 때는 옆으로 누운 자세를 하게 해야 사레들리지 않고 안전하다.

(1) 일반적인 원칙

① 입안의 염증, 상처 등을 세심히 관찰한다.

② 입안을 닦을 때 혀 안쪽, 목젖을 자극하면 구토나 질식을 유발할 수 있어 깊게 닦지 않는다.

(2) 돕는 방법

1) 입안 헹구기

① 식전 : 구강건조를 막고, 타액이나 위액 분비를 촉진하여 식욕을 증진시킨다.

② 식후 : 구강 내 음식을 제거하여 구강 청결, 음식물로 인한 질식을 예방한다.

2) 입안 닦아내기

① 주의사항

- 치아가 없거나 연하곤란, 무의식, 사레가 잘 드는 대상자에게 적용한다.
- 손가락이나 도구의 사용의 자극으로 구토나 질식에 주의한다.

- 머리를 높게 하여 양치액을 삼키지 않도록 하고, 고개를 옆으로 하여 뱉어내도록 한다.
- 칫솔질 이후 치실을 사용한다.
- 치매일 경우 : 입을 열지 않으려 거부한다면 가라앉길 기다린 후 안심시킨다.
- 마비가 있는 경우 : 마비된 쪽은 느끼지 못하므로 음식물 찌꺼기가 있는지 항상 점검한다.

② 방법
- 누워있는 대상자는 옆으로 누운 자세로, 부득이하게 똑바로 누운 자세일 때는 상반신을 높여 사레가 들지 않게 한다.
- 거즈를 감은 설압자 또는 일회용 스펀지 브러시를 물에 적셔 사용한다.
- 윗니, 잇몸 → (거즈 혹은 브러시를 바꾸어) 아래쪽 이, 잇몸 → 입천장 → 혀 → 볼 안쪽 순서로 닦는다.

3) 칫솔질하기

① 주의사항
- 칫솔질로 치아뿐 아니라 혀까지 잘 닦아준다.
- 칫솔 방향이 잘못되면 잇몸이 손상되고, 옆으로 강하게 문지르면 잇몸이 닳아져 시리게 되므로 잇몸에서 치아 쪽으로 부드럽게 회전하면서 쓸어내린다.

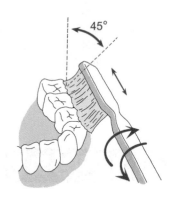

- 자립을 위해 느리더라도 스스로 구강관리를 하게 한다.
- 적당량의 치약을 사용한다.
- 입안에 거품이 가득 차서 칫솔질이 어렵고, 치약으로 인한 청량감 때문에 치아가 잘 닦였을 것이라고 오해하기 쉽다.

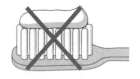 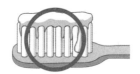

- 치약을 칫솔모 아래쪽까지 깊게 치약을 눌러 짜야 한다.
- 혈액응고장애가 있는 대상자는 출혈 가능성이 있으므로 치실은 사용하지 않는다.
- 칫솔질은 잠자기 전과 매 식사 후 30분 이내에 3분간 하도록 습관화한다.

② 방법
- 앉은 자세를 취하고 앉을 수 없으면 침대머리를 높여주고 건강한 쪽을 아래로 하여 옆으로 누운 자세로 칫솔질을 한다.
- 컵 사용이 어렵다면 빨대 달린 컵을 사용한다.
- 칫솔을 45° 각도로 치아에 대고 잇몸에서부터 치아 쪽 방향으로 회전하면서 3분간 세심하게 닦는다.

4) 의치 손질

① 주의사항
- 식사 때마다 칫솔질을 하여 의치를 청결하게 유지한다.
- 최소 하루 8시간은 의치를 **빼어놓아** 잇몸의 압박을 줄인다.

② 방법

의치 빼기	• 위쪽 의치 → 아래쪽 의치 순서로 **뺀다**. • 물로 입안을 헹군 후 **뺀다**. • 위쪽 의치 앞부분을 잡고 엄지와 검지를 이용하여 상하로 움직이며 **뺀다**. • 아래 의치를 잡고 왼쪽을 오른쪽보다 조금 낮게 하면서 돌려 **빼서** 용기에 넣는다.
의치 세척	• 의치세정제나 주방세제를 묻혀 미온수로 닦고 흐르는 미온수에 헹군다. • 뜨거운 물을 삶거나 표백제에 담그면 변형이 될 수 있어 반드시 찬물로 닦고 헹군다. • 인공치아와 인공치아 사이, 인공치아와 의치바닥 사이는 주의하여 닦는다. • 의치를 끼우기 전 구강을 청결히 하고 잇몸 마사지를 한다. • 울퉁불퉁하거나 헐은 곳이 있는지 살핀다.
의치 보관	• 의치세정제나 냉수가 담긴 용기에 보관하면 의치 변형을 막을 수 있다. • 분실 예방을 위해 일정한 장소와 용기에 보관한다. • 잇몸 압박을 해소하기 위해 자기 전에는 의치를 **빼서** 보관한다.
의치 끼우기	• 의치 삽입 전에 구강세정제와 미온수로 입을 충분히 헹군다. • 윗니 → 아랫니 순서로 끼운다. • 인지저하나 마비가 있는 경우 의치의 위치를 자주 확인한다.

2 두발 청결 돕기

(1) 머리 감기 도움

1) 주의사항

① 공복, 식후는 피하고, 추울 때는 덜 추운 낮 시간대, 머리 감기 전 미리 대소변을 본다.
② 머리에 물을 붓기 전 손으로 온도를 확인한다.
③ 머리카락은 비비지 말고 큰 수건으로 머리 전체를 감싸 가볍게 두드려 물기를 제거한다.
④ 헤어드라이어를 사용하여 신속히 말리며, 머리로부터 10cm 이상 떨어뜨린다.

2) 방법

① 머리 감기기 전 실내 온도를 22~26℃로 유지한다.
② 앞으로 머리를 숙이기 어려운 경우 샤워캡을 씌우고, 귀마개나 귀막이 솜으로 양쪽 귀를 막는다.
③ 수습자의 손등에 대어주어 온도(35℃ 정도)가 적당한지 확인한다.
④ 머리와 두피를 손톱이 아닌 손가락 끝으로 마사지한 후 헹군다.
⑤ 린스 → 따뜻한 물 헹구기 → 마른수건으로 물기 제거 → 헤어드라이어의 순서로 머리를 말린다.
⑥ 두발이나 두피에 상처나 염증이 있는지 확인한다.
⑦ 대상자의 기호에 따라 머리모양을 정리하고 거울을 제공한다.

(2) 침대에서 머리 감기기

① 머리 감기기 전 실내 온도를 22~26℃로 유지한다.
② 머리 감을 자세를 취한다.
- 침대를 보호하기 위해 방수포를 어깨 밑까지 깔고, 방수포 위에 수건을 깔아 어깨를 감싼다.
- 머리 장신구 제거 → 솜으로 귀 막기 → 눈을 수건으로 덮어 보호한다.
- 베개를 치우고 머리가 침대 모서리에 오도록 몸을 비스듬하게 한다.
- 목욕담요를 덮은 후 이불을 허리까지 내린다.
- 머리에 샴푸 패드를 편다.

③ 35℃ 정도의 따뜻한 물로 적신다.
④ 머리와 두피를 손톱이 아닌 손가락 끝으로 마사지한 후 뒷목을 좌우로 돌리며 헹군다.

> **TIP 드라이샴푸 이용하기**
> - 물 없이 머리를 감을 수 있도록 고안된 제품으로, 물을 사용할 수 없거나 신체적으로 움직이기 힘들 때 사용한다.
> - 머리카락이 충분히 적셔지도록 드라이 샴푸를 바른 후 거품이 나도록 머리를 마사지한다.
> - 마른 수건으로 충분히 닦아 말려준다. 모발이 많이 더러워진 경우 같은 방법으로 반복하여 사용한다.

(3) 머리 손질하기

1) 주의사항

① 빗질은 매일 하는 것이 좋으며, 머리카락이 엉켰을 경우에는 물을 적신 후에 손질한다.
② 세게 잡아 당겨 대상자가 불편하지 않도록 한다.

2) 방법

① 어깨에 수건을 덮고 안경과 머리핀 등은 제거한다.
② 두피에서부터 모발 끝 쪽으로 빗는다.
③ 거울을 제공하여 자신의 머리 모양을 확인하게 한다.

3 손발 청결 돕기

(1) 주의사항

① 보습을 고려한 오일, 로션, 클렌저, 비누 등을 사용한다.
② 피부에 자극을 주는 침구나 모직 의류 등은 피하고 면제품을 사용하는 것이 좋다.

(2) 방법

① 따뜻한 물에 손과 발을 10~15분간 담가 온기를 느끼게 한다.
② 혈액순환을 촉진하고, 이물질을 쉽게 제거할 수 있다.
③ 손톱깎이를 이용하여 손톱은 둥글게, 발톱은 일자로 자른다.
④ 손톱이나 발톱이 살 안쪽으로 심하게 파고들었거나 발톱 주위 염증이나 감염 등 이상이 있는지 살펴본다.

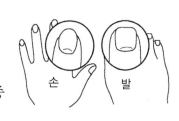

4 회음부 청결 돕기

(1) 주의사항

① 여성은 방광염, 요로감염의 원인이 되므로 청결을 유지한다.

② 회음부, 음경을 닦을 때 전용 수건이나 거즈를 사용한다.

③ 회음부는 요도·질·항문 순서로 되어 있어 앞(요도) → 뒤(항문)로 닦아 감염에 주의한다.

④ 회음부 청결 관리는 대상자가 수치심을 느끼거나 성희롱 문제가 발생할 수 있어 대상자 스스로 하도록 도와야 한다.

(2) 방법

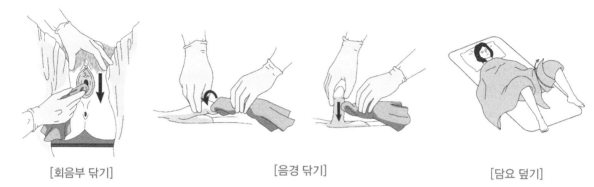

[회음부 닦기]　　　　　[음경 닦기]　　　　　[담요 덮기]

① 커튼이나 스크린을 쳐서 개인 프라이버시가 보호되도록 한다.

② 누워서 무릎을 세우게 하고, 목욕 담요를 마름모꼴로 펴서 몸과 다리를 덮는다.

③ 아랫단 가운데 부분은 회음부를 덮는다.

④ 여성의 회음부는 앞에서 뒤쪽으로 닦는다.

⑤ 남성은 음경을 수건으로 잡고, 겹치는 부분과 음낭의 뒷면도 닦는다.

⑥ 회음부에 악취나 염증, 분비물 등 이상이 있는지 살펴본다.

5 세면 돕기

(1) 주의사항

눈	깨끗한 수건으로 안쪽 → 바깥쪽 방향으로 닦는다.
안경 사용	하루에 한 번 이상 닦거나 물로 씻어 깨끗이 한다.
귀	• 귀지가 싸여 난청을 일으키기도 하므로 정기적으로 귀 입구, 귓바퀴, 뒷면을 닦는다. • 귀지 제거는 의료기관에서 한다.
코	비염 등이 발생하기 쉬우므로 코안과 콧볼, 둘레를 세심히 닦도록 한다.

(2) 방법

① 눈은 안쪽에서 바깥쪽으로 닦는다. 한 번 사용한 수건의 면은 사용하지 않고 다른 면을 사용한다.

② 이마(머리 쪽으로 쓸어 올리며) → 눈 밑 → 코 → 뺨 → 입 주위 → 턱 → 귀의 뒷면 → 귓바퀴 → 목의 순서대로 닦는다.

③ 면봉으로 귀 입구의 귀지를 닦는다.

※ 2025년도 요양보호사 자격시험은 2024년 7월 표준교재 개정에 따라 '② 눈 밑 → 코 → 뺨 → 입 주위 → 턱 → 이마 → 귀의 뒷면 → 귓바퀴 → 목 순서대로 닦는다.'

6 면도 돕기

(1) 주의사항

① 전기면도기를 사용하는 것이 안전하나 사용 시 감전의 위험이 있는지 살핀다.

② 면도날은 얼굴 피부와 45° 각도를 유지하며, 짧게 나누어 일정한 속도로 면도한다.

③ 주름진 피부라면 아래 방향으로 부드럽게 잡아당기며 상처 나지 않도록 주의한다.

④ 면도 후 로션 등을 바를 때 문지르지 말고 살살 두드려 바른다.

(2) 방법

① 면도 전 따뜻한 물수건으로 덮어 건조함을 완화시키거나 충분한 거품을 낸 후 면도한다.

② 수염의 강도가 약한 볼 → 얼굴 가장자리 → 목, 입 주위 → 턱밑 → 콧수염 등 수염의 강도가 강한 부위의 순으로, 수염이 자란 방향으로 실시한다.

③ 면도 중 수시로 면도기를 물로 씻어 다른 부위에 방해가 되지 않도록 한다.

④ 남아 있는 물기를 완전히 제거하고 피부유연제를 바른다.

7 목욕 돕기

(1) 주의사항

① 실내 온도는 22~26℃를 유지한다.

② 미리 대소변 보기, 혈압을 확인하고, 피로·공복·식후·식사 직전·직후는 피한다.

③ 만일의 상황을 대비해 욕실 문은 잠그지 않는다.

④ 중간중간 말을 건네어 상태를 확인한다.

⑤ 욕실 손잡이, 미끄럼방지 매트 등을 사용하여 낙상을 예방한다.

⑥ 35℃의 물의 온도를 기준으로 하고 의사표현이 어려운 대상자는 화상에 주의한다.

⑦ 체온이 떨어지지 않도록 자주 따뜻한 물을 뿌려주거나, 담요 등을 덮어 노출 부위를 가린다.

⑧ 몸씻기 시간은 20~30분 이내로 한다.

⑨ 목욕 후 한기를 느끼지 않도록 물기를 빨리 제거해주고 따뜻한 우유, 차 등으로 수분을 보충한다.

> **TIP** 건강 상태별 샤워 도움
>
> ① 치매
> - 거부감을 줄이기 위해 규칙적인 시간과 정해진 순서에 따라 몸씻기 도움을 실시한다.
> - 몸을 씻는 것을 잊어버리거나 필요성을 느끼지 못하는 경우, 자존심을 건드리지 않도록 정중하게 표현한다.
> - 오후보다는 오전에 하는 것이 좋으나 수급자 상태에 따라 실시시간을 정하도록 하며, 몸씻기 과정은 최대한 단순화한다.
>
> ② 편마비
> - 옷을 벗거나 입을 때, 몸을 씻을 때는 몸을 기댈 수 있는 의자에 앉게 한다.
> - 이동 시에는 마비된 쪽에서 도와준다.

(2) 몸씻기 도움

순서	방법
몸씻기 준비	• 목욕함을 알리기　• 대, 소변 보기 • 미끄럼방지 매트 깔기　• 목욕용품, 갈아입을 옷 준비 • 창문, 방문 닫기(욕실 온도 22~26℃를 유지)
이동 및 탈의	• 욕실로 이동　• 옷 벗기 돕기 • 의자에 앉히기　• 어깨와 다리의 노출 부위 덮어주기
몸 헹구기	• 샤워기 물 온도 확인(35℃ 유지, 대상자의 손등에 온도 확인) • 목욕의자에 앉아 발 → 다리 → 팔 → 몸통 → 회음부(가능한 스스로) 순으로 물에 적시기
머리 감기	목욕의자 앉아 감기　※머리 감기기 참조
몸 씻기	• 얼굴 닦기　※세면 도움 참조 • 얼굴, 목 → 가슴, 등 → 손 → 엉덩이, 다리 → 발가락 사이, 발바닥 → 회음부 순서로 닦기
헹구기	• 수건 벗기기　• 머리부터 아래 방향으로 비눗기 닦기 • 미끄러지지 않도록 바닥의 비눗물 닦기
물기 닦기	• 머리카락 닦기　• 다른 수건으로 몸 닦기 • 의자에 앉아 옷 입기 ※미끄러질 수 있으므로 완전히 닦을 때까지 움직이지 않도록 한다.
마무리	• 현기증, 혈색 변화, 피로감 확인　• 우유, 수분 공급하기 • 휴식 취하게 하기　• 손발톱 정리 • 물품 정리
확인	목욕 과정 중 긴급한 특이사항이 있는 경우 관리자에게 보고하기

(3) 통목욕 준비

순서	방법
몸씻기 준비	※몸씻기 도움 참조
욕조에 들어가 앉기	• 욕조에 더운물을 받아 요양보호사의 손등으로 확인하기 • 발끝에 물을 묻혀 미리 온도 확인하기 • 다리 → 팔 → 몸통 → 회음부(가능한 스스로) 순으로 닦기 • 편마비 대상자의 경우 　- 들어가기 전 욕조의 턱 높이와 욕조 의자의 높이를 맞춘다. 　- 건강한 쪽으로 손잡이나 보조도구를 잡게 한다. 　- 요양보호사는 마비된 쪽 겨드랑이를 잡고 건강한 쪽 다리 → 마비된 쪽 다리 순서로 옮긴다. 　- 부력으로 불안정하므로 등을 대고 앉는다. 　- 욕조에 있는 시간은 5분 정도로 한다.
욕조에서 나와 머리 감기, 몸 씻기	※몸씻기 도움 참조
헹구기	
물기 닦기	
마무리	
확인	

(4) 침상목욕 : 전신 및 부분 닦기

1) 주의사항

① 욕구와 사생활을 존중하며 최대한 원하는 방식에 따르고, 만일의 상황에 대비해서 문은 잠그지 않는다.

② 가능한 스스로 하도록 하여 능동적인 근육운동과 이로 인한 성취감을 갖도록 하며, 때때로 말을 건네어 상태를 확인한다.

2) 방법

순서	방법
몸 닦기 준비	• 시작 전 요양보호사 쪽의 침상난간 내리기 • 수건에 물을 적셔 짠 다음, 손모아 장갑과 같은 모양이나 한 면씩 접어 사용하기 쉬운 모양 만들기
몸 닦기	• 얼굴 → 목 → 가슴 → 배 → 팔 → 손 → 손가락 → 등 → 둔부 → 발 → 발가락 → 음부 순서 • 음부는 되도록 별도의 타월을 이용하여 스스로 닦기
얼굴	• 눈 주변은 비누를 사용하지 않기 • 눈은 안쪽 → 바깥쪽으로 닦기(다른 쪽 눈은 수건의 다른 면을 사용) • 이마 → 뺨 → 코 → 입 주위 → 턱 → 귀 뒤쪽 → 귓바퀴 → 목 순서로 닦기
양쪽 상지	손끝에서 겨드랑이 쪽으로 방향으로 닦기
흉부 복부	• 유방은 원을 그리듯이 닦기 • 복부는 배꼽을 중심으로 시계방향으로 닦기
양쪽 하지	무릎을 구부려 다리를 세워서, 발끝에서 허벅지 방향으로 닦기
등·둔부	• 옆으로 눕게 하여 목 뒤에서 둔부(원을 그리듯)까지 닦기 • 둔부 사이와 항문 주위를 깨끗이 • 욕창이 생기기 쉬운 뼈가 돌출된 등이나 둔부는 피부색을 관찰하기
한 번 더 닦기	깨끗한 수건으로 한 번 더 닦는다.
마무리	• 어지러움, 피로감 확인　　• 옷 갈아입히기 • 물, 우유 등으로 수분 섭취　　• 휴식 취하기 • 물품 정리
확인	목욕 과정 중 긴급한 특이사항이 있는 경우 관리자에게 보고하기

(5) 몸씻기 도움 실기

- 노인장기요양 홈페이지(www.longtermcare.or.kr)
- 네이버, 유튜브 – 〈요양보호사 업무메뉴얼〉 검색 참조

8 옷 갈아입히기

(1) 주의사항

① 실내온도는 22~26℃ 유지, 겨울철에는 요양보호사의 손과 의복의 보온을 유지한다.
② 편마비나 장애가 있는 경우 옷을 벗을 때는 건강한 쪽부터 벗고, 입을 때는 불편한 쪽부터 입힌다. (건→벗 / 불→입)
③ 상의와 하의 분리, 앞여밈이거나 단추가 있는 옷이 좋으며, 없는 경우 신축성이 좋은 옷을 선택한다.
④ 단추나 지퍼는 매직테이프로 바꾸고, 허리나 소매는 조이지 않는 옷을 선택한다.
⑤ 옷의 색상, 개인의 생활리듬을 고려한다.
⑥ 대상자가 누워서 생활하는 경우 옷의 구김이 욕창의 원인이 되지 않도록 펴준다.

(2) 방법

순서		방법
단추 있는 상의 갈아입히기	벗기	바닥이나 의자에 앉히고 단추를 풀고, 건강한 쪽 소매를 벗긴다. (건강한 팔 → 마비된 팔)
	입기	입을 때 마비된 팔 먼저 끼우고 건강한 팔을 마저 끼운다. (마비된 팔 → 건강한 팔)
단추 없는 상의 갈아입히기	벗기	• 옷을 벗길 때는 가슴까지 걷어 올린다. • 건강한 쪽 겨드랑이에 손을 넣어 팔꿈치를 빼고, 소매를 잡아당겨 옷을 벗긴다. • 건강한 손으로 옷을 잡아 스스로 머리를 빼면, 마비된 손을 뺄 수 있게 소매를 당겨준다. (건강한 팔 → 머리 → 마비된 팔)
	입기	• 옷을 입을 때는 마비된 팔을 먼저 끼운다. • 옷의 몸통과 목 부분을 움켜잡아 머리를 끼우고 건강한 팔을 끼운다. (마비된 팔 → 머리 → 건강한 팔)
수액이 있는 경우 상의 입히기	벗기	건강한 팔 → 수액 → 마비된 팔
	입기	• 마비된 쪽 팔을 끼우고 건강한 쪽으로 돌아 눕힌다. • 등 쪽에 펼쳐진 소매 부분을 계단식으로 접어 놓는다. • 수액을 건강한 쪽 소매 안으로 빼서(수액은 건강한 팔에 맞음) 건다. • 건강한 쪽 팔에 소매를 끼운다. (마비된 팔 → 수액 → 건강한 팔)
편마비 대상자 하의 갈아입히기		• 앉은 자세에서 좌우로 움직이며 무릎까지 내린다. (의자에서 미끄러지지 않게 주시하고, 두 발이 바닥을 바르게 딛고 있는지 확인) • 벗을 때는 건강한 다리 → 마비된 다리 순서로 벗는다. • 입을 때는 마비된 다리 → 건강한 다리 순서로 입는다.
체위변경이 필요한 대상자 하의 갈아입기		• 무릎을 세워 둔부를 들게 하고 바지를 벗긴다. • 마비된 쪽 발에 하의를 끼운다. • 건강한 쪽 발을 바지에 놓도록 돕는다. • 엉덩이를 들게 하여 바지를 입힌다.

1 올바른 신체정렬 방법

① 요양보호사의 가슴과 허리 사이의 높이로 몸 가까이에서 잡고 보조한다.

② 안정된 균형을 잡기 위하여 한 발은 다른 발보다 약간 앞에 놓아 지지면을 넓힌다.

③ 양쪽 다리에 체중을 지지하고 무릎을 굽혀 중심을 낮게 하여 골반을 안정시킨다.

④ 이동 시 다리와 몸통의 큰 근육을 사용하여 척추의 안전성을 유지한다.

⑤ 갑작스러운 동작은 피하고 적절한 휴식을 취한다.

2 침대 위에서의 이동 돕기

(1) 목적

대상자의 잔존기능 유지, 신체기능 및 관절기능 유지

(2) 주의사항

① 이동 방향을 사전에 확인하고, 대상자와 협조를 통해 이루어질 수 있도록 한다.

② 무리한 이동은 피하고, 요양보호사 자신에게 신체적 무리가 가지 않도록 한다.

(3) 방법

1) 침대 위, 아래쪽으로 이동하기

① 침대를 수평으로 놓는다.

② 요양보호사 쪽의 난간을 내리고 반대쪽 난간을 올린다.

③ 무릎을 세워 발바닥이 침대에 닿게 한다.

④ 협조할 수 있는 경우 침대 난간을 잡은 후 신호와 함께 이동하고자 하는 방향으로 이동한다.

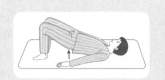

> **TIP 누워서 엉덩이를 들어 올리는 운동**
> • 휴대용변기 사용과 침대 위에서의 이동, 보행 시 신체 안정에 도움이 된다.
> • 엉덩이를 들어 올리고, 배와 허리에 힘을 주고 숫자를 세면서 있는다.
> • 동작은 몇 번으로 나누어 천천히 시행한다.

⑤ 협조할 수 없는 경우 요양보호사 2인이 침상 양편에 마주서서 한쪽 팔은 머리 밑으로 넣어 어깨, 등 밑을 지지하고, 다른 팔은 둔부와 대퇴를 지지한다.

⑥ 신호에 맞춰 두 사람이 동시에 대상자를 침대 머리 쪽으로 이동한다.

⑦ 몸을 바르게 유지하고 침대 난간을 내린다.

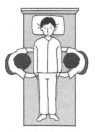

2) 침대 오른쪽 또는 왼쪽으로 이동하기

침상목욕, 머리 감기기 등을 위해 침대 가장자리로 이동할 때, 침대 가장자리로 이동할 때 적용할 수 있다.

① 침대를 허리 높이까지 올리고 요양보호사 쪽의 침대 난간은 내리고, 반대쪽 난간을 올린다.

② 대상자를 이동하고자 하는 쪽에 서서 두 팔을 가슴 위에 포갠다.

③ 상반신에서 하반신 순으로 나누어 이동한다.

④ 한 손은 대상자의 목에서 겨드랑이, 다른 한 손은 허리 아래에 넣어 상반신을 이동시킨다.

⑤ 하반신은 허리와 엉덩이 밑에 손을 깊숙이 넣어 이동시킨다.

⑥ 침대난간을 올리고, 침대 높이를 조절한다.

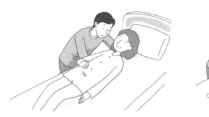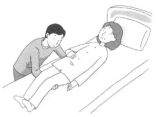

[상체 → 하체로 이동]

3) 옆으로 눕히기

※ 요양보호사 쪽의 침대 난간은 내리고 반대쪽 난간은 반드시 올린다.

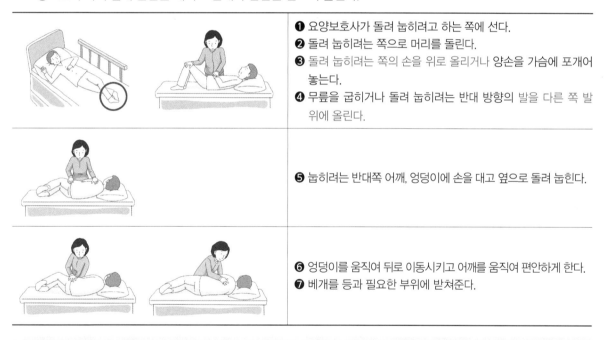

	❶ 요양보호사가 돌려 눕히려고 하는 쪽에 선다. ❷ 돌려 눕히려는 쪽으로 머리를 돌린다. ❸ 돌려 눕히려는 쪽의 손을 위로 올리거나 양손을 가슴에 포개어 놓는다. ❹ 무릎을 굽히거나 돌려 눕히려는 반대 방향의 발을 다른 쪽 발 위에 올린다.
	❺ 눕히려는 반대쪽 어깨, 엉덩이에 손을 대고 옆으로 돌려 눕힌다.
	❻ 엉덩이를 움직여 뒤로 이동시키고 어깨를 움직여 편안하게 한다. ❼ 베개를 등과 필요한 부위에 받쳐준다.

> **TIP** 돌아눕기 정상반응
> • 시선이 먼저 향하고 얼굴, 어깨, 엉덩이 순으로 돌아눕게 된다. 엉덩이를 뒤로 엉덩관절과 무릎관절은 굽혀진다.
> • 마비된 대상자도 이러한 자세를 취하게 해야 자세가 안정되고 편안하다.
> • 한꺼번에 많이 이동하려고 하지 말고 조금씩 나누어 이동한다.
> • 대상자를 끌어당길 경우 피부가 손상되거나 통증을 유발할 수 있으므로 조금씩 들어서 이동시킨다.

4) 상체 일으키기

일어나는 것에 대해 설명한다. 침대를 허리높이까지 올리고, 요양보호사 쪽 침대난간을 내린다.

편마비 대상자인 경우	❶ 요양보호사는 대상자의 건강한 쪽에 서서 대상자의 마비된 손을 가슴에 올린다. ❷ 양쪽 무릎을 굽혀 세운 후 어깨와 엉덩이 또는 넙다리를 지지하여 요양보호사 쪽(마비 측이 위로 오게) 돌려 눕힌다. ❸ 요양보호사의 팔을 대상자의 목 밑에 깊숙이 넣어 등과 어깨를 받쳐 준다. ❹ 반대 손은 엉덩이 또는 넙다리를 지지하여 일으켜 앉는다. ❺ 대상자는 건강한 손으로 짚고 일어날 수 있게 한다.
하반신마비 대상자인 경우	❶ 요양보호사는 대상자 가까이 서서 양쪽 무릎을 굽혀주거나 편하게 놓아둔다. ❷ 대상자가 일어나려는 방향으로 상체를 돌려 손을 짚고 일어날 수 있도록 어깨를 지지한다. ❸ 요양보호사는 한쪽 팔로 대상자의 어깨 밑을 받쳐준다. ❹ 대상자가 일어났을 때 무릎이 편안하게 굽혀질 수 있도록 해준다. ❺ 이완성마비인 경우가 많으므로 갑자기 무릎이 꺾여 넘어지는 것을 주의한다.

이완성 마비 근육은 긴장이 저하되어 축 늘어져서 저항이 없는 상태를 말한다.

5) 침대에 걸터앉히기

휠체어나 이동변기 등으로 이동하기 전에 먼저 일어나 앉은 다음 침대 끝으로 이동하여 침대에 걸터앉는다.

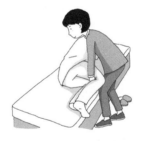

❶ 돌아누운 자세에서 목, 어깨, 무릎을 지지한다.

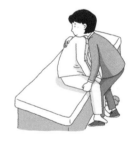

❷ 다리를 침대 아래로 내리면서 어깨를 들어올린다.

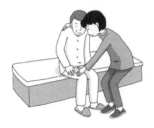

❸ 대상자의 목 밑으로 팔을 깊숙이 넣고 다른 한 손은 다리를 지지하여 안정되게 한다.

6) 일으켜 세우기

혼자 침대에 걸터앉아 중심을 잡는 것이 힘들어 낙상이 발생할 수 있다. 넘어지지 않도록 균형을 잡을 수 있을 때까지 잡아준다.

앞에서 보조하는 경우	❶ 대상자는 침대에 걸터앉아 발을 무릎보다 살짝 안쪽으로 옮긴다. ❷ 요양보호사의 무릎을 대상자의 마비된 쪽 무릎 앞쪽에 대고 지지한다. ❸ 양손은 허리를 잡아 지지한다. ❹ 대상자의 상체를 앞으로 숙이면서 천천히 일으켜 세운다. ❺ 요양보호사의 어깨로 대상자의 가슴(어깨 앞쪽)을 지지하여 상체를 펴는 데 도움을 줄 수 있다. ❻ 대상자가 완전하게 양쪽 무릎을 펴고 일어선 자세를 취하게 한다.
옆에서 보조하는 경우	❶ 대상자는 침대 끝에 앉아 양발을 무릎보다 조금 뒤쪽에 놓는다. ❷ 대상자의 마비된 쪽 가까이 선다. ❸ 요양보호사의 발을 대상자의 마비된 발 바로 뒤에 놓는다. ❹ 요양보호사는 한 손은 대상자의 마비된 대퇴부를 지지한다. ❺ 다른 한 손은 대상자의 반대쪽 허리를 부축하여 세운다. ❻ 대상자가 양쪽 무릎을 펴서 일어나면서 대퇴부에 있던 손을 대상자의 가슴 부위로 옮겨 상체를 펴서 안정된 자세가 될 수 있도록 한다.

3 침대에서의 체위변경

(1) 목적

① 체위변경을 함으로써 호흡기능이 원활해지고 폐 확장이 촉진된다.
② 관절의 움직임, 관절의 변형을 예방, 피부괴사와 욕창을 예방, 부종과 혈전을 예방한다.
③ 고정된 자세로 인한 허리와 다리 통증을 줄인다.

(2) 주의사항

① 체위변경 시 대상자의 관절 밑부분을 지지해야 한다.
② 체위변경에 따라 들어간 부분이나 다리 사이를 베개나 수건으로 지지한다.
③ 2시간마다 체위를 변경하며, 욕창이 발생한 경우 더 자주 변경해야 한다.

(3) 방법

1) 바로 누운 자세(앙와위) : 휴식을 취하거나 수면을 취할 때

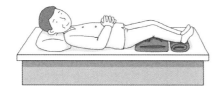 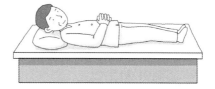

① 무릎과 발목 밑에 수건이나 작은 베개를 받쳐줄 수 있다.
② 고관절(엉덩이 관절)과 무릎관절의 굽힌 구축을 발생할 수 있어 장시간 사용은 금한다.

2) 반 앉은 자세(반좌위) : 숨차거나 세안할 때, 식사 때, 위관영양 할 때

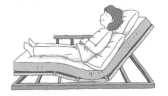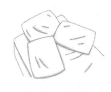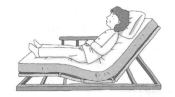

① 침상머리를 45° 정도 올린 자세이다.
② 다리 쪽의 침대를 올려 대상자가 내려가지 않도록 한다.

3) 엎드린 자세(복위) : 등에 상처가 있거나 등 근육을 쉬게 할 때 자세

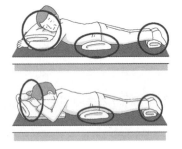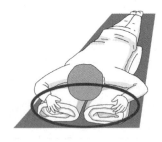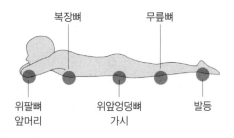

① 대상자의 아랫배에 낮은 베개를 놓아 과도한 허리 앞굽음을 감소시킨다.
② 아랫배와 발목 밑에 작은 베개를 받치면 허리와 넙다리의 긴장을 완화시킨다.

4) 옆으로 누운 자세(측위) : 둔부의 압력을 피하거나 관장할 때

① 엉덩이와 무릎관절은 굽힘자세가 되어야 한다.
② 엉덩이를 뒤로 이동시키면 자세가 편안해진다.

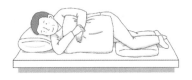
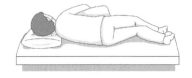

(4) 체위변경 실기

- 노인장기요양 홈페이지(www.longtermcare.or.kr)
- 네이버 TV, 유튜브 → "요양보호사 업무매뉴얼" 검색

4 휠체어 이동 돕기

(1) 주의사항

① 휠체어 선택 시 주의사항 : 타이어의 공기압이 적정해야 한다.
② 움직이지 않을 때는 반드시 브레이크를 잠근다.
③ 하반신마비, 움직이지 못하는 대상자는 욕창방석을 사용하고, 1~2시간마다 자세를 변경한다.
④ 침대에서의 휴식 없이 3시간 이상 휠체어에 앉히지 않는다.

(2) 올바른 휠체어 사용법

1) 잠금장치 사용하기

① 고정 시 : 휠체어 옆 손잡이를 바퀴 쪽으로 밀어 잠근다.
② 이동 시 : 휠체어 옆 손잡이를 바퀴 반대쪽으로 밀어 푼다.

2) 휠체어 펴기

① 잠금장치를 잠근다.
② 팔걸이를 펼친다.
③ 시트를 눌러 편다.
④ 발 받침대를 내린다.

3) 휠체어 접기

① 잠금장치를 잠근다.
② 발 받침대를 올린다.
③ 시트를 들어 올린다.
④ 팔걸이를 접는다.

4) 발판 높낮이 조절하기

① 발판 밑의 볼트를 이용하여 높낮이를 조절한다.
② 발받침대를 좌우로 움직여서 대상자의 다리 길이에 맞춘다.
③ 볼트를 오른쪽으로 돌려 조인다.

손잡이
등받이
팔걸이
바퀴 손잡이
팔
잠금장치
가드
바퀴통
시트
미는 바퀴
행어
브래킷
큰 바퀴
뒤꿈치
고정판
작은 바퀴
가로대　지지대　발 받침

[휠체어]

(3) 휠체어 상황별 조작법

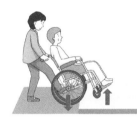

❶ 문턱(도로턱) 오르기
• 양팔에 힘을 주고 휠체어 뒤를 발로 살짝 눌러 뒤쪽으로 기울인다.
• 앞바퀴를 들어 문턱을 오른다.

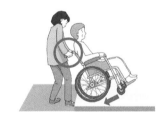

❷ 문턱(도로턱) 내려가기
• 요양보호사가 뒤에 서서 뒷바퀴를 내려놓는다.
• 앞바퀴를 들어 올린 상태로 뒷바퀴를 천천히 뺀다.
• 뒷바퀴로 내려놓는다.

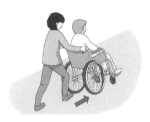

❸ 오르막길 갈 때
• 요양보호사는 자세를 낮추고 다리에 힘을 주어 밀고 올라간다.
• 경사로가 높다면 지그재그로 밀고 올라간다.

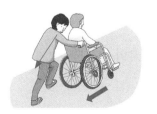

❹ 내리막길 갈 때
• 몸으로 휠체어를 지지하면서 고개를 뒤로 돌려 방향을 살핀다.
• 방향을 확인하면서 뒷걸음으로 내려간다.
• 대상자가 체중이 많이 나가거나, 경사로가 큰 경우 지그재그로 내려간다.

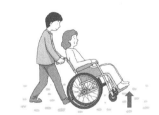

❺ 울퉁불퉁 길 가기
• 휠체어의 앞바퀴를 들어 올려 뒤로 젖힌 상태에서 이동한다.
• 앞바퀴가 지면에 닿으면 앞으로 밀기가 힘들고 대상자가 진동을 많이 느끼게 된다.

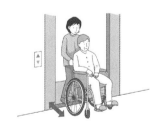

❻ 엘리베이터 타고 내리기
• 뒤로 들어가서 앞으로 밀고 나온다.
• 엘리베이터와 복도 틈새에 작은 바퀴가 끼지 않도록 주의한다.

(4) 방법

1) 바닥에서 휠체어로 이동하기

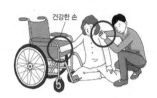

❶ 어깨와 허리를 받치기

대상자 건강한 쪽에 휠체어를 비스듬히 놓는다.
※ 휠체어가 뒤집혀지지 않도록 앞바퀴 정렬하기

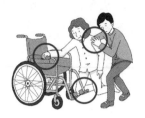

❷ 엉덩이를 들어 허리를 펴게 하기

• 대상자의 건강한 손으로 휠체어를 잡아 균형을 유지한다.
• 대상자 양쪽 무릎을 바닥에 지지한 상태로 엉덩이를 들어 허리를 편다.
※ 너무 밀착하면 몸을 돌릴 공간이 없으므로 주의

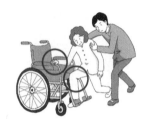

❸ 건강한 쪽 무릎 세우게 하기

• 대상자 뒤에서 한 손으로 허리를 잡아주고 한 손은 어깨를 지지한다.
• 손에 힘을 주고 무릎을 펴면서 천천히 상체를 일으킨다.

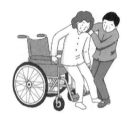

❹ 천천히 휠체어에 앉히기

• 대상자의 허리를 지지하고 건강한 다리를 축으로 삼아 휠체어 쪽으로 몸을 돌린다.
• 건강한 손으로 휠체어 팔걸이를 잡게 하고 스스로 휠체어 안쪽 깊숙이 앉게 한다.

2) 침대에서 휠체어로 이동하기

① 휠체어를 대상자의 건강한 쪽에 비스듬이 놓는다.
② 바퀴를 고정한 후 발 받침대를 접는다.
③ 대상자를 일으켜 앉은 후 몸을 돌려 다리를 침대 아래로 내린다.
④ 건강한 손은 침대를 지지하고 양발이 바닥을 딛고 있는지 확인한다.
⑤ 요양보호사는 대상자의 다리 사이에 발을 넣고, 구호에 맞춰 일어선다.
⑥ 건강한 다리를 축으로 삼아 휠체어로 몸을 돌려 앉힌다.
⑦ 대상자의 양팔을 모으고, 뒤에서 겨드랑이 밑으로 손을 넣어 깊숙이 앉힌다.
⑧ 발 받침대를 펴고 발을 받침대에 올려놓는다.

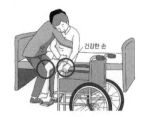

[건강한 손 쪽으로 팔걸이를 잡게 하기]

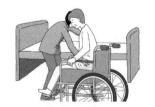

[몸을 회전하면서 휠체어에 앉히기]

3) 휠체어에서 침대로 이동하기

한 사람이 대상자를 이동시키는 경우	❶ 대상자의 건강한 쪽으로 휠체어를 45° 각도로 침대에 붙이고 잠금장치를 한다. ❷ 발 받침대를 올리고, 발을 바닥에 내려 지지하도록 한다. ❸ 대상자의 둔부를 휠체어 의자 앞쪽으로 이동시킨다. ❹ 요양보호사의 무릎으로 대상자의 불편한 쪽 무릎을 눌러 일으켜 세운다. ❺ 대상자의 건강한 쪽 손으로 침대를 잡는다. ❻ 무릎을 구부려 침대에 걸터앉는다. ❼ 안전을 확인한다.
두 사람이 대상자를 이동시키는 경우	❶ 휠체어는 침대에 붙여 평행하게 놓고 잠금장치를 잠근다. ❷ 키가 크고 힘센 사람이 대상자 뒤쪽에서 대상자의 양쪽 겨드랑이에 팔을 넣어 대상자의 팔을 안에서 밖으로 잡는다. ❸ 다른 한 사람은 다리 쪽에 서서 종아리 아래, 대퇴 아래로 손을 넣는다. ❹ 신체정렬을 하고 구령과 함께 들어 올린다.

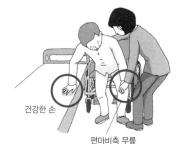
[무릎과 등을 지지하기]

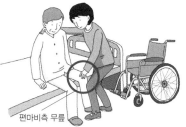
[침상에 앉히기]

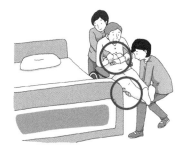
[한 사람은 뒤에서, 한 사람은 앞에서 지원하기]

4) 휠체어에서 바닥으로 이동하기

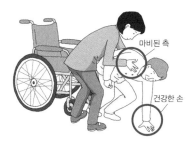

❶ 건강한 쪽 팔을 뻗어 바닥을 짚게 하기
- 휠체어의 잠금장치를 잠그고 받침대를 올려 발을 바닥에 내려놓는다.
- 요양보호사는 대상자의 마비 쪽 옆에서 몸통과 어깨를 지지한다.

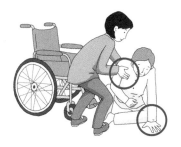

❷ 건강한 쪽 다리에 힘을 주어 내려 앉게 하기
- 대상자는 건강한 손으로 바닥을 짚고 건강한 다리에 힘을 주어 바닥에 내려앉는다.
- 요양보호사는 대상자의 상체를 지지해준다.

5) 휠체어에서 이동변기로 이동하기

① 대상자의 건강한 쪽에 이동변기를 휠체어와 30~45°로 비스듬히 놓는다.
② 발 받침대를 올리고 대상자의 두 발을 바닥에 지지한다.
③ 대상자의 앞에 서서 허리와 무릎을 지지한다.
④ 대상자의 건강한 손으로 변기의 먼 쪽 손잡이를 잡게 한다.
⑤ 대상자를 일으킨 다음 건강한 다리에 힘을 주어 엉덩이를 이동시켜 앉힌다.

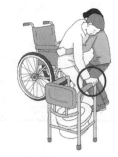

[건강한 쪽 손으로
변기 손잡이를 잡게 하기]

6) 휠체어에서 자동차로 이동하기

① 뒷좌석의 문을 열고 휠체어를 자동차와 평행하게 놓거나 비스듬히 놓는다.
② 휠체어의 잠금장치를 고정하고, 발 받침대를 접고 대상자의 양쪽 발이 바닥을 지지할 수 있게 내려놓는다.
③ 요양보호사의 무릎은 대상자의 마비측 무릎을 지지한다.
④ 대상자의 건강한 손으로 자동차의 손잡이를 잡는다.
⑤ 대상자를 일으켜 엉덩이부터 자동차 시트에 앉힌다.
⑥ 다리를 한 쪽씩 올려놓고 시트 깊숙이 앉힌 후 안전벨트를 한다.
⑦ 대상자와 동승할 경우 반드시 대상자 옆자리에 앉아 돕는다.

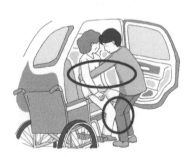

[엉덩이부터 자동차 시트에 앉히기]

7) 자동차에서 휠체어로 이동하기

① 휠체어를 자동차와 비스듬하거나 평행하게 놓고 잠금장치를 잠근다.
② 자동차 문을 열고 안전벨트를 푼다.
③ 요양보호사의 한쪽 팔은 대상자의 어깨를 지지하고 대상자 다리부터 밖으로 내린다.
④ 대상자의 양쪽 발을 바닥에 충분히 지지하도록 한다.
⑤ 요양보호사의 무릎으로 대상자의 마비 측 무릎을 지지하고 일으켜 휠체어로 돌려 앉힌다.

[다리부터 자동차 밖으로 내리기]

(5) 휠체어 이동 도움 실기

• 노인장기요양 홈페이지(www.longtermcare.or.kr)
• 네이버 TV, 유튜브 → "요양보호사 업무매뉴얼" 검색

5 보행 돕기

(1) 일반적 보행 돕기

1) 주의사항

① 혼자서 일어나는 데 무리가 없는 상태에서 걷도록 한다.
② 보행 초기에는 보행차, 지팡이 등을 이용하고, 점차 혼자 걷도록 한다.
③ 지팡이 끝의 고무가 닳았는지, 손잡이가 안전한지 확인한다.
④ 미끄럼방지 양말과 신발을 신는다.
⑤ 스스로 걷도록 지지하고, 불가피한 경우에만 지지해준다.

2) 방법

침대에서 일어서기	• 침대를 의자 높이에 맞추고 입구를 향해 침대 모서리 쪽으로 이동한다. • 침대 밑으로 다리 내려 바닥에 대고 팔꿈치에 힘을 주며 일어나 앉는다. • 어지러울 경우 침대에 걸터앉았다가 천천히 일어난다.
부축하며 걷기	• 대상자 옆에서 팔로 허리를 껴안듯 잡고, 반대편 손으로 요양보호사의 어깨 위에 대상자의 손을 잡는다. • 서로 반대편 발을 앞으로 내딛으며 맞춰 걷는다. • 대상자는 약한 쪽 다리를 먼저 내딛도록 한다. • 요양보호사는 지팡이 역할을 한다.
따라 걷기	즉각 손을 내밀 수 있도록, 비스듬히 약 50cm 뒤에서 속도를 맞춰 걷는다.
지팡이를 이용하여 걷기	• 건강한 손으로 지팡이를 사용한다. • 앞발 약 15cm, 바깥쪽 옆 15cm 지점에 지팡이 끝을 내민다. • 평지 걷기 : 지팡이 → 불편한 다리 → 건강한 다리 순서로 옮긴다. • 방향 전환 : 불편한 다리를 지팡이 쪽으로 내밀기 → 건강한 다리에 체중을 실어 반원을 그리며 방향을 바꾼다.

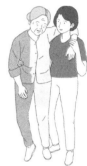

[부축하며 걷기]

(2) 계단 오르기

올라갈 때	지팡이 ○	지팡이 → 건강한 다리 → 불편한 다리
	지팡이 ×	건강한 손으로 계단 손잡이를 잡기 → 건강한 다리 → 불편한 다리
내려갈 때	지팡이 ○	지팡이 → 불편한 다리 → 건강한 다리
	지팡이 ×	건강한 손으로 계단 손잡이를 잡기 → 불편한 다리 → 건강한 다리

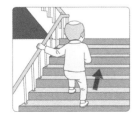 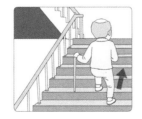 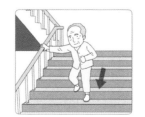 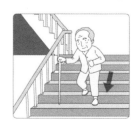

[올라갈 때] [내려갈 때]

(3) 보행보조차 사용

보행보조차 선택	• 신체기능, 사용 공간, 체형 • 고무받침의 닳은 정도	• 지팡이 끝의 고무 • 바퀴와 잠금장치 확인
보행보조물품	미끄럼방지 양말과 신발	
보행 준비	• 팔꿈치가 약 30도 구부러지도록	• 보행보조차의 손잡이를 엉덩이 높이로 조절
이동하기	• 다리가 모두 약한 경우 : 보행보조차 이동 → 한쪽 발(오른발) 이동 → 한쪽 발(왼발) • 한쪽 다리만 약한 대상자의 경우 : 약한 다리와 함께 보행보조차 → 건강한 다리	
요양보호사 위치	요양보호사는 대상자 가까이에서 지지(불편한 쪽에서 돕기)	

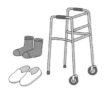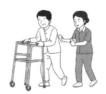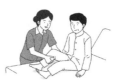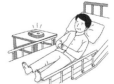

[보행보조차 사용]

5 복지용구

1 복지용구

① 노인장기요양 수급자의 일상생활신체활동 지원 및 인지기능의 유지향상에 필요한 용구를 말한다.
② 복지용구는 반드시 개별 건강과 건강상태 요인을 평가하고 맞춤형으로 적절한 복지용구가 제공
되어야 되며, 자신의 일상생활에서 반복 사용하여 습관화할 수 있는 훈련이 필요하다.

2 노인장기요양보험 복지용구

(1) 급여 이용 절차

① 복지용구 방문상담 → ② 급여 가능 여부 조회 → ③ 복지용구 제공 계약 체결 → ④ 계약 체결 내용 통보 → ⑤ 급여비용 청구 및 지급

(2) 복지용구 종류

대여 품목(6종)	• 수동휠체어 • 이동욕조	• 전동침대 • 목욕리프트	• 수동침대 • 배회감지기
구입 품목(10종)	• 이동변기 • 안전손잡이 • 자세변환용구 • 미끄럼방지 용품(미끄럼방지 매트, 미끄럼방지액, 미끄럼방지 양말)	• 목욕의자 • 지팡이 • 요실금팬티	• 성인용보행기 • 욕창 예방 방석 • 간이변기(간이 대변기, 소변기)
구입 또는 대여품목(2종)	• 욕창예방 매트리스		• 경사로(실내용, 실외용)

(3) 배설 관련 복지용구

1) 이동변기 : 화장실까지 이동이 어려운 경우 용변을 안전하게 볼 수 있도록 도와준다.

① 물로 세척하거나 소독약으로 소독할 수 있는 재질이어야 한다.

② 오랫동안 편히 앉아 있을 수 있도록 등받이, 팔걸이가 있어야 한다.

③ 대상자의 무게를 충분히 견딜 수 있어야 한다.

④ 사용 전 네 다리가 지면에 완전히 고정되어 있어야 한다.

⑤ 이용자의 신체에 맞게 이동변기 높낮이를 조절할 수 있다.

⑥ 사용하지 않을 때는 뚜껑을 덮고, 사용 후 변기통을 빼서 세척 후 말려 냄새가 나지 않도록 한다.

⑦ 변기 다리 부분의 버튼을 눌러 높낮이를 조절한다. 앉았을 때 발이 지면에 닿고, 무릎은 90°가 될 수 있는 높이로 조절한다.

2) 간이변기 : 이동이 불편한 대상자가 침상 등에서 용변을 해결하기 위해 사용한다. 반듯이 누운 자세에서 사용한다. 대변기와 소변기로 구분한다.

① 가정에서 사용할 때는 높이가 낮은 플라스틱 소형제품을 사용한다.

② 열탕소독을 할 수 있는 내열성이 있는 제품이어야 한다.

③ 소변량을 측정할 수 있는 눈금이 있는 제품을 선택한다.

④ 소변기
   - 장점 : 다루기 쉽고, 좌·우·선 자세에서도 사용할 수 있다.
   - 단점 : 즉시 처리해야 하며, 여성은 스스로 사용하기 힘들다.
   - 적합 : 즉시 처리할 수 있는 경우, 시간에 따라 배뇨할 수 있는 경우, 화장실에 갈 수 없는 경우
   - 금기 : 장시간 대고 있어야 하는 경우

⑤ 소변량, 색깔, 탁도, 냄새 등 건강 상태를 일정 정도 예측할 수 있다.

3) 요실금 팬티 : 일반 섬유 팬티에 방수패드가 부착된 형태로, 보통의 팬티와 같으며, 남성·여성용이 있다.

① 장점 : 소변의 흡수력이 높다. 세탁 후 반복 사용이 가능해 경제적이다.

② 단점 : 세탁이 필요하다.

③ 적합 : 기저귀를 사용하고 싶지 않은 대상자, 소변량이 적어 흡수량이 적은 대상자

④ 금기 : 흘림 양이 500mL 이상, 잦은 세탁이 필요한 대상자

(4) 옮기기 및 이동 관련 복지용구

1) 수동휠체어

① 잠금장치를 사용하고, 사용하지 않을 때에는 잠금장치(브레이크)가 잠겨 있는지 확인하는 습관을 들인다.

② 잠금장치는 보통 3단으로 나뉘며, 2단 잠금장치는 경사로를 내려갈 때나 미끄러운 바닥을 이동할 때 사용한다.

③ 보관
   - 녹슬기 쉬우므로 비를 맞지 않게 한다.
   - 타이어의 적당한 공기압은 엄지손가락으로 눌렀을 때 0.5cm 정도 들어가는 상태로 유지한다.

• 각종 볼트가 헐겁지 않도록 수시로 점검한다.

• 사용하지 않을 때는 접은 상태에서 보관한다.

④ 잠금장치가 고정되지 않았을 때는 타이어 공기압을 확인하고 정상이라면 주머니에 있는 스패너로 잠금장치와 볼트를 조절한 후 고정해준다.

⑤ 발판의 높이 조절은 휠체어를 뒤로 눕혀 주머니에 있는 스패너로 볼트를 왼쪽으로 2~3바퀴 돌려 푼 후 발판을 좌우로 돌려 길이를 조절한다.

⑥ 소독용 알코올을 적신 천으로 닦고, 가동 부분은 건조 후 윤활제로 관리한다.

2) 성인용 보행기 : 보행이 불편한 경우 보행을 보조하기 위해서 사용한다.

① 사용 전 각 부분 볼트의 고정상태, 휴식 시에는 잠금장치를 반드시 확인하여 낙상에 예방한다.

② 보행이 불안정한 대상자는 도움을 주는 사람이 항상 손이 뻗을 수 있는 거리에 있어야 한다.

③ 보행 중 고관절 골절 및 바퀴가 빠져 넘어지는 사례가 많으므로 항상 주의한다.

④ 성인용 보행기 종류

일반 보행기	보행보조차	보행차
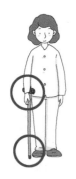		
• 안정성이 좋다. • 체중부하 없이 이동이 가능하다. • 느린 걸음으로 걸어야 한다.	• 의자와 주머니가 달린 것이 특징이다. • 가장 불안정하여, 보행기에 기댈 필요가 없는 균형감각이 있고 보행이 가능한 대상자가 이용한다.	뇌졸중, 하반신 마비 등 뒤로 잘 넘어질 수 있는 대상자는 사용 시 신중해야 한다.

3) 지팡이 : 신체와 체중 지지, 균형 보조, 보행 패턴의 교정, 보행속도와 지구력 향상을 목적으로 사용된다.

① 지팡이 선정 시 고려사항

• 길이는 바닥면에서 신체의 큰돌기(넙다리)까지 길이로 맞춘다.

• 사용하는 쪽 발의 새끼발가락으로부터 바깥쪽 15cm 지점에 놓는다.

• 팔꿈치는 20~30° 정도 구부린 높이다.

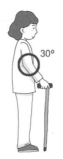

• 신발을 신고 손잡이가 손목(둔부) 높이
• 발 앞 15cm, 옆 15cm 지점에 지팡이 끝

• 건강한 쪽 손에 지팡이
• 지팡이를 한 걸음 앞에 놓았을 때 30° 구부러지는 팔꿈치

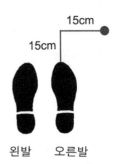

왼발   오른발

② 지팡이 끝의 고무패킹이 닳았는지 수시로 확인하여 미끄러져 넘어지는 것을 예방한다.

③ 지팡이 종류

한발 지팡이	네발 지팡이
• 작고 간단하며 가볍다. • 균형감각 향상에 도움이 된다. • 안정성은 떨어진다. • 생긴 모양에 따라 T자형이라고도 한다.	• 대상자가 설 수 있어야 한다. • 기저면이 넓어 체중 지지에 도움이 된다.

4) **안전손잡이** : 자주 왕래하는 거실, 화장실 등에 손잡이를 설치하여 낙상을 예방하고 자립성을 높여준다.

① 녹이 슬지 않고, 표면에 미끄럼을 방지할 수 있는 도장이 되어 있어야 한다.

② 잠재적 위험이 될 수 있는(특히 시각대상자를 고려하여) 거친 돌출 부위는 없어야 한다.

③ 편리성과 안정성이 있어야 한다.

5) **경사로(실내용, 실외용)**

휠체어를 이용하는 대상자의 이동성 확보, 안전사고 예방, 정신적, 신체적 부담을 감소시킨다.

(5) 목욕 관련 복지용구

1) **목욕의자** : 거동이 불편한 대상자의 목욕, 머리 감길 때, 자세 유지와 간호하는 사람의 부담을 경감시켜 준다.

① 앉는 면이 높지 않고, 등받이가 높고, 팔걸이가 있으며, 기대어 앉아도 넘어지지 않아야 한다.

② 물에 녹슬지 않고, 미끄러지지 않는 재질, 의자 부분에 구멍이 있어 물이 흐를 수 있어야 한다.

③ 이용자의 신체에 맞추어 높낮이를 조절할 수 있다.

2) **목욕리프트** : 입욕 시 높낮이를 조절하여 편리하게 목욕시키는 보조용품이다.

① 감전 예방을 위해 충전용 배터리만 목욕리프트의 전원으로 사용한다.

② 인체 및 주위에 유해함이 없고 안전한 구조여야 한다.

③ 감전 예방을 위해 충전용 배터리만 사용한다.

3) **이동욕조** : 침대 위나 거실 등에서 목욕을 할 수 있는 이동형 욕조로, 공기를 빼고 접어 편리하게 보관할 수 있다.

① 평평하고 이물질이 없는 장소에서 사용한다.

② 강한 물리적 압력이 가해지거나 송곳, 날카로운 도구가 닿지 않게 한다.

③ 응급상황 시 배수 마개를 열어 즉시 물을 뺀다.

4) **미끄럼방지 용품** : 거동이 불편한 대상자가 실내에서 미끄러져 넘어지는 것을 예방한다.

① 제품으로 매트, 양말, 용액, 테이프 등이 있다.

② 대상자가 걸려서 넘어지지 않도록 주의해야 한다.

③ 미끄럼방지액은 욕실 바닥의 물기를 완전히 제거한 후 골고루 발라주어야 한다.

④ 미끄럼방지 매트는 물기가 머금지 않은 상태에서 설치한다.

(6) 욕창 예방 관련 복지용구

1) 욕창 예방 방석 : 장시간 앉아 있는 대상자에게 신체 압력을 분산시킬 수 있도록 한다. 통풍성이 잘되고 세탁이 쉬운 제품을 선택한다.

2) 욕창 예방 매트리스

① 매트리스는 교대부양을 통해 압력을 분산하여 욕창을 예방한다.

② 보온성, 통기성, 탄력성, 흡수성이 뛰어나야 한다.

③ 일으켜 세우기, 체위변경 등 간호하는 사람의 부담도 고려한다.

• 날카로운 물건이나 열을 발산하는 제품(찜질기) 등을 조심해야 한다.

• 1일 1회 기구의 정상 동작 유무(주입, 배기)를 확인한다.

3) 자세 변환 용구 : 거동이 불편한 대상자의 자세와 위치를 변환하기 위한 제품이다.

① 자세 변환 시트 : 대상자가 쉽게 미끄러질 수 있는 마찰이 적은 재료여야 한다.

② 자세 변환 쿠션

• 너무 딱딱하거나 아프지 않고 미끄럽지 않아야 한다.

• 부착된 지퍼가 신체와 접촉되지 않도록 감춰져야 한다.

• 내부 충전제가 밖으로 나오거나 딱딱하지 않아야 한다.

• 커버를 분리하여 세척할 수 있어야 한다.

(7) 기타 복지 용구

1) 침대

침대는 높낮이, 경사도 등을 리모컨으로 조절하면 전동침대, 크랭크 핸들을 돌려서 조절하면 수동침대이다. 프레임이 견고하여 녹이 나지 않아야 한다.

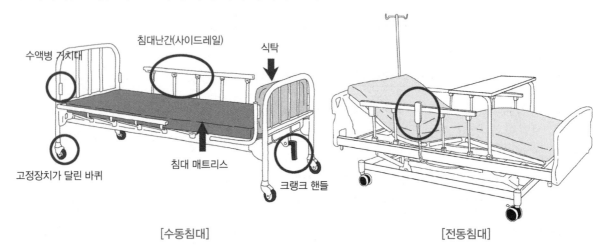

[수동침대]　　　　　　　　　　　　[전동침대]

① 수동침대의 크랭크 손잡이는 침대 다리 쪽에 위치하고, 사용하지 않을 경우에는 안전을 위하여 안으로 들어가는 수납방식이어야 한다.

② 침대난간(사이드레일)은 낙상사고(골절, 신체 일부가 끼는 상황 등)를 예방하기 위해 세워 고정시킨다.

③ 이동하지 않을 때는 바퀴를 반드시 잠가놓는다.

④ 전동침대의 조절 부위에 물이 들어가지 않도록 한다.

⑤ 사용하지 않을 때는 높낮이를 가장 낮은 위치에 오게 한다.

⑥ 대상자가 떨어지지 않도록 양쪽 난간을 올린다.

2) 배회감지기 : 치매나 배회 또는 길 잃어 문제행동을 보이는 대상자들의 실종을 예방하는 장치이다.

① 사용 전 작동상태를 항상 확인한다.

② GPS(위성항법장치형) : 대상자의 위치를 컴퓨터나 핸드폰으로 가족이나 보호자에게 알려주는 장치이다. 분실의 위험이 있으므로 유의한다.

③ 매트형 배회감지기 : 대상자의 움직임을 확인하여 영역을 벗어날 경우 가족이나 보호자에게 소리, 빛, 문자 등을 알린다.

■정답 옆에 기재된 페이지는 「요양보호사 양성 표준교재」 참고 페이지입니다.

1 식사와 영양 요양보호

1 음식물을 삼키는 데 어려움이 있는 대상자의 식사를 돕는 방법으로 <u>옳은</u> 것은?

① 식전 입맛을 돋게 하기 위해 레몬차를 제공한다.

② 식사 중에 물을 자주 마시게 한다.

③ 수시로 말을 걸어 음식을 천천히 삼키게 한다.

④ 머리와 목을 약간 뒤로 젖혀 음식을 삼키게 한다.

⑤ 액체는 증점제를 첨가하여 점도를 높인다.

01 정답 ⑤ 355p

고형상 음식을 부드럽게 갈아서 제공하거나 액체는 점도증진제를 첨가하여 점도를 높여 목넘김을 좋게 하여 제공한다.

2 의자에 앉아 식탁에서 식사하는 대상자를 돕는 방법으로 <u>옳은</u> 것은?

① 등받이가 없는 의자에 앉게 한다.

② 대상자를 의자에 걸터앉게 한다.

③ 식탁의 상판이 대상자의 배꼽 높이에 오게 한다.

④ 대상자의 발가락 끝이 바닥에 닿게 한다.

⑤ 의자를 식탁과 30°~45° 각도가 되도록 하여 비스듬히 앉게 한다.

02 정답 ③ 357~358p

① 등받이와 팔꿈치를 올릴 수 있는 좌우균형이 맞는 의자를 선택한다.

② 대상자를 의자 깊숙이 앉게 한다.

④ 발이 바닥에 완전히 닿아야 안전하다. 발이 바닥에 닿지 않으면 받침대를 받쳐준다.

⑤ 의자를 식탁에 충분히 당겨준다.

3 입맛이 없는 대상자의 식욕을 증진할 수 있는 방법으로 <u>옳은</u> 것은?

① 혼자서 조용히 식사하게 한다.

② 음식의 형태를 알 수 없도록 갈아서 제공한다.

③ 감칠맛 나는 단 음식 위주로 준비한다.

④ 다양한 색깔의 반찬을 골고루 제공한다.

⑤ 신맛이 강한 음식을 주어 미각을 돋운다.

03 정답 ④ 359p

식사 전에 몸을 움직이거나 가벼운 산보를 통해 식욕을 증진시키고, 다양한 음식을 조금씩 준비하여 반찬의 색깔을 보기 좋게 담아내 식욕을 돋운다.

4 사레예방 방법으로 **옳은** 것은?

① 식사 전 물이나 국물로 식도를 적신다.

② 의자에 앉을 수 없는 대상자는 누운 자세를 취한다.

③ 천천히 드시게 하기 위해 음식 섭취 도중에 말을 건넨다.

④ 점도가 높은 떡 종류를 준비한다.

⑤ 목을 축일 수 있는 신맛이 강한 과일을 준비한다.

04　정답 ①　359~362p

② 침대를 30~60° 높인다. 머리를 약간 숙이고 턱을 당긴다.

③ TV 보기, 전화하기, 대상자에게 질문 등을 하지 않는다.

④, ⑤ 신맛이 강한 음식, 마른 음식(김, 뻥튀기), 점도가 높은 음식(떡), 잘 부서지는 음식(유과, 비스킷), 자극적인 음식은 피한다.

5 편마비 대상자의 식사 돕기 방법으로 **옳은** 것은?

① 건강한 쪽을 밑으로 하여 옆으로 눕힌다.

② 숟가락에 밥과 반찬을 가득 올려 먹인다.

③ 숟가락 끝부분을 입술 중앙에 대고 음식을 넣어준다.

④ 음식을 완전히 삼키기 전에 음식을 넣어준다.

⑤ 식사가 끝난 직후 똑바로 누워 쉬게 한다.

05　정답 ①　358~362p

② 대상자가 충분히 삼킬 수 있을 정도의 적은 양을 입에 넣어준다.

③ 숟가락 끝부분을 입술 옆쪽(건강한 쪽)에 대고 음식을 입에 넣는다.

④ 음식물을 다 삼킨 것을 확인한 후에 음식물을 다시 넣어준다.

⑤ 식사 후 30분 정도 앉아있게 한다.

6 침상에 누워있는 오른쪽 편마비 대상자의 식사 돕기로 **옳은** 것은?

① 오른쪽을 밑으로 하여 옆으로 눕힌다.

② 왼쪽 허리를 베개로 받쳐 지지해준다.

③ 똑바로 누운 채 고개를 요양보호사 쪽으로 돌린다.

④ 숟가락 끝을 왼쪽 입술에 대고 음식물을 넣어준다.

⑤ 왼쪽 입안에 음식찌꺼기가 있는지 확인한다.

06　정답 ④　358~362p

①, ③ 침대 머리를 30~60° 정도 올려 상체를 높이고, 건강한 쪽(왼쪽)을 밑으로 하여 약간 옆으로 눕힌다.

② 마비된 쪽(오른쪽)을 쿠션으로 지지해준다.

⑤ 마비된 쪽(오른쪽) 얼굴은 식후 음식이 남아있어도 알지 못하므로 삼키거나 뱉도록 도와준다.

7 의식이 없는 대상자의 경관영양을 돕는 방법으로 **옳은** 것은?

① 영양액은 체온보다 낮은 온도로 준비한다.

② 영양액 주머니를 침대 높이에 맞추어 건다.

③ 비위관이 빠지면 최대한 빨리 밀어 넣는다.

④ 영양액은 1분에 50mL 이상 주입되지 않도록 주의한다.

⑤ 구토 증상을 보이면 소화제와 함께 주입한다.

07　정답 ④　365~366p

① 영양액의 온도는 체온 정도가 적절하다.

② 위장보다 높은 위치에 건다.

③, ⑤ 이상증상 비위관이 빠지거나 새거나 역류되거나 구토, 청색증이 나타나면 비위관을 잠근 후 바로 시설장이나 관리책임자 등에게 알린다.

8 경관영양 시 비위관이 새고 있을 때 돕기 방법으로 <u>옳은</u> 것은?

① 역류가 되지 않는다면 그대로 둔다.

② 왼쪽으로 눕혀 구토를 예방한다.

③ 요양보호사가 비위관을 제거한다.

④ 비위관을 잠그고 간호사에게 연락한다.

⑤ 청색증이 나타나는지 관찰한다.

08　　정답 ④　　365~366p

③ 비위관을 잠근 후 의료기관에 방문하게 하거나 반드시 시설장 및 관리책임자, 간호사에게 연계해야 한다.

④ 관이 빠지거나 새는지 관찰하고, 대상자가 토하거나 청색증이 나타나면 비위관의 튜브를 잠근 후 바로 시설장이나 관리책임자 등에게 알린다.

9 경관영양 시 대상자를 오른쪽으로 눕히는 이유로 <u>옳은</u> 것은?

① 기도로의 역류 가능성을 줄이기 위해

② 영양액 주입속도 조절을 위해

③ 편안한 자세를 유지하기 위해

④ 설사, 구토를 예방하기 위해

⑤ 비위관이 빠질 수 있으므로

09　　정답 ①　　365~366p

위의 모양이 왼쪽으로 기울어져 있어서 오른쪽으로 누우면 기도로의 역류 가능성이 줄어들고, 중력에 의해 영양액이 잘 흘러내려 간다.

2 배설 요양보호

10 대상자의 배설물을 관찰한 결과 시설장에게 보고해야 하는 경우로 <u>옳은</u> 것은?

① 소변이 투명하다.

② 소변에 거품이 없다.

③ 소변이 옅은 노란색이다.

④ 대변에 점액질이 섞여 나온다.

⑤ 대변이 부드럽고 형태가 있다.

10　　정답 ④　　377p

시설장이나 간호사에게 배설물 상태를 보고해야 하는 경우
• 소변이 탁하거나 뿌옇다.
• 거품이 많이 난다.
• 소변의 색이 진하거나 냄새가 심하다.
• 소변에 피가 섞여 나오거나 푸른빛의 소변이 나온다.
• 대변에 피가 섞여 나와 선홍빛이거나 검붉다.
• 대변이 심하게 묽거나 대변에 점액질이 섞여 나온다.

11 대상자가 안전하게 화장실을 이용할 수 있도록 돕는 방법으로 <u>옳은</u> 것은?

① 화장실을 대상자의 방과 가까운 곳으로 정한다.

② 화장실 표시는 입구 아래쪽에 한다.

③ 화장실 전등은 밤에는 소등을 한다.

④ 화장실 복도에 조형물을 두어 미관을 좋게 한다.

⑤ 화장실에 갈 때 신고 벗기 쉽게 슬리퍼를 이용한다.

11　　정답 ①　　375, 591p

② 눈높이에 맞추어 '화장실' 표시를 한다.

③ 화장실 전등은 밤에도 켜둔다.

④ 화장실까지 가는 길에 발에 걸려 넘어질 우려가 있는 물건을 치워 넘어지지 않게 한다.

⑤ 슬리퍼 등은 벗겨져 낙상의 위험이 있으므로 미끄럼 방지 양말, 신발을 신는다

12 침대에 누워 있던 대상자가 화장실에 간다며 일어나 앉더니 어지럽다고 할 때 대처 방법으로 <u>옳은</u> 것은?

① 따뜻한 차를 마시게 한다.　　② 똑바로 누워 다리를 높여준다.

③ 이동변기를 사용하게 한다.　　④ 서둘러 화장실에 데려간다.

⑤ 잠시 침대에 앉아있게 하고 지켜본다.

12　정답 ⑤　　376p

대상자를 갑자기 침대에서 일으키면 혈압이 떨어지고 어지러울 수 있다. 대상자의 안전을 위해 잠시 침대에 앉아있게 한다.

---

13 휠체어로 이동하여 화장실을 사용하는 오른쪽 편마비 대상자를 돕는 방법은?

① 대상자의 오른쪽에 휠체어를 놓고 옮긴다.

② 이동할 때는 휠체어 의자 끝에 걸터앉게 한다.

③ 휠체어 잠금장치를 풀고 발 받침대를 접은 후 변기에 옮긴다.

④ 대상자의 겨드랑이를 감싸 일으킨 후 몸을 회전시켜 변기에 앉힌다.

⑤ 배설이 끝날 때까지 화장실 문을 열어둔다.

13　정답 ④　　375, 379p

① 건강한 쪽에 휠체어를 둔다.
② 휠체어 깊숙이 앉는다.
③ 반드시 휠체어 잠금장치를 걸어둔다.
⑤ 요양보호사가 밖에서 기다려주기를 원한다면 대상자 옆에 호출기를 두고 도움이 필요할 시 요청하도록 알린다.

---

14 휠체어를 사용하는 왼쪽 편마비 대상자의 화장실 이용을 돕는 방법으로 <u>옳은</u> 것은?

① 화장실 밖에 응급벨을 설치한다.

② 대상자의 두 발이 바닥에 닿지 않게 앉힌다.

③ 배뇨 후 도움이 필요한 부분을 도와준다.

④ 화장실 앞에 화분을 놓아 화장실 위치를 표시한다.

⑤ 침대에서 휠체어로 옮길 때 대상자의 왼쪽에 휠체어를 놓는다.

14　정답 ③　　375~379p

① 화장실 안쪽 대상자 옆에 응급벨(호출기)을 설치하여 도움이 필요할 시 요청하도록 알린다.
② 대상자의 두 발을 바닥에 지지하며, 요양보호사는 대상자의 앞에 선다.
④ 화장실까지 가는 길이나 화장실 앞에 불필요한 물건이나 발에 걸려 넘어질 우려가 있는 물건을 치워 넘어지지 않게 한다.
⑤ 침대에서 휠체어로 옮길 때 대상자의 건강한 쪽(오른쪽)에 휠체어를 놓는다.

---

15 요실금 대상자의 배뇨를 돕는 방법으로 <u>옳은</u> 것은?

① 배뇨 후 치골상부를 눌러 방광을 완전히 비운다.

② 주기적으로 도뇨관을 사용한다.

③ 식이섬유가 적은 음식을 제공한다.

④ 더운물주머니를 복부에 대주어 방광을 자극한다.

⑤ 활동을 제한하여 배뇨 횟수를 줄인다.

15　정답 ①　　196, 382, 585p

① 방광을 완전히 비우기 위해 배뇨 후 몸을 앞으로 구부리도록 도와주거나 치골상부를 눌러준다.
② 전립선배대로 인한 소변배출의 문제가 있을 때 정기적으로 소변을 빼준다.
③ 식이섬유소가 풍부한 채소와 과일 섭취로 변비를 예방한다.
⑤ 복부내 압력을 증가시키는 기침, 웃음, 재채기, 달리기, 줄넘기 등은 피한다.

16 침대에 누워 지내는 대상자의 침상 배설을 돕는 방법으로 옳은 것은?

① 복부를 시계 방향으로 마사지한다.

② 배변 후 물티슈로 닦고 바로 옷을 입힌다.

③ 앙와위로 눕혀 배변하기 쉬운 자세가 되게 한다.

④ 찬 수건으로 항문 주위를 닦아주어 변의를 자극한다.

⑤ 변의를 호소하면 한두 번 참게 한 후 변기를 대어준다.

16 정답 ① 379~381p

① 배변 활동이 원활하도록 복부를 배꼽 주위에서 시계방향으로 원을 그리듯이 마사지한다.

② 물기가 남아있으면 대상자의 피부가 짓무르거나 피부 손상을 일으킬 수 있으므로, 마른 수건으로 물기를 닦아준다.

③ 침대를 올려주어 대상자가 배에 힘을 주기 쉬운 자세를 취하게 한다.

④ 변기는 따뜻한 물로 데워서 침대 옆이나 의자 위에 놓는다. 차가운 변기(찬수건)가 피부에 바로 닿을 경우 대상자가 놀랄 수 있으며 피부와 근육이 수축하여 변의가 감소될 수 있다.

⑤ 대상자가 변의를 호소할 때 즉시 배설할 수 있도록 도와준다.

17 거동이 불편한 대상자가 침상에서 자주 배변 실수를 할 때 돕는 방법으로 옳은 것은?

① 음식섭취량을 줄여준다.

② 낮 동안에 기저귀를 채워준다.

③ 간이변기를 침대에 두고 사용하게 한다.

④ 대상자가 변의를 호소할 때 즉시 배설할 수 있도록 한다.

⑤ 기저귀를 깔고 하의를 벗긴 후 이불을 덮어준다.

17 정답 ④ 379~381p

① 규칙적으로 식사하고 섬유질도 적절히 섭취하게 한다.

②, ③ 배변시간 간격을 가늠해두어 배설을 돕는다.

⑤ 불필요한 노출을 방지하고 가려주며 편안한 상태에서 배설하게 한다.

18 간이변기를 사용하여 침상에서 배설하는 대상자를 돕는 방법으로 옳은 것은?

① 대상자의 둔부 아래에 방수포를 깐다.

② 조용한 환경에서 배설할 수 있게 한다.

③ 변기를 침대 난간과 30~45°가 되게 붙인다.

④ 바지를 내린 후에 허리 아래 부분을 가려준다.

⑤ 대상자가 협조할 수 있으면 옆으로 돌려 눕혀 변기를 대어준다.

18 정답 ① 379~381p

② 화장지를 변기 안에 깔아주거나 음악을 틀어주어 배설 시 나는 소리가 잘 들리지 않게 한다.

③ 항문이 변기 중앙에 오게 한다.

④ 허리 아래 부분을 무릎덮개로 늘어뜨려 덮은 후 바지를 내린다.

⑤ 요양보호사가 허리 밑에 한 손을 넣어 대상자가 둔부를 들게 하고, 다른 손으로 변기를 밀어 넣는다.

19 왼쪽 편마비 대상자의 이동변기 사용을 돕는 방법으로 옳은 것은?

① 이동변기를 침대 높이보다 낮게 한다.

② 이동변기를 하루에 한 번 세척한다.

③ 이동변기를 대상자의 왼쪽에 놓는다.

④ 이동변기 앞에 미끄럼방지 매트를 깔아준다.

⑤ 소독약으로 세척할 수 있는 이동변기를 사용한다.

19 　정답 ⑤　382~384p

① 침대 높이와 이동변기의 높이가 같도록 맞춘다.

② 배설물을 즉시 처리하고 환기시킨다.

③ 이동변기는 건강한 쪽(오른쪽)에 놓는다.

④ 안전을 위해 변기 밑에 미끄럼방지 매트를 깔아둔다.

---

20 대상자가 밤에는 추워서 화장실 가기가 싫다며 기저귀 사용을 원할 때 대처방법으로 옳은 것은?

① 원하는 대로 기저귀를 사용한다.

② 간이변기를 대어준다.

③ 겉옷을 준비하여 준다.

④ 이동식 변기를 옆에 둔다.

⑤ 대상자를 설득하여 화장실을 사용한다.

20 　정답 ④　384~386p

거동이 가능한 대상자이므로 변의를 호소할 때 즉시 배설할 수 있도록 이동식 변기를 사용한다.

---

21 이동변기를 사용하여 배변중인 대상자가 배설을 어려워 할 때 돕는 방법으로 옳은 것은?

① 차가운 물을 마시게 한다.

② 조용한 음악을 틀어준다.

③ 배변할 때까지 앉아 있게 한다.

④ 이동변기 대신 기저귀를 채워준다.

⑤ 항문 주위에 미지근한 물을 끼얹어준다.

21 　정답 ⑤　382p

미지근한 물을 항문이나 요도에 끼얹으면 괄약근과 주변 근육이 이완되면서 변의를 느낄 수 있다.

---

22 이동변기를 사용하여 배설하는 대상자를 돕는 방법으로 옳은 것은?

① 침대 양쪽 난간을 내리고 이동한다.

② 변기 옆에 작은 매트를 깔아준다.

③ 움직이기 힘들어하면 안아서 변기에 앉힌다.

④ 두 발의 발가락 끝이 바닥에 닿게 변기에 앉힌다.

⑤ 배설 시 소리가 나지 않게 주변 환경을 조용하게 한다.

22 　정답 ③　382~384p

① 침대의 한쪽 난간을 내리고 대상자가 변기 가까이 이동하게 한다.

② 변기 밑에 미끄럼방지 매트를 깔아주어, 변기가 흔들리지 않게 주의한다.

④ 대상자의 다리를 내려 두 발이 바닥에 닿게 한다.

⑤ 화장지를 변기 안에 깔아주거나 음악을 틀어주어 배설 시 나는 소리가 잘 들리지 않게 한다.

23 대상자가 몇 번의 실금을 했어도 기저귀를 바로 사용하지 않는 이유로 <u>옳은</u> 것은?

① 낙상의 위험이 높아지기 때문에

② 움직임이 제한되기 때문에

③ 기저귀 사용 비용이 부담되기 때문에

④ 비뇨기계 감염이 발생할 수 있기 때문에

⑤ 스스로 배설하는 습관이 사라질 수 있기 때문에

23　　정답 ⑤　　384~386p

기저귀를 쓰게 되면 대상자가 기저귀에 의존하게 되어 스스로 배설하던 습관이 사라지고 치매 증상 및 와상상태가 더욱 심해질 수 있다.

---

24 대상자의 기저귀 사용 돕기로 <u>옳은</u> 것은?

① 정해진 시간에 기저귀를 갈아준다.

② 바지를 내린 후 면 덮개로 덮어준다.

③ 물수건으로 닦은 후 바로 기저귀를 채운다.

④ 피부상태 변화 및 상처를 살펴본다.

⑤ 회음부는 뒤에서 앞으로 닦는다.

24　　정답 ④　　384~386p

① 배뇨, 배변시간에 맞추어 자주 살펴보고 젖었으면 속히 갈아주어 피부에 문제가 생기지 않게 한다.
② 홑이불을 덮은 후 바지를 내린다.
③ 물티슈로 닦고 마른수건으로 닦아 물기를 말린다.
⑤ 회음부는 앞에서 뒤로 닦는다.

---

25 대상자의 기저귀를 교환하는 방법으로 <u>옳은</u> 것은?

① 창문을 닫고 탈취제나 방향제를 사용한다.

② 기저귀를 정해진 시간에 교환한다.

③ 기저귀를 교환할 때마다 보호자에게 알린다.

④ 기저귀의 깨끗한 면이 보이도록 말아 넣는다.

⑤ 대상자가 허리를 들 수 없으면 엎드리게 하여 기저귀를 교환한다.

25　　정답 ④　　384~386p

① 기저귀를 채운 후 창문을 열어 환기하고 필요시 탈취제나 방향제를 사용한다.
② 배변, 배뇨시간에 맞추어 자주 살펴보고 즉시 교환한다.
③ 둔부 주변부터 꼬리뼈 부분까지 피부의 발적, 상처 등을 세심하게 살펴보고 특이사항이 있다면 시설장에게 보고한다.
⑤ 대상자를 옆으로 돌려 눕혀 기저귀를 교환한다.

---

26 한쪽으로만 누워있는 대상자가 기저귀 밖으로 소변이 샐 때 대처방법으로 <u>옳은</u> 것은?

① 기저귀 안에 속 기저귀를 한 개 더 채워준다.

② 기저귀 밑에 방수포를 깔아둔다.

③ 정해진 시간에 기저귀를 갈아준다.

④ 몸 한쪽에 베개를 대는 방식으로 체위를 자주 바꾸어준다.

⑤ 소변이 새는 쪽 기저귀 안에 물티슈를 넣어준다.

26　　정답 ④　　70, 384~386p

• 대처 1 : 몸 한쪽에 베개나 방석을 대는 등의 방식으로 체위를 자주 바꾸어준다.
• 대처 2 : 대상자 성별, 상태별로 기저귀 사용 방법을 달리 적용하고 기저귀를 신속하게 갈아준다.

27 협조가 불가능한 대상자의 기저귀를 갈아 주는 방법으로 <u>옳은</u> 것은?

① 소변이 조금 묻은 기저귀는 말려서 재사용한다.

② 피부의 발적을 발견했을 때 연고를 발라준다.

③ 옆으로 돌려 눕혀 기저귀를 교환한다.

④ 냄새가 나지 않도록 기저귀를 단단히 조여 채운다.

⑤ 기저귀를 두 개씩 겹쳐서 채운다.

27 　정답 ③　384~386p

28 유치도뇨관을 삽입하고 있는 대상자의 보행을 돕는 방법으로 <u>옳은</u> 것은?

① 유치도뇨관을 잠근 후 보행하게 한다.

② 수분 섭취를 제한하면서 보행하게 한다.

③ 유치도뇨관을 새것으로 교체한 후 보행하게 한다.

④ 소변주머니를 아랫배보다 아래로 오도록 들고 보행하게 한다.

⑤ 하루 2~3시간만 보행하게 한다.

28 　정답 ④　387~389p

② 금기사항이 없는 한 수분 섭취를 권장한다.
④ 소변주머니가 높이 있으면 소변이 역류하여 감염의 원인이 되므로 방광의 위치보다 높게 두지 않는다.

29 유치도뇨관을 삽입하고 있는 대상자가 "아랫배에 가스가 찬 것처럼 불편해요."라고 호소할 때 대처방법으로 <u>옳은</u> 것은?

① 소화제를 제공한다.

② 소변주머니를 비워준다.

③ 도뇨관이 꺾여있는지 확인한다.

④ 따뜻한 물주머니를 복부에 대어준다.

⑤ 침대 머리를 올려 반좌위를 취하게 한다.

29 　정답 ③　387~389p

유치도뇨관이 막히거나 꼬여서 소변이 제대로 배출되지 않으면 방광에 소변이 차서 아랫배에 팽만감과 불편감이 있고 아플 수 있다.

30 유치도뇨관을 삽입하고 있는 대상자에게 요로감염이 발생할 수 있는 상황으로 <u>옳은</u> 것은?

① 매일 충분한 수분을 섭취하고 있다.

② 소변주머니가 방광 위치보다 높게 두고 있다.

③ 소변의 양과 색깔을 2~3시간마다 확인한다.

④ 소변주머니가 침대 매트리스 아래쪽에 고정되어 있다.

⑤ 배출구를 잠그고 알코올 솜으로 소독 후 제자리에 꽂는다.

30 　정답 ②　387~389p

소변주머니가 높이 있으면 소변이 역류하여 요로감염의 원인이 된다.

31 유치도뇨관을 삽입하고 있는 대상자에게서 다음과 같은 상황이 관찰될 때 간호사에게 보고해야 하는 상황으로 옳은 것은?

① 연결관이 꼬여있는 경우
② 소변이 도뇨관 밖으로 새는 경우
③ 소변주머니가 가득 차있는 경우
④ 소변주머니를 들고 걸어 다니는 경우
⑤ 소변주머니의 배출구가 잠겨있는 경우

32 요루보유 대상자의 관리 방법으로 옳은 것은?

① 요루 안으로 물이 들어가므로 통목욕을 금한다.
② 통목욕 시에는 주머니의 소변을 비우고 주머니를 착용한다.
③ 주머니의 소변이 가득 차면 비운다.
④ 주머니의 소변이 새면 교환한다.
⑤ 샤워 시 물이 안으로 들어가므로 주머니를 떼지 않는다.

33 장루보유 대상자의 관리 방법으로 옳은 것은?

① 복벽을 통해 체외로 소변을 배설시키는 소변통로다.
② 주머니에서 냄새가 나면 비운다.
③ 주 1회 정도 주기로 교환한다.
④ 장루주머니의 불편감은 무시한다.
⑤ 무른 변을 예방하기 위해 수분섭취를 줄인다.

3 개인위생 및 환경관리

34 대상자의 구강청결을 돕는 방법으로 옳은 것은?

① 입안을 닦아 낼 때는 목젖까지 닦는다.
② 일회용 스폰지에 치약을 묻혀 닦는다.
③ 대상자를 똑바로 눕힌 자세에서 닦는다.
④ 구강 점막에 염증이 있으면 구강청정제로 닦는다.
⑤ 위쪽 잇몸과 이를 닦은 후 아래쪽 잇몸과 이를 닦는다.

---

31 정답 ② 387~389p

소변 색이 이상하거나 탁해진 경우, 소변량이 적어진 경우, 소변이 도뇨관 밖으로 새는 경우에는 시설장이나 간호사에게 보고한다.

32 정답 ② 389p

① 샤워 시 요루 주머니를 떼거나 착용해도 되고, 통목욕 시 주머니를 착용하고 목욕한다.
③ 주머니의 1/3~1/2 정도 소변이 차면 비운다.
④ 주머니는 주 2~3회 정도 교환한다.
⑤ 샤워 시 요루 주머니를 떼거나 착용해도 된다.

33 정답 ③ 354, 389p

① 복벽을 통해 체외로 대변을 배설시키는 인공항문이다.
② 주머니의 1/3~1/2 정도 채워지면 비운다.
④ 장루 주변의 피부상태, 배변량의 특성, 불편감 등을 관찰한다.
⑤ 적은 수분섭취는 탈수를 일으킬 수 있어 충분한 수분을 섭취(하루 6~7잔, 1,000mL 정도)한다.

34 정답 ⑤ 394~397p

① 목젖을 자극하면 구토나 질식을 일으킬 수 있으므로 너무 깊숙이 닦지 않는다.
② 일회용 스펀지 브러시를 물에 적셔 사용한다.
③ 대상자가 앉은 자세나 옆으로 누운 자세를 취하게 한다.
④ 세심하게 관찰하고 이상이 있을 시 시설장이나 간호사에게 보고한다.

35 칫솔질을 할 때 유의사항으로 <u>옳은</u> 것은?

① 치약을 칫솔위에 두툼하게 올린다.

② 칫솔 각도는 90°로 닦는다.

③ 치아에서 잇몸 쪽으로 닦는다.

④ 구토를 유발하므로 혀는 닦지 않는다.

⑤ 혈액응고 대상자는 치실을 사용하지 않는다.

35   정답 ⑤   397~399p

① 치약의 양이 많으면 입안의 거품이 많아 칫솔질이 어렵다.

② 칫솔을 45° 각도로 치아에 대고 잇몸에서 치아 쪽으로 닦는다.

③ 잇몸에서 치아 쪽으로 닦는다.

④ 치아뿐만 아니라 혀도 닦는다.

36 대상자의 의치를 관리하는 방법으로 <u>옳은</u> 것은?

① 하루 12시간 이상 의치를 빼놓는다.

② 의치를 표백제에 담가 세척한다.

③ 의치를 뺄 때 아래쪽부터 천천히 뺀다.

④ 냉수가 담긴 보관용기에 담아 보관한다.

⑤ 취침 전 의치를 세척 후 다시 끼워준다.

36   정답 ④   399~401p

① 최소한 하루 8시간은 의치를 빼놓아 잇몸의 압박을 줄인다.

② 헹굴 때는 찬물을 사용한다.

③ 위쪽 → 아래쪽 순서로 뺀다.

⑤ 밤에는 구강내 압박을 덜기 위해 의치를 빼어 놓는다.

37 대상자의 머리를 감기는 방법으로 <u>옳은</u> 것은?

① 두피를 손톱으로 마사지한다.

② 공복과 식후를 피하여 감긴다.

③ 모발 끝에서 두피 쪽으로 빗질한다.

④ 머리카락을 비비며 물기를 말린다.

⑤ 두피에 상처가 있으면 연고를 바른다.

37   정답 ②   402~403p

① 머리와 두피를 손톱이 아닌 손가락 끝으로 마사지 후 헹군다.

② 공복, 식후는 피하고 추울 때에는 비교적 덜 추운 낮 시간대에 감는다.

③ 한 손은 모발을 잡고 다른 한 손으로 두피에서부터 모발 끝 쪽으로 빗는다.

④ 남아있는 물기를 마른 수건으로 제거한 후 헤어드라이어로 머리를 말린다.

⑤ 모발과 두피에 특이 사항이 있는 경우 시설장이나 간호사 등에게 보고한다.

38 의치 세정제가 없을 때 대체할 수 있는 것으로 <u>옳은</u> 것은?

① 치약   ② 레몬즙

③ 주방세제   ④ 표백제

⑤ 과탄화수소

38   정답 ③   399~401p

의치 세정제를 사용하고, 주방용 세정제를 대신 사용할 수 있다.

39 침상에 누워있는 대상자의 머리를 감기기 위한 준비로 <u>옳은</u> 것은?

① 샤워기 물은 요양보호사의 손등으로 확인한다.

② 대상자의 눈과 귀에 수건을 올려 덮는다.

③ 대상자의 머리를 침대 모서리에 오게 한다.

④ 방수포를 머리 밑에서 목까지 깐다.

⑤ 수건으로 가슴부터 허리까지 감싼다.

39   정답 ③   403~405p

① 샤워기 물은 수급자 손등에 대주어 온도가 적당한지 확인한다.

② 솜으로 귀를 막고, 눈을 수건으로 덮어 보호한다.

④ 방수포를 어깨 밑까지 깐다.

⑤ 방수포 위에 수건을 깔아 어깨를 감싼다.

---

40 드라이샴푸를 이용하여 머리를 감기는 방법으로 <u>옳은</u> 것은?

① 드라이샴푸를 모발에 발라 거품이 나도록 마사지한다.

② 머리카락에 물을 적신 후 드라이샴푸를 충분히 바른다.

③ 드라이샴푸를 모발에 발라 두피에서 모발 끝으로 빗질을 한다.

④ 드라이샴푸를 모발에 바르고 샴푸로 헹구어낸다.

⑤ 드라이샴푸를 수건에 묻혀 모발을 닦아낸다.

40   정답 ①   405p

①, ③ 머리카락이 충분히 적셔지도록 드라이샴푸를 바른 후 거품이 나도록 머리를 마사지한다.

② 물 없이 머리를 감을 수 있도록 고안된 제품으로, 물을 사용할 수 없거나 신체적으로 움직이기 힘들 때, 물 없이도 머리카락을 청결히 유지한다.

④, ⑤ 마른 수건으로 충분히 닦아낸다.

---

41 대상자의 손발 청결을 위한 관리방법으로 <u>옳은</u> 것은?

① 보온을 위해 모직 양말을 신긴다.

② 피부가 자극되도록 마사지한다.

③ 피부 건조 예방을 위해 오일을 발라준다.

④ 손톱은 일자, 발톱은 둥글게 잘라준다.

⑤ 안쪽으로 파고드는 발톱은 알코올로 소독해준다.

41   정답 ③   406~407p

① 피부에 자극을 주는 침구나 모직 의류 등은 피하고 면제품을 사용한다.

② 자극되지 않도록 한다.

④ 발톱은 일자, 손톱은 둥글게 잘라준다.

⑤ 손·발톱이 살 안쪽으로 심하게 파고들었거나 발톱 주위 염증이나 감염 등 이상이 있는지 살펴보고 시설장이나 간호사에게 보고한다.

---

42 대상자의 머리손질을 돕는 방법으로 <u>옳은</u> 것은?

① 손톱으로 두피를 마사지한다.

② 빗질은 두피에서 모발 끝 쪽으로 한다.

③ 두피 손상이 있으면 연고를 발라준다.

④ 두피건강을 위해 잡아당기며 손질한다.

⑤ 엉킨 머리카락은 두발세정제를 발라 빗긴다.

42   정답 ②   405~406p

① 손톱이 아닌 손가락 끝으로 마사지한다.

③ 약물 사용은 요양보호사의 업무가 아니므로 보고한다.

④ 너무 세게 잡아당겨 대상자가 불편하지 않도록 한다.

⑤ 엉킨 머리카락은 물을 적신 후 손질한다.

43 대상자가 부끄럽다며 회음부 씻는 것을 거부할 때 대처 방법으로 옳은 것은?

① 대상자가 요청할 때까지 기다린다.

② 보호자에게 연락하여 도움을 청한다.

③ 대상자의 거부의사를 존중하고 세척하지 않는다.

④ 전용 물수건을 제공하여 스스로 씻을 수 있게 한다.

⑤ 청결을 위해 본인 의사와 관계없이 씻긴다.

44 여성 대상자의 회음부를 청결하게 하는 방법으로 옳은 것은?

① 대상자를 눕혀 무릎을 펴고 다리를 벌리게 한다.

② 목욕담요를 마름모꼴로 하여 몸통과 다리를 덮어준다.

③ 항문 – 요도 – 질 순서로 뒤쪽에서 앞으로 닦는다.

④ 대상자가 수치심을 느낀다면 닦지 않는다.

⑤ 회음부에 분비물이 있으면 소독해준다.

45 남성 대상자의 회음부 청결 돕기 방법으로 옳은 것은?

① 요로감염 예방을 위해 멸균장갑을 착용한다.

② 둔부 밑에 변기를 넣은 다음 그 아래에 방수포를 깐다.

③ 차가운 물을 음부에 끼얹은 다음 비누로 닦는다.

④ 음경을 수건으로 잡고 피부가 겹치는 부분과 음낭의 뒷면을 닦는다.

⑤ 세안 후에 사용한 수건으로 음경을 잡고 닦는다.

46 침상에서 세수하는 대상자를 돕는 방법으로 옳은 것은?

① 침대를 수평으로 하여 똑바로 눕힌다.

② 코, 빰, 눈, 귀, 목 순으로 닦는다.

③ 귀지 제거는 의료기관에서 시행한다.

④ 입술과 그 주변을 알코올 솜으로 닦아낸다.

⑤ 수건에 비누를 묻혀 눈의 안쪽에서 바깥쪽으로 닦아준다.

---

43 정답 ④ 408~409p

대상자가 수치심을 느끼거나 성희롱 문제가 발생할 수 있으므로 최대한 대상자 스스로 하도록 도와야 한다.

44 정답 ② 408~409p

① 누워서 무릎을 세우게 한다.
③ 회음부는 요도, 질, 항문 순서로 되어 있어 앞쪽에서 뒤쪽으로 닦는다.
④ 제공 목적과 효과를 설명하고 스스로 닦도록 돕는다.
⑤ 악취나, 염증, 분비물 등 이상이 있는지 살펴 관리책임자에게 보고한다.

45 정답 ④ 409p

① 일회용 장갑을 사용한다.
② 둔부 밑에 방수포와 목욕수건을 겹쳐서 깔고 변기를 밀어 넣는다.
③ 따뜻한 물을 음부에 끼얹은 다음 물수건에 비눗물을 묻힌다.
⑤ 회음부나 음경을 닦을 때는 전용 수건, 거즈나 솜을 사용해야 한다.

46 정답 ③ 409~410p

① 침대머리를 높이거나 가능하다면 대상자를 앉힌다.
② 이마 → 눈 밑 → 코 → 빰 쪽으로, 아래로는 입 주변 → 턱 → 귀의 뒷면 → 귓바퀴 → 목 순서로 닦는다.
④, ⑤ 부드럽고 깨끗한 수건을 따뜻한 물에 적셔 닦아낸다. 눈은 안쪽에서 바깥쪽으로 닦아준다.

47 목욕을 하는 동안 대상자의 체온이 떨어지지 않도록 돕는 방법으로 옳은 것은?

① 욕실 문을 열어 습기를 제거한다.

② 목욕 중 몸에 따뜻한 물을 자주 뿌려준다.

③ 목욕 후 몸의 물기는 자연 건조 되게 한다.

④ 목욕물의 온도는 50℃ 이상이 되도록 한다.

⑤ 시원한 우유를 마셔 수분을 보충해준다.

47 정답 ② 412~413p

①, ④ 실내온도를 22~26℃로 유지하고 바람이 들어오지 않도록 창문과 욕실 문을 닫는다.

③ 한기를 느끼지 않도록 물기를 빨리 닦아준다.

⑤ 따뜻한 우유, 차 등으로 수분을 보충한다.

48 편마비 대상자의 통목욕 돕기 방법으로 옳은 것은?

① 욕조의 턱보다 의자 높이를 낮춘다.

② 마비된 쪽 다리부터 욕조에 들어가게 한다.

③ 말초에서 중심방향으로 닦아준다.

④ 욕조에 있는 시간은 20~30분 정도로 한다.

⑤ 욕조에서 머리를 감긴 후 밖으로 나오게 한다.

48 정답 ③ 416~417p

① 욕조 턱 높이와 욕조 의자 높이를 맞추어 앉게 한다.

② 건강한 쪽 다리, 마비된 쪽 다리 순서로 옮겨 놓게 한다.

④ 욕조에 있는 시간은 5분 정도로 한다.

⑤ 욕조에서 나와 머리를 감긴다.

49 침상목욕을 도울 때 신체부위(A)와 몸 닦기 방향(B)으로 옳은 것은?

	(A)	(B)
①	팔	위팔에서 손목 쪽으로
②	유방	목에서 배꼽 쪽으로
③	복부	배꼽을 중심으로 시계 반대 방향으로
④	다리	발끝에서 허벅지 쪽으로
⑤	회음부	항문에서 요도 쪽으로

49 정답 ④ 418~419p

① 팔 – 손끝에서 겨드랑이 쪽으로 닦는다.

② 유방 – 손끝에서 겨드랑이 쪽으로 닦는다.

③ 복부 – 배꼽을 중심으로 시계 방향으로 닦는다.

⑤ 회음부 – 요도에서 항문 쪽으로 닦는다.

50 치매 대상자의 옷을 갈아입히는 방법으로 옳은 것은?

① 서있는 자세로 옷을 갈아입힌다.

② 장식이 많은 옷으로 갈아입는다.

③ 스스로 옷을 갈아입도록 자리를 피해준다.

④ 갈아입기를 거부하면 목욕 시간을 이용한다.

⑤ 겉옷이 맨 위로 오게 하여 옷을 정리해둔다.

50 정답 ④ 425, 588p

① 낙상예방을 위해 앉아서 갈아입는다.

② 혼란을 예방하기 위해 색깔이 요란하지 않고 장식이 없는 옷을 선택한다.

③ 시간이 걸려도 혼자 입도록 격려하고, 옷을 입혀줄 경우 갈아입는 데 참여하고 있음을 인식시킨다.

④ 입는 것을 거부하면 다투지 말고 잠시 기다린 뒤 다시 시도하거나 목욕시간을 이용하여 갈아입힌다.

⑤ 속옷부터 입는 순서대로 옷을 정리해 놓아준다.

51 편마비 대상자에게 단추가 없는 상의를 입히는 순서로 옳은 것은?

① 마비된 팔 → 머리 → 건강한 팔

② 마비된 팔 → 건강한 팔 → 머리

③ 머리 → 마비된 팔 → 건강한 팔

④ 건강한 팔 → 머리 → 마비된 팔

⑤ 건강한 팔 → 마비된 팔 → 머리

51　정답 ①　426p

편마비나 장애가 있는 경우, 옷을 벗을 때는 건강한 쪽부터 벗고 옷을 입힐 때는 불편한 쪽부터 입힌다. (건→벗, 불→입)

---

52 누워있는 편마비 대상자의 하의를 갈아입힐 때 순서로 옳은 것은?

　가. 발꿈치를 지지하여 한쪽씩 바지를 벗긴다.
　나. 건강한 쪽 발을 바지에 넣도록 돕는다.
　다. 마비된 쪽 발의 하의를 끼운다.
　라. 무릎을 세워 둔부를 들게 한다.

① 다 - 가 - 라 - 나　　② 다 - 라 - 가 - 나

③ 나 - 라 - 가 - 다　　④ 라 - 가 - 다 - 나

⑤ 라 - 가 - 나 - 다

52　정답 ④　431p

---

53 수액을 맞고 있는 왼쪽 편마비대상자의 단추가 달린 옷을 벗기는 순서로 옳은 것은?

① 오른쪽 팔 → 수액 → 왼쪽 팔　② 오른쪽 팔 → 왼쪽 팔 → 수액

③ 수액 → 오른쪽 팔 → 왼쪽 팔　④ 왼쪽 팔 → 오른쪽 팔 → 수액

⑤ 왼쪽 팔 → 수액 → 오른쪽 팔

53　정답 ①　432p

수액을 맞고 있을 때 벗기는 순서 : 건강한 팔 - 수액 - 마비된 팔(수액 맞는 팔(건)→벗, 불→입)

---

4 체위 변경과 이동 돕기

54 대상자의 체위변경이나 이동을 도울 때 요양보호사의 신체손상을 예방하는 방법으로 옳은 것은?

① 대상자와 멀리하여 지지면을 넓힌다.

② 허리를 돌리지 않고 발을 움직여 방향을 바꾼다.

③ 양발을 모으고 다리에 체중을 싣는다.

④ 허리는 구부리고 무릎을 펴고 무게중심을 높인다.

⑤ 손을 이용한 작은 근육을 사용한다.

54　정답 ②　436p

① 대상자와 가까이하고 지지면을 넓힌다.
③ 발을 적당히 벌리고 서서 한 발은 다른 발보다 약간 앞에 놓아 지지면을 넓힌다.
④ 허리는 펴고, 무릎을 굽히고 무게중심을 낮게 한다.
⑤ 다리와 몸통의 큰 근육을 사용하여 척추의 안정성을 유지한다.

55 협조할 수 없는 대상자가 침대 아래로 미끄러져 내려가 누워있을 때 두 명의 요양보호사가 올려 눕히는 순서로 옳은 것은?

55 정답 ③ 437p

> 가. 한쪽 팔은 어깨와 등 밑, 다른 한쪽 팔은 둔부와 대퇴를 지지하여 두 사람이 동시에 이동하고자 하는 방향으로 옮긴다.
> 나. 침대를 수평으로 한다.
> 다. 대상자의 무릎을 세워 발바닥을 침대에 닿게 한다.
> 라. 요양보호사 쪽 침대난간을 내린다.
> 마. 침대높이를 조절하고 베개 및 쿠션을 정리한다.

① 가 - 나 - 다 - 라 - 마　　② 나 - 가 - 다 - 라 - 마
③ 나 - 라 - 다 - 가 - 마　　④ 다 - 나 - 가 - 라 - 마
⑤ 다 - 라 - 나 - 가 - 마

56 오른쪽 편마비 대상자가 왼쪽으로 쏠려 누워있을 때 침대 중앙으로 이동시키는 순서로 옳은 것은?

56 정답 ③ 438p

> 가. 대상자의 오른쪽에 선다.
> 나. 상반신과 하반신을 나누어 이동시킨다.
> 다. 대상자의 두 팔을 가슴 위로 포갠다.
> 라. 대상자의 옷과 침대시트 등 불편한 곳이 있는지 확인한다.

① 가 - 나 - 다 - 라　　② 가 - 나 - 라 - 다
③ 가 - 다 - 나 - 라　　④ 가 - 라 - 나 - 다
⑤ 가 - 라 - 다 - 나

57 침대에 누워있는 대상자를 옆으로 돌려 눕히는 순서로 옳은 것은?

57 정답 ④ 438~439p

> 가. 요양보호사가 돌려 눕히려고 하는 쪽에 선다.
> 나. 엉덩이를 움직여 뒤로 이동시킨다.
> 다. 엉덩이와 어깨에 손을 대고, 옆으로 돌려 눕힌다.
> 라. 양손을 가슴에 포개놓고, 돌려 눕는 방향과 반대쪽 발을 다른 쪽 발 위에 올려놓는다.
> 마. 필요하다면 베개를 등과 필요 부위에 받쳐준다.

① 가 - 나 - 마 - 라 - 다　　② 가 - 다 - 나 - 라 - 마
③ 가 - 다 - 마 - 나 - 라　　④ 가 - 라 - 다 - 나 - 마
⑤ 가 - 라 - 마 - 다 - 나

58 침상에 누워있는 편마비대상자를 일으켜 앉히는 순서로 <u>옳은</u> 것은?

58 정답 ② 439p

> 가. 대상자의 건강한 쪽에 선다.
> 나. 마비된 손을 가슴 위에 올려놓는다.
> 다. 대상자의 양쪽 무릎을 굽혀 세운다.
> 라. 대상자의 등과 어깨, 넙다리를 지지하여 일으켜 앉힌다.
> 마. 요양보호사 쪽으로 마비된 측이 위로 오도록 돌려 눕힌다.

① 가 – 나 – 다 – 라 – 마   ② 가 – 나 – 다 – 마 – 라
③ 가 – 다 – 나 – 라 – 마   ④ 가 – 라 – 다 – 마 – 나
⑤ 가 – 마 – 나 – 다 – 라

59 대상자를 침대 끝으로 이동하여 걸터앉는 순서로 <u>옳은</u> 것은?

59 정답 ④ 440p

> 가. 돌려 눕힌 자세에서 목과 어깨, 무릎을 지지한다.
> 나. 신체를 정렬하고 어깨에 힘을 주어 일으켜 앉힌다.
> 다. 양쪽 발이 바닥에 닿도록 지지한다.
> 라. 다리를 침대 아래로 내리면서 어깨를 들어올린다.

① 가 – 나 – 다 – 라   ② 가 – 나 – 라 – 다
③ 가 – 다 – 나 – 라   ④ 가 – 라 – 나 – 다
⑤ 가 – 라 – 다 – 나

60 침대에 걸터앉아 있는 대상자를 일으켜 세우는 순서로 <u>옳은</u> 것은?

60 정답 ⑤ 440~441p

> 가. 대상자의 발을 무릎보다 살짝 안쪽으로 옮겨준다.
> 나. 일어서면서 숙여진 상체를 천천히 펴게 한다.
> 다. 얼굴이 무릎 위치보다 앞쪽에 오게 한다.
> 라. 대상자의 상체를 앞으로 숙인다.

① 가 – 나 – 다 – 라   ② 가 – 나 – 라 – 다
③ 가 – 다 – 나 – 라   ④ 가 – 라 – 나 – 다
⑤ 가 – 라 – 다 – 나

61 기본 체위에 따른 대상자의 적용 상황으로 <u>옳은</u> 것은?

① 앙와위 – 위관 영양을 할 때 자세

② 반좌위 – 숨이 찰 때 자세

③ 복위 – 관장을 할 때 자세

④ 측위 – 휴식할 때 자세

⑤ 바로 누워 무릎을 세운 자세 – 엉덩이에 욕창이 있을 때 자세

61 정답 ② 441~444p

① 앙와위 – 휴식을 하거나 잠을 잘 때
③ 복위 – 등에 상처가 있거나 등근육을 쉬게 할 때
④ 측위 – 둔부의 압력을 피하거나 관장할 때
⑤ 바로 누워 무릎을 세운 자세 – 회음부 청결 돕기를 할 때

---

62 휠체어 기본 조작 시 접기 순서로 <u>옳은</u> 것은?

> 가. 잠금 장치를 잠근다.
> 나. 양쪽 팔걸이를 모아 접는다.
> 다. 시트 가운데를 들어 올린다.
> 라. 발 받침대를 올린다.

① 가 – 나 – 다 – 라   ② 가 – 라 – 다 – 나

③ 나 – 가 – 다 – 라   ④ 나 – 다 – 라 – 가

⑤ 다 – 나 – 라 – 가

62 정답 ② 449p

---

63 휠체어로 문턱을 내려갈 때 휠체어 조작 방법으로 <u>옳은</u> 것은?

① 앞바퀴를 들고 앞으로 내려간다.

② 뒤로 돌려 뒷걸음으로 한 번에 내려간다.

③ 바퀴 한쪽씩 지그재그로 앞으로 내려간다.

④ 뒤로 돌려 바퀴 한쪽씩 지그재그로 내려간다.

⑤ 뒤로 돌려 뒷바퀴를 내린 후 앞바퀴를 조심히 내려놓는다.

63 정답 ⑤ 450p

- 도로 턱이나 문턱을 먼저 내려와 뒤에 서서 뒷바퀴를 내려놓는다.
- 앞바퀴를 들어올린 상태에서 뒤로 천천히 이동하면서 앞바퀴를 조심히 내려놓는다.

---

64 대상자가 타고 있는 휠체어를 지그재그로 이동해야 하는 경우로 <u>옳</u>은 것은?

① 도로 턱을 넘을 때

② 엘리베이터를 탈 때

③ 문턱을 내려갈 때

④ 울퉁불퉁한 길을 갈 때

⑤ 경사가 큰 경우 내리막길을 갈 때

64 정답 ⑤ 450p

체중이 많이 나가는 대상자이거나 경사가 큰 경우에는 지그재그로 밀고 올라가거나 내려가는 방법이 있다.

65 바닥이 울퉁불퉁한 길을 휠체어로 이동할 때 방법으로 옳은 것은?

① 휠체어를 뒤쪽으로 기울이고 앞바퀴를 들어올린다.

② 앞바퀴를 들어올린 상태로 뒷바퀴를 천천히 뒤로 빼면서 앞바퀴를 조심히 내려놓는다.

③ 앞바퀴를 들어올려 뒤로 젖힌 상태에서 이동한다.

④ 가급적 자세를 낮추고 다리에 힘을 주어 밀고 올라간다.

⑤ 휠체어를 뒤로 돌려 뒷걸음으로 내려간다.

65   정답 ③   450p

① 문턱 오를 때
② 문턱 내려갈 때
④ 오르막길을 갈 때
⑤ 내리막길을 갈 때

66 바닥에 누워있는 대상자를 휠체어로 이동하는 순서로 옳은 것은?

가. 엉덩이를 들어 허리를 펴게 한다.
나. 무릎을 세워 힘을 주고 일어나 휠체어에 앉게 한다.
다. 대상자가 무릎을 꿇은 상태에서 휠체어를 잡게 한다.
라. 대상자 가까이에 휠체어를 놓고 잠금장치를 잠근다.

① 가 – 나 – 라 – 다
② 가 – 라 – 나 – 다
③ 나 – 가 – 다 – 라
④ 다 – 라 – 나 – 가
⑤ 라 – 다 – 가 – 나

66   정답 ⑤   451~452p

67 침대에 걸터앉아 있는 오른쪽 편마비 대상자를 휠체어로 이동시키는 순서로 옳은 것은?

가. 몸을 회전하면서 휠체어에 앉힌다.
나. 휠체어 발 받침대를 내리고 발을 올려준다.
다. 대상자의 왼손으로 휠체어 팔걸이를 잡게 한다.
라. 휠체어를 대상자의 침대 왼쪽에 비스듬히 놓는다.

① 가 – 다 – 나 – 라
② 나 – 가 – 다 – 라
③ 다 – 라 – 나 – 가
④ 라 – 나 – 가 – 다
⑤ 라 – 다 – 가 – 나

67   정답 ⑤   453~454p

68 휠체어에 타고 있는 오른쪽 편마비 대상자를 침대로 옮기는 순서로 옳은 것은?

68   정답 ④   454~455p

> 가. 바퀴를 고정하고 발 받침대를 올린다.
> 나. 휠체어를 40도 각도로 침대 옆에 놓는다.
> 다. 대상자의 왼쪽 손으로 침대를 지지한다.
> 라. 대상자의 발을 바닥에 붙이고 둔부를 휠체어 의자 앞으로 이동한다.
> 마. 대상자의 허리와 등을 지지하고, 무릎을 구부려 침대에 걸터앉힌다.

① 가 – 나 – 다 – 라 – 마   ② 가 – 나 – 라 – 다 – 마
③ 가 – 다 – 나 – 라 – 마   ④ 나 – 가 – 라 – 다 – 마
⑤ 나 – 다 – 가 – 라 – 마

69 요양보호사 두 사람이 휠체어에 앉아있는 대상자를 침대로 이동할 때 각각 지지해야 하는 부위로 옳은 것은?

69   정답 ③   455p

	요양보호사(A)	요양보호사(B)
①	등과 허리	종아리와 발목
②	등과 허리	대퇴(넙다리)와 발목
③	겨드랑이와 팔	대퇴(넙다리)와 종아리
④	겨드랑이와 가슴	종아리와 발목
⑤	겨드랑이와 가슴	대퇴(넙다리)와 발목

70 오른쪽 편마비 대상자를 휠체어에서 방바닥으로 옮기는 순서로 옳은 것은?

70   정답 ②   452p

> 가. 대상자에게 이동하는 방법에 대해 설명한다.
> 나. 휠체어의 잠금장치를 잠그고 발 받침대를 올려 발을 바닥에 내려놓는다.
> 다. 왼쪽 다리에 힘을 주어 바닥으로 내려앉게 한다.
> 라. 대상자의 오른쪽 옆에서 어깨와 몸통을 지지한다.
> 마. 왼쪽 팔을 뻗어 바닥을 짚게 한다.

① 가 – 나 – 다 – 라 – 마   ② 가 – 나 – 라 – 마 – 다
③ 가 – 다 – 마 – 라 – 나   ④ 가 – 라 – 나 – 다 – 마
⑤ 가 – 라 – 마 – 나 – 다

71 대상자를 휠체어에서 이동변기로 이동하는 순서로 <u>옳은</u> 것은?

71   정답 ⑤   456p

가. 건강한 다리에 힘을 주게 하여 엉덩이를 이동시켜 앉힌다.
나. 대상자의 건강한 쪽 손으로 이동변기의 먼 쪽 손잡이를 잡게 한다.
다. 휠체어 발 받침대를 올리고, 발을 바닥에 내려놓고 바닥을 지지하게 한다.
라. 이동변기로 이동하는 방법을 설명한다.

① 가 – 나 – 다 – 라   ② 나 – 라 – 다 – 가
③ 다 – 라 – 가 – 나   ④ 라 – 가 – 다 – 나
⑤ 라 – 다 – 나 – 가

72 대상자를 휠체어에서 자동차로 이동시키는 순서로 <u>옳은</u> 것은?

72   정답 ④   457p

가. 자동차의 뒷문을 열고 휠체어를 자동차와 평행하게 놓는다.
나. 두 발이 바닥을 지지하게 한다.
다. 요양보호사의 무릎으로 대상자의 마비 쪽 무릎을 지지하면서 일으켜 시트에 앉힌다.
라. 휠체어의 잠금장치를 잠그고 발 받침대를 올린다.
마. 대상자의 엉덩이를 좌우로 이동시켜 자동차 시트에 깊숙이 앉게 한다.

① 가 – 나 – 다 – 라 – 마   ② 가 – 나 – 라 – 다 – 마
③ 가 – 다 – 나 – 라 – 마   ④ 가 – 라 – 나 – 다 – 마
⑤ 가 – 라 – 다 – 나 – 마

73 편마비 대상자를 자동차에서 휠체어로 옮기는 순서로 <u>옳은</u> 것은?

73   정답 ②   458p

가. 대상자의 어깨를 지지하면서 다리부터 밖으로 내린다.
나. 휠체어를 자동차와 평행하게 놓는다.
다. 휠체어를 잠그고 자동차 안전벨트를 푼다.
라. 대상자의 마비된 쪽 무릎을 지지하면서 휠체어로 돌려 앉힌다.

① 가 – 라 – 다 – 나   ② 나 – 다 – 가 – 라
③ 나 – 다 – 라 – 가   ④ 다 – 라 – 나 – 가
⑤ 라 – 나 – 가 – 다

74 오른쪽 편마비 대상자를 부축하며 걷는 방법으로 옳은 것은?

① 대상자 옆에서 팔로 양 어깨를 껴안듯 잡는다.

② 대상자의 오른쪽 어깨를 감싸고, 오른손을 잡고 걷는다.

③ 서로 같은 편 발을 앞으로 내딛어 발을 맞춰 걷는다.

④ 대상자의 왼쪽 팔로 요양보호사의 허리를 감싸게 하여 이동한다.

⑤ 대상자는 오른쪽 다리를 먼저 내딛도록 한다.

74 정답 ⑤ 463p

①, ②, ④ 요양보호사는 대상자의 손상되지 않은 쪽에 서서, 손상되지 않은(건강한) 쪽 팔을 요양보호사의 어깨에 걸치게 한다.

③, ⑤ 대상자의 건강한 쪽 손목을 잡고, 서로의 반대편 발을 앞으로 내딛어 발을 맞춘다. 요양보호사가 지팡이 역할을 한다. 약한 쪽 다리를 먼저 내딛도록 한다.

75 오른쪽 편마비 대상자가 지팡이가 없을 때 계단을 오르는 순서로 옳은 것은?

① 왼쪽 손으로 계단 손잡이 → 왼쪽 다리 → 오른쪽 다리

② 왼쪽 손으로 계단 손잡이 → 오른쪽 다리 → 왼쪽 다리

③ 오른쪽 다리 → 왼쪽 손으로 계단 손잡이 → 왼쪽 다리

④ 오른쪽 다리 → 왼쪽 다리 → 왼손으로 계단 손잡이

⑤ 왼쪽 다리 → 왼쪽 손으로 계단 손잡이 → 오른쪽 다리

75 정답 ① 466p

계단을 오를 때 : 건강한 손으로 계단 손잡이 → 건강한 다리 → 불편한 쪽 다리

76 오른쪽 편마비 대상자가 지팡이를 이용하여 계단을 오를 때 순서로 옳은 것은?

① 지팡이 → 왼쪽 다리 → 오른쪽 다리

② 지팡이 → 오른쪽 다리 → 왼쪽 다리

③ 오른쪽 다리 → 지팡이 → 왼쪽 다리

④ 오른쪽 다리 → 왼쪽 다리 → 지팡이

⑤ 왼쪽 다리 → 지팡이 → 오른쪽 다리

76 정답 ① 466p

계단을 오를 때 : 지팡이 → 건강한 다리 → 마비된 다리

77 왼쪽 편마비 대상자가 지팡이가 없을 때 계단을 내려가는 순서로 옳은 것은?

① 오른쪽 손으로 계단 손잡이 → 왼쪽 다리 → 오른쪽 다리

② 오른쪽 손으로 계단 손잡이 → 오른쪽 다리 → 왼쪽 다리

③ 오른쪽 다리 → 오른쪽 손으로 계단 손잡이 → 왼쪽 다리

④ 오른쪽 다리 → 왼쪽 다리 → 오른쪽 손으로 계단 손잡이

⑤ 왼쪽 다리 → 오른쪽 손으로 계단 손잡이 → 오른쪽 다리

77 정답 ① 466p

계단을 내려갈 때 : 건강한 손으로 계단 손잡이 → 불편한 쪽 다리 → 건강한 다리

78 왼쪽 다리가 마비된 대상자가 지팡이를 짚고 계단을 내려갈 때 순서로 옳은 것은?

① 지팡이 → 왼쪽 다리 → 오른쪽 다리

② 지팡이 → 오른쪽 다리 → 왼쪽 다리

③ 오른쪽 다리 → 지팡이 → 왼쪽 다리

④ 오른쪽 다리 → 왼쪽 다리 → 지팡이

⑤ 왼쪽 다리 → 지팡이 → 오른쪽 다리

78 　정답 ①　 466p

지팡이 → 마비된 다리 → 건강한 다리

79 다리가 모두 약한 대상자가 보행보조차를 사용하여 이동하는 방법으로 옳은 것은?

① 보행보조차 → 오른발 → 왼발

② 오른쪽 발과 보행보조차 → 왼발

③ 보행보조차 → 오른발·왼발

④ 고무받침은 정해진 날짜에만 확인한다.

⑤ 팔꿈치가 약 15° 구부러지도록 손잡이를 엉덩이 높이로 조절한다.

79 　정답 ①　 467~468p

④ 고무받침, 손잡이는 수시로 확인한다.

⑤ 필꿈치가 약 30° 구부러지도록 손잡이를 엉덩이 높이로 조절한다.

80 한쪽 다리가 약한 대상자가 네발 보행기를 사용하여 이동하는 순서로 옳은 것은?

① 약한 다리와 보행기 → 건강한 다리

② 약한 다리→ 건강한 다리

③ 보행기 → 약한 다리와 건강한 다리

④ 보행기 → 건강한 다리 → 약한 다리

⑤ 건강한 다리 → 약한 다리 → 보행기

80 　정답 ①　 467~468p

5 복지용구

81 노인장기요양보험 급여 복지용구 중 구입 가능한 품목으로 옳은 것은?

① 전동침대　　　　　② 이동욕조

③ 수동휠체어　　　　④ 배회감지기

⑤ 성인용 보행기

81 　정답 ⑤　 471p

• 대여품목 : 수동휠체어, 전동침대, 수동침대, 이동욕조, 목욕리프트, 배회감지기

• 구입품목 : 이동변기, 목욕의자, 성인용 보행기, 안전손잡이, 미끄럼방지 용품(미끄럼방지 매트, 미끄럼방지액, 미끄럼방지 양말), 간이변기(간이대변기·소변기), 지팡이, 욕창예방 방석, 자세변환용구, 요실금팬티

• 구입 또는 대여 : 욕창예방 매트리스, 경사로(실내용, 실외용)

82 간이변기의 재질로 적합한 것은?

① 세척 후 변형이 없어야 한다.

② 물 세척이나 소독약으로 소독할 수 있는 재질이어야 한다.

③ 열탕으로 소독할 수 있도록 충분한 내열성이 있어야 한다.

④ 녹이 슬지 않고 미끄러지지 않는 재질이 좋다.

⑤ 표면에 도장이 되어 있어야 한다.

82 정답 ③ 474~475p

② 이동변기
④, ⑤ 안전손잡이

83 복지용구 중에서 요실금 팬티를 사용하는 방법으로 **옳은** 것은?

① 요실금 팬티는 세탁하여 사용할 수 있다.

② 실금량이 적을 때는 말려서 재사용한다.

③ 요실금 팬티 위에 일반 팬티를 덧입힌다.

④ 신체보다 한두 치수 큰 것으로 사용한다.

⑤ 외형이 보통 팬티와 달라 구분이 잘 된다.

83 정답 ① 475~477p

요실금 팬티는 세탁 후 반복 사용할 수 있다.

84 휠체어의 잠금장치 기능이 약할 때 점검해야 할 사항으로 **옳은** 것은?

① 팔걸이   ② 받침쇠

③ 바퀴 손잡이   ④ 발 받침대

⑤ 타이어 공기압

84 정답 ⑤ 478~480p

85 성인용 보행기 선정 시 고려해야 할 사항으로 **옳은** 것은?

① 고무받침은 매번 사용할 때마다 교환한다.

② 접이식 보행기라면 펼친 후에 잠금 버튼을 확인한다.

③ 잘 미끄러지는 신발을 신는다.

④ 바퀴가 있는 경우 잠금장치를 풀고 일어난다.

⑤ 팔꿈치가 약 15° 구부러지도록 대상자 둔부 높이로 한다.

85 정답 ② 481~483p

① 고무받침이 닳았는지 수시로 확인한다.
③ 미끄러지지 않는 양말과 신발을 신는다.
④ 바퀴를 잠그고 대상자가 일어나도록 한다.
⑤ 팔꿈치가 약 30° 구부러지도록 대상자 둔부 높이로 한다.

86 거동이 불편한 대상자의 생활공간에 안전손잡이를 설치해야 하는 이유는?

① 근력과 지구력 증진   ② 심장과 폐기능 향상

③ 유연성과 신장성 향상   ④ 스트레칭과 유산소 운동 증진

⑤ 자립심 향상과 신체 균형 유지

86 정답 ⑤ 486~487p

87 목욕리프트 선정 시 고려사항으로 <u>옳은</u> 것은?

① 등받이가 각도가 고정된 것

② 대상자의 무게를 지탱할 수 있는 것

③ 높낮이가 수동으로 조절되는 것

④ 철재로 만들어진 것

⑤ 요양보호사가 옮기기에 부담스러운 것

87　정답 ②　490~491p

① 등받이가 각도가 조절되어야 한다.
③ 높낮이가 자동으로 조정되어야 한다.
④ 녹이 슬지 않는 재질이어야 한다.
⑤ 부담스럽지 않아야 한다.

---

88 이동욕조 선정이나 사용 시 고려할 사항으로 <u>옳은</u> 것은?

① 배수구가 막혀져 있는 것을 사용한다.

② 욕조 안이 미끄러워야 한다.

③ 공기 주입 및 조립이 복잡해야 한다.

④ 팽창상태에서 변형이 가능해야 한다.

⑤ 평평하고 이물질이 없는 장소에서 사용한다.

88　정답 ⑤　492p

① 응급상황 발생 시에는 배수밸브를 열어 즉시 물을 빼야 한다.
② 접촉하는 면이 매끄러워야 한다.
③ 공기의 주입 및 조립이 간단해야 한다.
④ 팽창상태에서 변형이나 흠이 없어야 한다.

---

89 신체압력을 분산시켜 욕창을 예방하며 보온성, 통풍성이 용이한 것을 선택해야 하는 대여 복지용구로 <u>옳은</u> 것은?

① 침대형 휠체어　　　② 욕창예방 매트리스

③ 욕창예방 방석　　　④ 전동 침대

⑤ 자세변환 쿠션

89　정답 ②　495~496p

---

90 자세 변환용 쿠션을 선택할 때 고려해야 할 사항으로 <u>옳은</u> 것은?

① 부착된 지퍼가 노출되어 있어야 한다.

② 내부 충전재가 커버 밖으로 나와 있어야 한다.

③ 견고하고 딱딱한 재질이어야 한다.

④ 커버는 분리되지 않아야 한다.

⑤ 변질되지 않는 것이어야 한다.

90　정답 ⑤　496p

① 부착된 지퍼는 대상자와 신체적 접촉이 되지 않도록 감춰져 있어야 한다.
② 내부 충전재가 커버 밖으로 나오지 않아야 하며, 딱딱하지 않아야 한다.
③ 너무 딱딱하지 않아야 한다.
④ 커버는 분리해서 세척, 소독할 수 있어야 한다.

1 일상생활 지원 원칙

1 기본원칙

① 대상자의 욕구와 문제를 파악하여 요구에 맞는 서비스를 제공하는 것이 중요하다.

② 대상자의 가치관과 생활방식을 존중한다.

③ 대상자의 잔존능력을 최대한 발휘할 수 있도록 격려하고, 도움을 필요로 하는 부분은 요양보호사가 제공한다.

④ 대상자에게 충분히 설명하고 동의를 얻는다. 인지능력이 없는 대상자인 경우 보호자에게 설명하고 동의를 구한다.

⑤ 필요한 물품은 대상자와 합의하에 사용하고, 요양보호사 임의로 물품을 옮기거나 버리지 않는다.

⑥ 일회용품은 가급적 사용을 제한한다.

2 일상생활 지원의 중요성

대상자의 상태나 수행능력에 따라 요양보호사의 도움과 지원의 수준은 달라질 수 있다.

> **TIP** 사례 대상자의 일상생활 수행 정도와 도움의 수준
>
> • 세탁을 스스로 할 수 없다. → 완전 도움(직접 지원) → "어제 입은 옷들을 세탁했어요. 깨끗하지요."
> • 옷을 스스로 선택한다. → 자립 지원(안내하고 지지하기) → "오늘 날이 추워요. 어떤 옷을 입고 싶으세요?"
> • 도움을 주면 옷을 갈아입을 수 있다. → 부분 도움(간접 지원) → "상의를 입어요. 천천히 팔을 들어보세요."

2 식사관리

1 식사관리의 기본

(1) 대상자의 특징과 식사관리의 원칙

① 에너지 요구량 감소로 건강 체중을 유지하기 위해 적정한 양을 제공한다.

② 소화능력 감소로 조금씩 자주 섭취하고, 소화하기 쉬운 식품과 조리법을 선택한다.

③ 치아 손실, 저작의 불편감으로 식재료를 부드럽게 조리하고 식품의 크기를 작게 한다.

④ 침 분비의 감소로 약간 국물이 있거나 재료가 촉촉하도록 조리하는 것이 좋다.

⑤ 감각기능 퇴화로 짜게 먹을 가능성이 높으므로 다양한 향신료를 이용하여 입맛을 돋운다.

⑥ 식욕이 저하되지 않도록 향, 색, 모양이 다양한 식재료와 조리법을 이용한다.

(2) 기타 고려사항

① 개인차에 대해 고려한다.
② 균형 잡힌 영양 섭취를 위해 규칙적으로 식사를 한다.
③ 갈증을 느끼지 않더라도 수시로 물을 충분히 마실 수 있게 한다.
④ 일부 약물은 영양소의 흡수 방해 및 대사작용에 영향을 미치므로 부족한 영양소가 없도록 주의한다.
⑤ 건강과 영양섭취 상태에 따라 영양보충제를 섭취할 수 있다.

(3) 노인을 위한 권장식사 패턴

① 식품군별 1일 섭취 횟수를 3끼 식사와 간식으로 제공한다.
② 곡류는 주식(밥)으로 제공하고, 감자나 묵의 경우 부식(반찬)으로 음식을 정한다.
③ 고기·생선·계란·콩류, 채소류는 부식(반찬)으로 제공한다.
④ 우유·유제품류와 과일류는 후식이나 간식으로 제공한다.

2 식사 준비

(1) 기본 원칙

① 식단은 대상자와 함께 정한다.
② 식사 준비와 관련된 특이사항은 항상 기록한다.
③ 한 번에 섭취할 수 있는 양만큼 준비한다.
④ 대상자와 충분히 상의한 후 식재료나 물품을 구매한다.
⑤ 식재료의 적절한 보관이나 관리를 도와준다.

(2) 장보기

① 대상자의 상태에 따른 식단을 작성한다.
② 필요한 구매목록을 파악하고 작성, 구매한다.
③ 유통기한, 영양표시, 보관방법, 보관상태를 확인한다.
④ 구매 후 냉장, 냉동보관한다.

(3) 음식 조리

1) 조리 시 고려사항

① 찌거나 데치거나 끓이거나 삶아서 부드럽게 조리한다.
② 질환상으로 허용되는 범위 내에서 가능한 다양한 식품과 조리법을 사용한다.
③ 가능한 한 짜지 않게 조리한다.
④ 딱딱하고 자극적인 음식은 피한다.

2) 조리 방법

조리법	특징
생채·샐러드	• 식욕을 돋우기 위해 식초나 소스로 무침을 하여 미각에 변화를 주고 입맛을 찾는 데 도움이 된다. • 샐러드에 고기나 견과류 등을 곁들이거나 플레인요거트를 샐러드 소스로 이용한다. • 채소에 부족한 영양소를 보충한다.
나물	• 시금치, 쑥갓, 취 등을 데쳐서 참기름이나 들기름을 넣어 무치면 지용성 비타민 섭취에 도움이 된다. • 두부나 해산물을 넣어 무치면 맛이 좋아지고 단백질을 보충할 수 있다.
굽기	• 높은 열로 빠른 시간 내에 조리하기 때문에 수용성 영양소의 손실이 적다. • 오래 구우면 수분이 모두 빠져나가 딱딱해지므로 적당히 굽는다. ⑩ 생선구이, 너비아니구이
튀기기	• 고온에서 단시간 조리하므로 영양소 파괴가 적다. • 노인은 지방 소화력이 낮으므로 기름기가 적은 조리 방법을 선택한다.
볶기	• 고온에서 단시간에 조리하므로 비타민의 파괴도 적다. • 당근, 호박, 고추, 토마토 등은 기름에 볶으면 소화 흡수율이 높다. • 지방이 적은 육류 부위를 채소와 함께 볶으면 육류에 부족한 섬유소와 비타민, 무기질을 함께 섭취할 수 있다.
삶기	• 고온의 물에 식품을 넣어 가열하는 방법이다. • 삶기의 경우 조리수를 많이 잡지 않는다. • 채소는 삶으면 부드러워져 먹기 쉽고, 육류는 오래 삶으면 부드러워지나 생선은 반대로 오래 삶으면 질기고 딱딱해진다.
찌기	• 수증기의 기화열을 이용하는 조리법이다. • 맛이나 영양성분의 용출이 적고, 재료를 부드럽게 하며 모양을 유지할 수 있다. ⑩ 달걀찜, 생선찜, 단호박찜, 찐감자 등

3 주요 질환별 식사관리

대상자	식사관리
당뇨병	• 매일 일정한 시간에 알맞은 양의 음식을 4~5시간 간격으로 규칙적으로 먹는다. • 설탕이나 꿀 등 단순당의 섭취를 주의한다. 　- 단순당질(설탕, 엿, 꿀) 섭취를 피하고, 복합당질(식이섬유, 올리고당)의 식품을 선택한다. 　- 혈당지수(GI)가 낮은 식품을 섭취하면 혈당 조절과 비만 치료 및 예방에 도움이 된다. ※ 고GI식품(70 이상) : 밥, 떡, 찐 감자, 흰 식빵, 수박 등 ※ 저GI식품(55 이하) : 보리밥, 우유, 고구마, 요거트, 사과, 대두 등 • 식이섬유를 적절히 섭취한다. • 지방을 적정량 섭취하며 콜레스테롤의 섭취를 제한한다. 닭 껍질과 육류의 기름은 제거하고, 구이나 찜 요리를 선택하여 고지방 섭취를 줄인다. • 소금 섭취를 줄이고, 술은 피하는 것이 좋다.

대상자	식사관리
고혈압	• 체중 조절을 위해 적정한 열량을 섭취한다. • 양질의 단백질을 적정량 섭취한다. • 동물성지방, 소금 섭취를 줄인다. • 칼륨(신선한 채소, 과일, 감자 등)을 충분히 섭취한다. • 가능한 한 복합당질을 섭취하고 섬유소를 충분히 섭취한다. • 칼슘(유제품, 녹색 채소, 뼈째 먹는 생선류)을 충분히 섭취한다. • 카페인 함유 음료, 알코올 섭취를 제한한다.

대상자	식사관리	
저작 및 연하곤란	• 국수류는 적당한 크기, 떡류는 잘게 잘라 천천히 먹는다. • 과일류는 잘게 잘라 먹거나 숟가락으로 긁어 먹는다. • 유제품류는 마시는 형태보다 떠먹는 형태를 선택한다. • 한 번에 조금씩 먹고 여러 번 삼키는 연습을 한다. • 작은 숟가락을 사용하여 천천히 식사하고 식사 도중에 이야기하지 않는다. • 식사 후 바로 눕지 말고 약 30분 정도 똑바로 앉는다. • 식생활수칙	
	식사 전	• 안정되고 올바른 자세를 유지한다. • 주의가 산만하지 않도록 TV, 라디오는 잠시 꺼둔다. • 식사 자체가 힘이 많이 드는 일이므로 식사 전 충분히 휴식을 취한다.
	식사 중	• 고기, 생선, 콩, 유제품, 과일 등 골고루 섭취한다. • 식사 시간이 30분이 넘지 않도록 한다. • 한 번에 조금씩 먹고 여러 번 삼키는 연습을 한다. • 밥을 국이나 물에 말아 먹지 않는다. • 액체(물, 국물 등)를 마시지 않도록 한다. • 젓가락보다는 작고 평평한 숟가락을 사용한다. • 물을 마실 때는 점도증진제를 사용하여 마신다.
	식사 후	• 입안에 음식이 남아있지 않도록 한다. • 식후 바로 눕지 않고 20~30분 정도 소화 시간을 갖도록 한다. • 하루 4~6회 구강위생을 시행한다.
변비	• 물을 충분하게(하루 6~8잔 이상) 마신다. • 우유와 발효 유제품을 섭취한다. • 식사는 규칙적으로 한다. • 변비 완화에 도움이 되는 식품을 섭취한다. • 화장실 가기 전 따뜻한 음료를 마시면 도움이 되고, 적당한 운동과 휴식을 취한다. • 칼슘보충제 복용과 변비관리 : 식품으로 같은 양의 칼슘을 섭취할 때보다 변비가 되기 쉬우므로 충분한 식이섬유, 수분, 우유, 요구르트 등을 섭취한다.	

골다공증	• 균형 있는 식사로 정상 체중을 유지한다.
	• 칼슘을 충분히 섭취한다.
	  - 우유와 유제품(요거트, 치즈 등)을 하루 1회 이상 섭취한다.
	  - 멸치, 뱅어포, 미꾸라지 등 뼈째 먹는 생선, 색이 진한 녹색 채소와 해조류를 섭취한다.
	• 과다한 단백질 섭취를 피하고 콩 종류의 식물성 단백질(콩, 두부 등)을 섭취한다.
	• 비타민 D가 풍부한 식품(우유, 간, 달걀노른자, 마른 표고버섯, 생선류 등)을 섭취한다.
	• 나트륨은 칼슘 배설을 촉진하므로 절임음식을 적게 먹고, 음식을 가능한 싱겁게 섭취한다.
	• 칼슘 배출을 촉진하는 과다한 탄산음료, 카페인, 알코올 섭취를 피한다.
	• 걷기, 산책, 등산 등의 체중이 실리는 운동 등 체중부하 운동을 한다.	

3 식품·주방 위생관리

1 식중독 예방 6대 수칙

① 흐르는 물에 비누로 30초 이상 씻기
② 육류 중심온도 75℃(어패류 85℃), 1분 이상 익히기
③ 물은 끓여 마시기
④ 식재료, 조리기구는 깨끗이 세척·소독하기
  • 채소·과일은 물에 1~2분 담근 후 흐르는 물에 3회 이상 씻기
  • 1종 세척제 사용 시 5분 미만, 30초 이상 헹구기
⑤ 날음식과 조리음식을 구분(칼, 도마 구분하여 사용)하기 : 도마와 칼이 1개인 경우 채소·과일 →
  육류 → 생선류 → 닭고기 순서로 사용
⑥ 냉장식품은 5℃ 이하, 냉동식품은 -18℃ 이하 보관하기

2 식품의 위생관리

(1) 안전한 장보기

① 식품 목록 정하기, 보관 중인 식품을 확인, 장을 볼 장소를 선택한다.
② 냉장이 필요 없는 식품(쌀, 통조림, 라면 등) → 채소 및 과일 → 냉장·냉동 가공식품 → 육류 →
  어패류 → 즉석식품 순으로 구입한다.
③ 식품의 품질(신선도), 포장상태, 유통기한, 영양표시 등을 확인한다.
④ 장바구니에 담을 때는 고기, 생선, 채소, 과일을 각각 포장하여 서로 닿지 않도록 주의한다.
⑤ 장보는 시간은 1시간 이내로 한다.

(2) 식품의 보관방법

부패·변질된 음식을 폐기할 때는 반드시 대상자에게 설명한 후 폐기해야 한다.

식품	특징
육류·가금류	• 식중독균이 다른 식품으로 오염되지 않도록 밀봉하거나 밀폐용기에 담아 냉장·냉동 보관 • 냉동 보관 시 한 번 먹을 만큼씩 나누어 완전히 밀봉 후 보관 • 한 번 녹인 고기는 세균이 증식하기 쉬우므로 다시 얼리지 않음
생선·조개류	• 생선류는 내장을 제거하고 흐르는 물로 씻은 후 물기를 제거하고 냉장·냉동 보관 • 조개류는 흐르는 수돗물로 깨끗이 씻은 후 냉장·냉동 보관 • 냉동 보관 시 한 번 먹을 만큼씩 나누어 완전히 밀봉 후 보관 • 한 번 녹인 생선·조개류는 세균이 증식하기 쉬우므로 다시 얼리지 않음
달걀	씻지 않은 상태로 전용 용기에 담아 냉장 보관

식품		특징
채소류		• 냉장 보관 시 흙, 이물질 등을 세척한 후 밀폐용기에 담아 보관 • 씻은 채소는 물기를 제거한 후 밀봉하여 냉장 보관 • 씻은 채소와 씻지 않은 채소는 분리하여 보관 • 우거지, 배추속대, 사용하고 남은 채소는 데친 뒤 한 번씩 먹을 만큼 밀폐용기에 담아 냉동 보관 • 감자, 고구마는 통풍이 잘되며 서늘하고 어두운 곳에 보관
과일류		• 냉장 보관 시 흙, 이물질 등을 제거한 후 밀폐용기에 담아 보관 • 대부분의 과일은 냉장 보관 • 수박은 적당한 크기로 잘라서 밀폐용기에 넣어 냉장 보관
두부		찬물에 담가 냉장 보관(포장 두부는 제외)
우유·유제품		10℃ 이하 냉장 보관
조리식품		조리음식은 밀폐용기에 담아 날음식과 구분하여 보관
실온보관	야채	양파, 파, 감자, 고구마, 마늘, 생강, 무, 토마토, 바질
	과일	• 파인애플, 멜론, 오렌지, 바나나 등 열대과일은 실온 보관 • 토마토, 복숭아, 무화과, 황금향, 망고, 키위, 아보카도 등 후숙과일
	유지류	마요네즈
	기타	빵, 꿀, 커피
후숙과일		• 상온에서 일정 기간이 경과한 뒤 먹으면 영양가도 좋아지고, 더 맛있어지는 과일 • 토마토, 복숭아, 무화과, 황금향, 바나나, 망고, 키위, 아보카도

(3) 냉장·냉동식품 보관

냉장실 보관	조리음식, 바로 먹을 신선식품
냉동실 보관	육류, 생선류 등을 오래 보관할 때

① 냉장고 문을 자주 열면, 온도가 올라가므로 적게 연다.

② 냉장실은 냉기의 순환을 방해하지 않도록 완전히 채우지 않고, 용기 사이를 띄운다.

③ 조리한 음식과 날음식은 구분하고, 밀폐용기나 포장하여 오염을 막는다.

④ 뜨거운 음식은 충분히 식힌 후 냉장고에 넣는다.

⑤ 문 쪽은 안쪽보다 온도 변화가 심하므로 오래 보관할 식품은 안쪽에 보관한다.

⑥ 냉동 보관 시 식품의 수분이 손실되어 품질이 저하될 수 있으므로 완전히 밀봉하여 보관한다.

⑦ 냉장·냉동 보관 시 구입 날짜 또는 유통기한을 기록해둔다.

(4) 안전한 조리

① 가열조리하지 않고 생으로 먹는 채소와 과일은 100ppm 농도로 희석된 소독액(식품첨가물로 표시된 소독제(예 락스))으로 소독한다.
② 냉동식품을 미리 냉장실로 옮겨서 천천히 해동한다.
③ 급하게 해동할 경우 밀봉한 후 흐르는 찬물에서 해동한다.
④ 냉동채소나 만두 등은 냉동 상태로 조리와 해동을 함께 한다.
⑤ 상온에서 해동하거나 따뜻한 물로 해동하지 않는다.
⑥ 해동한 식품에서는 세균이 증식하기 쉬우므로 다시 얼리지 않는다.
⑦ 조리 시 식품의 가장 두꺼운 부분의 중심 온도가 75℃, 1분 이상 되도록 충분히 가열한다.
　　※ 생선·조개류는 85℃, 1분 이상

3 식기 및 주방의 위생관리

(1) 올바른 세척 방법

① 주방이나 식기 등은 올바른 방법으로 세척하고 건조하게 유지한다.
② 올바른 식기 세척 방법 : 식기 등에 남은 음식물 제거(기름기가 많은 그릇은 휴지로 기름 제거) → 수세미에 세정제를 묻혀 거품을 충분히 낸 후 이물질 제거 → 흐르는 물로 헹굼 → 소독 → 건조 → 보관
③ 여름에는 온도와 습도가 높아 식중독 발병의 위험이 높아지므로 각별히 신경 쓴다.

(2) 위생관리 방법

냉장고	• 월 1회 청소한다. • 변색되거나 냄새가 나는 음식, 유통기한 지난 식재료를 버린다. • 냉장고를 청소하는 동안 냉장고 안의 식품은 아이스박스에 얼음 또는 얼음팩과 보관한다. • 분리할 수 있는 서랍, 선반 등은 꺼내서 따뜻한 비눗물로 세척 후 깨끗하고 마른 천으로 건조한다.
찬장 또는 싱크대	• 식중독균의 번식이 활발해지므로 싱크대는 건조하게 유지한다. • 찬장을 자주 환기한다. • 냄새나 곰팡이가 발생한 경우에는 선반을 세척, 건조 후 희석한 알코올 또는 소독제로 닦는다.
수세미, 행주, 앞치마	• 수세미는 스펀지형보다 그물형이 위생적이다. 삶을 수 없는 수세미는 희석한 소독제 물에 담가 두었다가 건조한 후 사용한다. • 행주는 세척한 후 삶아서 건조한 후 보관한다. • 앞치마는 조리용과 청소용을 구분하여 사용한다.
고무장갑	• 조리용과 비조리용(청소용)을 구분하여 사용한다. • 사용 후에는 뒤집어 손가락 부분 사이사이까지 세심하게 씻어서 말린다. • 습기 찬 장갑을 끼면 습진이 생길 수 있고 세균이 번식하게 되므로 주의한다.
싱크대 배수구	조리 후 찌꺼기 거름망을 비우고, 주방용 세정제와 솔로 닦는다.
쓰레기통	• 외부로 균이 퍼지게 되거나 악취의 원인이 된다. • 뚜껑 있는 용기를 사용하고, 일반쓰레기용과 음식물쓰레기용으로 구분한다. • 쓰레기통은 자주 세척하고 건조한 후 사용한다.

4 의복 및 침상 청결관리

1 의복관리

(1) 기본 원칙

① 얼룩이나 더러움이 심한 것은 즉시 세탁한다.

② 새로 구입한 의류는 세탁한 후 입고, 감염대상자의 의류는 분류하여 세탁한다.

③ 의류를 버릴 때는 반드시 대상자와 상의 후 버린다.

(2) 의복의 선택 및 관리

① 대상자 체형에 맞는 디자인으로 가볍고 보온성이 좋으며 넉넉해야 한다.

② 입고 벗기 편하고 움직이는 데 불편함이 없어야 한다.

③ 교통사고를 예방하기 위해 밝은 색상의 의복이 좋다.

④ 양말과 신발은 미끄럼방지 처리가 되어 있고, 신발은 굽이 낮고, 폭이 좁지 않으며 뒤가 막힌 것을 선택한다.

⑤ 속옷은 입어서 기분이 좋고, 자극하지 않는 재질, 갈아입기 쉽고, 흡수성이 좋은 소재여야 한다.

2 침상 청결 관리

(1) 기본 원칙

대상자의 동의를 얻어 정리 정돈한다.

(2) 침구의 선택 및 정리

침구 종류	선택 및 정리
이불	• 소재는 튼튼하고 흡수성이 좋은 옅은 색의 면으로 한다. • 시트는 요를 충분히 덮고 밑으로 접어 넣을 수 있는 크기의 한 장으로 사용한다. • 소재가 두껍거나 풀을 먹이거나, 재봉선이 있는 것은 욕창의 원인이 되므로 피한다. • 시트 교환 중 먼지가 발생할 수 있으므로 환기를 한다.
요(매트리스)	• 단단하고 탄력성, 지지력이 뛰어나며, 습기를 배출할 수 있는 것이 좋다. • 땀으로 눅눅하거나 전열기 등의 따뜻한 온도가 직접적으로 닿아서 세균이나 집 진드기가 발생하기 때문에 한 달에 한 번씩은 말린다.
리넨류(시트, 베개커버 등)	• 소재는 튼튼하고 흡수성이 좋은 옅은 색의 면으로 한다. • 시트는 요를 충분히 덮고 밑으로 접어 넣을 수 있는 크기의 한 장으로 사용한다. • 소재가 두껍거나 풀을 먹이거나, 재봉선이 있는 것은 욕창의 원인이 되므로 피한다. • 시트 교환 중 먼지가 발생할 수 있으므로 환기를 한다.
베개	• 폭신한 베개는 머리와 목이 파묻혀 경추의 곡선을 유지에 방해가 되고, 딱딱한 베개는 목 근육과 골격에 무리를 주고 혈액순환에 방해가 된다. • 높이는 척추와 머리가 수평이 되는 높이, 폭은 어깨 폭에 20~30cm를 더한다. • 열과 습기를 흡수하지 않고, 메밀껍질이나 식물종자로 만들어진 것을 사용한다. • 2~3개 정도 준비하여 체위변경 시 사용한다.

5 세탁하기

1 기본 원칙

① 세탁표시 방법에 따라 세탁한다.

② 수선 후 세탁한다.

③ 세탁물에 묻은 분비물(하혈, 실변, 실금 등)을 통해 건강상태를 확인하고 보고한다.

④ 세탁물의 오염도에 따라 분리하여 세탁한다.

⑤ 세탁물의 옷감 종류, 색상, 얼룩의 종류마다 적절한 세탁 방법과 알맞은 세제를 선택한다.

2 세탁 방법

(1) 불리기

세제로 가볍게 문지른 후 불린다.

(2) 애벌빨래

① 얼룩이 생긴 즉시 빨리 처리한다.

② 마지막 수단으로 약품을 사용하고, 얼룩을 뺀 후에는 깨끗한 헝겊으로 반복하여 두드린다.

③ 얼룩이 묻었을 때 비비지 말고, 밑에 무명천을 2~3장 깔고 위에서부터 얼룩제거제를 묻힌 천이나 브러시로 두드려 밑에 천으로 배어들게 한다.

④ 얼룩 뺀 부분을 다른 곳과 같게 하기 위해 얼룩을 뺀 주위에 분무기로 물을 뿌려둔다.

(3) 의복과 옷감에 생긴 얼룩을 제거하는 방법

커피	• 식초와 주방세제를 1:1 비율로 섞어 칫솔로 얼룩 부분을 살살 문질러 제거한다. • 충분히 헹구거나 탄산수에 10분 정도 담가둔 후 세탁한다.
땀	• 재빨리 처리하는 것이 좋다. • 두 장의 수건 사이에 끼우고 두드려 땀이 수건으로 옮겨 가게 한 후 세제로 세탁한다. • 겨드랑이와 같이 얼룩이 심한 부위는 온수에 과탄산소다와 주방세제를 1:1로 넣어 2~3시간 담가 둔 후 헹군다.
립스틱	• 클렌징폼으로 얼룩 부분을 살살 문질러 따뜻한 물로 헹군다. • 자국 위에 버터를 살짝 묻혀 톡톡 두드린 후 화장솜에 아세톤을 묻혀 버터와 얼룩을 지운 후 중성세제로 세탁한다.
파운데이션	• 알코올이 함유된 화장수 또는 스킨을 화장솜에 적셔 얼룩을 톡톡 두드려준다. • 비눗물로 씻으면 얼룩이 번져 깨끗하게 지워지지 않기 때문에 반드시 알코올이 함유된 화장수로 지운다.
튀김기름	얼룩이 묻은 부위에 주방용 세제를 몇 방울 떨어뜨리고 비벼서 제거한다.
혈액/체액	찬물로 닦고 더운물로 헹군다.

(4) 본세탁

반드시 세탁표시에 따라 세탁한다.

물세탁 기호		건조 표시기호	
95℃	• 95℃ 물로 세탁 • 세탁기, 손세탁 가능 • 삶을 수 있음 • 세제 종류 제한 없음	옷걸이	• 햇빛에 건조 • 옷걸이에 걸어서 건조
약40℃	• 40℃ 물로 세탁 • 세탁기로 약하게 세탁 또는 약하게 손세탁 가능 • 세제 종류 제한 없음	옷걸이	• 그늘에 건조 • 옷걸이에 걸어서 건조
약 30℃ 중성	• 30℃ 물로 세탁 • 세탁기로 약하게 세탁 또는 약하게 손세탁 가능 • 중성세제 사용	뉘어서	• 햇빛에 건조 • 뉘어서 건조
손세탁 약 30℃ 중성	• 30℃ 물로 세탁 • 세탁기 사용 불가 • 약하게 손세탁 가능 • 중성세제 사용	뉘어서	• 그늘에 건조 • 뉘어서 건조
(물세탁 불가 기호)	물세탁 불가		
염소표백 기호		**다림질 표시기호**	
염소 표백 / 염소 표백(불가)	• 염소계 표백제로 표백 • 염소계 표백제로 표백 불가	180~210℃	180~210℃로 다림질
산소 표백 / 산소 표백(불가)	• 산소계 표백제로 표백 • 산소계 표백제로 표백 불가	80~120℃	원단 위에 천을 덮고 80~120℃로 다림질
염소 산소 표백 / 염소 산소 표백(불가)	• 염소계, 산소계 표백제로 표백 • 염소계, 산소계 표백제로 표백 불가	(다림질 불가 기호)	다림질 불가
드라이클리닝 표시		**탈수 표시기호**	
드라이	드라이클리닝 가능	약하게	• 손으로 약하게 짬 • 세탁기에서는 단시간에 짬
드라이 석유계	석유계용제로 드라이클리닝	(짜지 말 것 기호)	짜면 안 됨
드라이(불가)	드라이클리닝 불가		

(5) 삶기

① 세탁하고 나서 합성세제나 비눗물에 세탁물이 반쯤 잠길 정도로 넣고 삶는다.

② 삶을 때는 용기의 뚜껑을 덮어 세탁물이 공기층에 노출되지 않도록 한다.

③ 삶는 제품의 종류나 물 빠짐에 따라 각각 비닐봉지에 넣고 봉지가 용기 바닥에 닿지 않게 한다.

(6) 탈수하기

지나친 탈수는 의류가 손상되므로 의류에 따른 시간을 선택한다.

(7) 헹구기

① 헹구기는 2~3회가 적당하며, 필요에 따라 섬유유연제를 사용한다.

② 냄새가 심한 세탁물은 붕산수에 담가 헹구지 말고 탈수한다.

(8) 건조하기

① 흰색 면직물 : 햇볕에 건조시킨다.

② 합성의류, 색상, 무늬가 있는 의류 : 그늘에 건조시켜 변색을 방지한다.

③ 니트류(스웨터 등) : 채반에 받쳐 통풍이 좋은 곳에서 말린다.

④ 청바지류 : 색 바램을 방지하기 위해 뒤집고, 지퍼는 열어둔다.

(9) 세탁 후 관리

1) 의복 정리

① 사용횟수가 적은 의류는 수납한다.

② 수납장에는 옷 종류의 이름표를 붙여 주어 알기 쉽게 한다.

③ 매일 입는 의류는 바퀴 달린 끌차에 정리하여 침상 옆에 두어 편리하게 한다.

2) 다림질

① 다리미가 앞으로 나갈 때는 뒤에 힘을 주고, 뒤로 보낼 때는 앞에 힘을 준다.

② 다림질 후 완전히 건조시켜 구김을 방지한다.

③ 풀(스프레이 풀)을 사용하여 다림질할 때는 천을 깔고 다린다.

3) 보관하기

① 의복은 해충의 피해, 곰팡이에 의한 손상, 보관 중 변질, 변색을 방지하기 위해 2시간 이상 직사광선을 쏘인다.

② 눅눅해진 의류나 침구류는 건조하고 맑은 날 바람이 잘 통하는 그늘에서 말린다.

③ 비 온 뒤 맑은 날씨라도 지면에서 습기가 올라오므로 세탁물을 건조시키지 않는다.

④ 양복장이나 서랍장에 방습제를 넣어 습기 차는 것을 방지한다.

⑤ 방습제는 실리카겔이나 염화칼슘을 주로 사용한다. 실리카겔은 분홍색으로 바뀌고 다시 건조시키면 청색으로 변하므로 재사용한다.

⑥ 모직물이나 견섬유는 높은 온도와 습도에서 해충의 피해를 받기 쉬우므로 방충제를 넣어둔다.

⑦ 종류가 서로 다른 방충제를 함께 넣으면 화학적 반응에 의해 옷감이 변색·변질되므로 한 가지만 사용한다.

⑧ 방충제는 공기보다 무거워 보관용기를 위쪽 구석에 넣어 사용한다.

⑨ 방충제는 신문지나 천에 싸서 사용한다.

6 외출 동행 및 일상업무 대행

1 외출 동행

장보기, 병원, 은행, 나들이, 물품구매 등을 목적으로 대상자와 함께 외출하는 것을 의미한다.

(1) 기본 원칙

① 사전에 외출계획을 세우고, 필요한 사항 및 준비물 등을 사전에 점검한다.

② 가족의 지나친 요구는 시설장 및 관리책임자에게 보고하여 조치한다.

③ 대상자의 안전 및 개인의 물품이 분실되지 않도록 유의한다.

(2) 외출 동행 방법

1) 동행 전

① 대상자의 외출 목적을 파악하고 상황에 맞는 외출을 준비와 교통정보를 숙지한다.

② 대상자의 신체 상태를 고려한 이동보조기구를 점검한다.

③ 외출에 필요한 개인 소지품을 확인한다.

2) 동행 중

① 대상자에게 일어날 수 있는 예기치 못한 상황에 맞는 대처를 한다.

② 도보 시 보폭을 작게, 계단을 오를 때는 몇 걸음에 한 번씩, 걸음마다 두 다리를 한 곳에 모아 쉬면서 천천히 이동한다.

③ 차량 이용 시 대상자의 몸을 요양보호사와 밀착시켜 안전하게 탑승하도록 한다.

3) 동행 후

① 귀가 후 손발을 씻고 휴식을 취할 수 있도록 한다.

② 외출 동행이 의도한 대로 만족하였는지를 확인한다.

2 병원 동행

1) 동행 전

① 예약일시, 예약시간, 병원의 위치, 교통편, 소요시간에 대한 계획을 세운다.

② 병원 진료에 필요한 신분증, 진료비, 대상자의 건강 상태, 복약상태를 보호자에게 확인하고 필요 시 필요한 기저귀, 여벌옷, 당뇨환자의 경우 당뇨약과 사탕 등을 준비한다.

2) 동행 중

① 대상자가 구체적으로 설명하지 못하면 보충하여 증상을 설명한다.

② 의료진의 지시사항을 꼼꼼히 기록하고, 약 복용법은 약사에게 자세히 물어 대상자에게 알려준다.

3) 동행 후

① 약 복용법, 질병관리법, 다음진료 일정에 대해 상세히 알려준다.
② 신분증, 진료비, 영수증 등 확인하고 돌려드린다.

3 ▶ 일상업무 대행

물품구매, 약 타기, 은행, 관공서 가기 등을 대신해주는 것이다.

1) 대행 전

① 대상자의 업무 대행 목적을 확인한다.
② 요양보호사가 해당 업무를 대행할 수 있는지 먼저 확인한다.

2) 대행 중

① 업무 대행에 관련된 자료를 정확하게 확인한다.
② 요양보호사는 자신의 사적인 업무를 병행하지 않도록 한다.

3) 대행 후

① 결과처리를 전달하고 만족도를 확인한다.
② 불만족하여 재요청 시 충분히 상의하여 진행한다.

4 ▶ 정보 제공

1) 제공 전

대상자의 관심 정보를 다양한 자료 수집을 통해 알기 쉽게 전달한다.

2) 제공 중

대상자의 특성을 고려하여 전달하고, 충분히 인지할 수 있도록 시간적 여유를 갖는다.

3) 제공 후

정보가 충분히 전달되었는지 확인한다.

7 주거환경 관리

1 ▶ 대상자와 환경의 관계

심신 기능이 저하된 장기요양 대상자는 생활환경에 큰 영향을 받는다. 즉 어떠한 환경에서 생활하고 있는가에 따라서 행동양식이 변하게 되며, 그에 따라 생활의 질도 변화하게 된다.

2 쾌적한 환경 유지 방법

항목	환경 유지 방법
온도	• 여름 22~25℃, 겨울 18~22℃, 개인차가 있으므로 대상자의 상태에 맞게 조절한다. • 혈압 상승을 예방하기 위해 방이나 복도, 화장실의 온도를 일정하게 유지한다.
습도	• 습도는 40~60%가 적합하다. • 습기가 많은 곳에는 환풍기를 작동하고, 여름에는 제습기, 겨울에는 가습기를 사용한다.
채광	• 자연채광은 밝고 습도가 낮으며 자외선에 의한 살균효과가 있지만 직사광선이 눈에 닿으면 각막에 장애를 초래할 수 있다. • 커튼, 블라인드 등을 적절히 사용한다.
조명	• 시력, 식별력, 초점 조절력, 어두운 곳에서의 적응력이 떨어지므로 조명은 밝게 한다. • 야간에는 화장실, 계단, 복도 등 넘어질 위험이 있는 장소에는 조명을 켜둔다.
소음	소음이 지나치면 수면 방해, 정신적 불안 등 건강에 악영향을 미치므로 큰 소리가 나지 않게 주의한다.
환기	• 대상자의 건강상태에 따라 창문이나 문을 열어 공기를 자주 환기하여 심신을 상쾌하게 한다. • 환기는 하루에 2~3시간 간격으로 3번, 최소한 10~30분 창문을 열어 환기한다.

3 치매노인 환경

환경지원 지침 8개 영역	환경지원 지침의 영역별 내용
지남력 지원	• 대상자의 시간, 장소, 사람에 대한 인지기능 저하를 보완하는 환경 지원을 말한다. • 공간 입구에 이름표 혹은 발(주렴) 등의 공간정보를 활용하여 혼란을 줄이고 쉽게 알게 한다. • 잘 보이는 곳에 큰 시계, 달력을 걸고 창을 통해 자연과 일조의 변화를 파악하도록 하여, 시간·공간에 대한 지남력을 향상시킨다. • 대상자들이 요양보호사들의 움직임을 가까이에서 돌봄으로써 적당한 자극과 심리적인 안정감을 얻게 한다.
기능적인 능력 지원	• 일상생활능력의 저하를 보완하는 환경 지원을 말한다. • 스스로 활동할 수 있는 환경 만들기로 자립능력을 높인다. • 스스로 식사할 수 있도록 환경을 조성한다. • 요리, 빨래, 장보기 등 활동을 할 수 있도록 환경을 만든다.
기능적인 능력 지원	• 안전하고 안심할 수 있는 생활 환경 지원을 말한다. • 큰 공간을 소규모로 나눠서 안정된 공간을 제공하는 동시에, 직원이 함께 지내면서 지켜볼 수 있도록 한다. • 안전하게 생활할 수 있는 환경을 만든다. • 걸려 넘어질 위험이 있는 바닥의 턱을 없애는 등 잠재적 위험 요인을 최소화한다.

환경지원 지침 8개 영역	환경지원 지침의 영역별 내용
환경적 자극의 질과 조정	• 대상자의 시간, 장소, 사람에 대한 인지기능 저하를 보완하는 환경 지원을 말한다. • 환경적 자극의 질을 높인다. 　– 새 소리, 놀이 소리, 음식이 끓는 소리 등 의미가 있고 기분 좋은 소리 들려주기 　– 외부의 경치 등이 보이는 시각적 자극을 통해 환경에 적응할 수 있도록 돕기 　– 음식 냄새 혹은 꽃향기 등으로 감성 자극하기 　– 실내는 나무 혹은 종이 같은 부드러운 소재로 꾸미기 • 자극의 조정을 한다. 　– 생활을 방해하는 불쾌한 차 소리 등의 소음 최소화하기 　– 적절한 간접 조명 등으로 시각적 자극 제공하기 　– 불쾌한 악취 등의 냄새 조정하기 　– 바닥재 교체로 인한 위험에 대비하기
생활의 지속성을 위한 지원	• 장기요양기관에서도 대상자의 생활이 지속되도록 하는 환경 지원을 말한다. • 익숙한 생활방식대로 살 수 있게 지원한다. • 사진이나 개인물품으로 자기다움을 표현할 수 있도록 한다. • 가정적인 환경을 만든다.
자기 선택을 위한 지원	• 다양한 공간 내에서 자신이 있고 싶은 공간을 선택할 수 있도록 하는 환경 지원을 말한다. • 대상자의 입장에서 수용하며 대응한다. • 스스로 있고 싶은 공간을 선택할 수 있도록 한다. • 의자 등 다수의 소품을 배치한다. • 방 안에서도 자신의 위치를 자유롭게 선택할 수 있도록 환경을 조성한다.
사생활 보호를 위한 지원	• 대상자의 존엄과 프라이버시를 지킬 수 있도록 하는 환경 지원을 말한다. • 대상자의 존엄과 사생활 보장에 관한 시설의 방침을 명확히 한다. • 방에서 개인적인 생활을 할 수 있도록 지원한다. • 사생활 확보를 위한 공간을 선택할 수 있도록 한다.
대상자의 교류를 위한 지원	• 다른 대상자 혹은 지역사회와의 교류를 활성화하는 환경 지원을 말한다. • 만남을 유도하는 공간을 만든다. • 만남을 촉진하는 공간 배치를 한다. • 만남의 계기가 되는 소품을 제공한다. • 사회와의 교류가 이어지도록 지원한다.

1 식사를 준비하면서 재가대상자에게 설명한 것으로 <u>옳은</u> 것은?

① "반찬을 만들고 남은 재료는 제가 가져갈게요."

② "야채 사고 남은 돈은 아들에게 주었어요."

③ "어르신은 편찮으시니까 죽만 드시는 것이 좋겠어요."

④ "냉장고에 있던 과일은 오래된 것 같아서 버렸어요."

⑤ "혈당이 높으니 어르신이 좋아하는 잡곡밥을 해드릴게요."

01	정답 ⑤	525~535p

대상자의 건강상태와 기호를 고려하여 식단 구성한다. 천천히 소화 흡수되어 혈당조절이 잘되는 통곡물을 선택한다.

2 재가대상자의 식사를 준비하는 방법으로 <u>옳은</u> 것은?

① 음식이 뜨거울 때 간을 맞춘다.

② 무, 버섯으로 만든 채수로 국물을 만든다.

③ 생선은 오래 굽고 육류는 기름에 튀긴다.

④ 엿과 설탕 같은 단당류로 음식을 조리한다.

⑤ 음식은 한꺼번에 만들어 두고 조금씩 제공한다.

02	정답 ②	525~535p

① 음식의 온도가 높으면 짠맛을 잘 느끼지 못하므로 약간 식은 후 간을 맞춘다.

② 무, 버섯 등으로 만든 채수나 멸치, 마른 새우, 다시마 등으로 만든 육수를 사용한다.

③ 오래 구우면 수분이 모두 빠져나가 딱딱해지므로 적당히 굽는다.

④ 단순당은 소화 흡수가 빨라 혈당이 빠르게 오르므로 섭취를 제한한다.

⑤ 한 번에 섭취할 수 있는 양만큼씩 나누어 준비해둔다.

3 대상자의 식사를 준비하기 위해 장을 볼 때 고려할 사항으로 <u>옳은</u> 것은?

① 한 번에 많은 양의 식품을 구입한다.

② 장을 본 후 결과에 만족하는지를 확인한다.

③ 장보기 후 경비 결산은 시설장에게 한다.

④ 가족이 먹고 싶은 음식을 확인하여 구입한다.

⑤ 요양보호사 자신에게 필요한 물품을 함께 구입한다.

03	정답 ②	525~535, 556p

① 현재 있는 식재료의 종류와 양을 확인하여 구매목록을 조정한다.

② 대상자와 상의한 후 결정하고 확인한다.

③ 구입한 영수증과 거스름돈을 대상자에게 전달한다.

④ 대상자의 의견을 반영하여 구입한다.

⑤ 업무 대행 중 요양보호사는 자신의 사적인 업무를 병행하지 않는다.

4 당뇨병 대상자의 혈당 관리에 도움이 되는 혈당지수 낮은 식품으로 <u>옳은</u> 것은?

① 미역　　　　　② 고구마

③ 수박　　　　　④ 흰 식빵

⑤ 떡

04	정답 ①	529~530p

• 혈당지수(GI)가 낮은 식품(55 이하) : 보리밥, 우유, 고구마, 요거트, 사과, 대두 등

• 혈당지수(GI)가 높은 식품(70 이상) : 밥, 떡, 찐 감자, 흰 식빵, 수박 등

5   고혈압 대상자에게 혈압을 낮추기 위해 제공할 수 있는 칼륨이 많이 함유된 식품으로 옳은 것은?

① 깻잎 장아찌
② 조개젓
③ 강된장
④ 찐 감자
⑤ 마른 오징어

05   정답 ④   530~532p

칼륨은 나트륨 배출을 돕고 세동맥을 확장시켜 혈압을 낮춘다. (신선한 채소, 과일, 감자 등)

6   삼킴장애 대상자의 식사 시 주의사항으로 옳은 것은?

① 떠먹는 요구르트보다 마시는 요구르트를 제공한다.
② 밥을 국이나 물에 말아 먹인다.
③ 참외를 숟가락으로 긁어서 먹인다.
④ 채소는 레몬소스를 뿌려 먹인다.
⑤ 계란은 반숙보다 완숙으로 먹는다.

06   정답 ③   532~533p

① 유제품류는 마시는 형태보다 떠먹는 형태를 선택한다.
② 밥은 국이나 물에 말아 먹지 않는다.
③ 과일류는 부드러운 과육을 잘게 잘라먹거나 숟가락으로 긁어 먹는다.
④ 신맛이 강한 음식은 침을 많이 나오게 하여 사레들릴 수 있으니 주의한다.
⑤ 삶은 계란은 걸쭉한 퓌레 형태로 먹인다.

7   치아 손실이 있는 재가대상자의 식사를 조리하는 방법으로 옳은 것은?

① 삼치는 바싹 튀겨 소금을 뿌린다.
② 오징어는 물을 붓고 오랫동안 삶는다.
③ 흰떡은 큼직하게 썰어 기름에 볶는다.
④ 양배추는 센 불로 익힌 후 약불로 줄여서 찐다.
⑤ 소고기는 납작하게 저며서 말려 육포로 만든다.

07   정답 ④   527, 532~533p

재료를 부드럽게 하며 모양을 유지할 수 있다.

8   재가대상자의 식사를 도울 때 식중독을 예방할 수 있는 방법으로 옳은 것은?

① 야채굴죽은 50℃에서 조리한다.
② 냉동식품은 실온에서 해동한다.
③ 달걀은 조리 직전에 씻어서 사용한다.
④ 채소는 물에 1분 정도 담갔다 먹는다.
⑤ 해동 후 남은 어패류는 다시 냉동한다.

08   정답 ③   536~542p

① 85℃에서 1분 이상 익힌다.
② 12~24시간 이전에 냉장실로 옮겨서 천천히 해동한다.
③ 씻지 않은 상태로 전용 용기에 담아 냉장보관한다.
④ 100ppm 농도로 희석된 소독액(락스)으로 소독한다.
⑤ 한 번 녹인 생선조개류는 세균이 증식하기 쉬우므로 다시 얼리지 않는다.

9 대상자가 유효기간이 지난 영양제를 버리지 못하게 할 때 요양보호사의 대처방법으로 <u>옳은</u> 것은?

① 최대한 빨리 드시라고 말한다.

② 냉동실에 보관하여 드시라고 한다.

③ 영양제 대신 다른 약을 넣어둔다.

④ 보호자가 지켜보는 앞에서 정리한다.

⑤ 가족에게 새로운 영양제 구입비용을 청구한다.

09 정답 ④ 539~540p

유통기한이 지난 식품이나 부패·변질된 식품은 반드시 대상자나 가족에게 내용을 설명한 후 폐기한다.

---

10 수확한 뒤 상온에서 일정기간 보관했다가 먹으면 영양가가 더 좋아지는 과일로 <u>옳은</u> 것은?

① 토마토   ② 수박

③ 한라봉   ④ 딸기

⑤ 블루베리

10 정답 ① 539~540p

후숙과일 : 토마토, 복숭아, 무화과, 바나나, 망고, 키위, 아보카도 등

---

11 재가 대상자의 식기 및 주방을 위생적으로 관리하는 방법으로 <u>옳은</u> 것은?

① 기름기가 많은 그릇은 물로 세척한다.

② 유통기한이 지난 음식은 빨리 조리한다.

③ 그물 모양 수세미보다 스펀지로 된 수세미를 사용한다.

④ 일반쓰레기와 음식물 쓰레기통을 함께 사용한다.

⑤ 삶을 수 없는 수세미는 소독제를 희석한 물에 담근다.

11 정답 ⑤ 543~544p

① 기름기가 많은 그릇은 휴지로 기름을 제거한다.
② 유통기한이 지난 식재료를 버린다.
③ 스펀지형보다 그물형이 위생적이다.
④ 일반쓰레기와 음식물 쓰레기통을 구분하여 사용한다.

---

12 재가 대상자의 주방을 위생적으로 관리하는 방법으로 <u>옳은</u> 것은?

① 냉장고는 계절별로 청소한다.

② 냉장고 청소는 손을 씻고 변색된 음식을 버린다.

③ 냉장고 선반은 젖은 행주로 닦는다.

④ 손의 보습을 위해 고무장갑은 습기를 유지한다.

⑤ 쓰레기통은 자주 세척하고 건조한 후 사용한다.

12 정답 ⑤ 543~544p

① 냉장고는 적어도 월 1회 청소한다.
② 위생장갑이나 고무장갑을 끼고 버린다.
③ 비눗물로 세척 후 깨끗한 마른 천으로 건조한다.
④ 습기 찬 장갑을 끼면 습진이 생길 수 있고 세균이 번식하게 되므로 주의한다.

13 대상자의 침구를 관리하는 방법으로 <u>옳은</u> 것은?

① 매트리스는 푹신한 소재를 선택한다.

② 오리털 이불은 햇볕에 말린다.

③ 재봉선이 없는 시트를 사용한다.

④ 습기를 흡수하는 베갯속을 선택한다.

⑤ 침대 커버는 한 달에 한 번 세탁한다.

13 **정답 ③** 547~548p

① 단단하고, 탄력성과 지지력이 좋은 매트리스를 사용한다.

② 오리털 이불은 그늘에 말린다.

④ 습기를 흡수하지 않고 열에 강한 베개를 선택한다.

⑤ 3~5일에 한 번은 세탁하여 햇볕에 말린다.

14 대상자의 침구류(A)와 선택 시 고려사항(B)으로 <u>옳은</u> 것은?

	(A)	(B)
①	이불	따뜻하고 가벼우며 보습성이 있는 것
②	이불 커버	거칠고 모직물로 된 것
③	베개	목침처럼 딱딱한 베개
④	시트	풀을 먹이고 재봉선이 있는 것
⑤	매트리스	푹신하고 습기를 흡수하는 것

14 **정답 ①** 547~548p

② 이불 커버 : 감촉이 좋은 면제품이 좋다.

③ 베개 : 습기를 흡수하지 않고 열에 강한 재질, 적당히 형태가 유지되는 베개를 선택한다.

④ 시트 : 소재가 두껍고 풀을 먹이거나 재봉선이 있는 것은 욕창의 원인이 되므로 피한다.

⑤ 매트리스 : 단단하고, 탄력성과 지지력이 뛰어나며 습기를 배출할 수 있는 것이 적합하다.

15 대상자의 세탁물을 처리하는 방법으로 <u>옳은</u> 것은?

① 수선이 필요한 경우 세탁 후 수선한다.

② 오염이 심한 세탁물은 드라이클리닝을 한다.

③ 립스틱은 클렌징 폼으로 얼룩을 살살 문질러 따뜻한 물에 헹군다.

④ 혈액얼룩은 더운물로 닦고 찬물에 헹군다.

⑤ 속옷은 뚜껑을 열고 삶는다.

15 **정답 ③** 546~552p

① 수선이 필요한 경우는 수선 후 세탁한다.

② 오염이 심할 때에는 불리거나 부분세탁을 병행하는 것이 좋다.

④ 혈액얼룩은 찬물로 닦고 더운물로 헹군다.

⑤ 속옷은 뚜껑을 덮고 삶아 공기층에 노출되지 않게 한다.

16 변실금으로 오염된 대상자의 속옷을 세탁하는 방법으로 <u>옳은</u> 것은?

① 뚜껑을 열고 삶는다.

② 본 세탁 전에 애벌빨래를 한다.

③ 오염된 부위는 아세톤으로 세탁한다.

④ 얼룩을 제거하고 섬유유연제에 오래 담가 둔다.

⑤ 식초물에 여러 번 담갔다가 헹구어 건조한다.

16 **정답 ②** 549~550p

① 삶을 때는 뚜껑을 덮고 세탁물이 직접 공기층에 노출되지 않게 한다.

② 본 세탁 전에 애벌빨래를 한다.

③, ④ 체액은 찬물로 닦고 더운물로 헹군다.

⑤ 붕산수에 담갔다가 헹구지 말고 탈수하여 말린다.

17 대상자의 면 속옷을 삶을 때 세탁방법으로 <u>옳은</u> 것은?

① 면직물 속옷은 줄어들기 때문에 주의해야 한다.

② 먼저 삶은 후 세탁한다.

③ 삶을 때는 뚜껑을 열고 삶는다.

④ 색이 빠질 우려가 있는 제품은 절대 삶지 않는다.

⑤ 비눗물에 세탁물이 반쯤 잠길 정도로 넣고 삶는다.

17 　정답 ⑤　　551p

① 삶으면 때도 더 잘 빠지고 살균효과가 있다.

② 삶기 전에 먼저 세탁한다.

③ 열고 삶으면 옷감이 상하므로 반드시 덮고 삶는다.

④ 색이 빠질 우려가 있는 제품은 비닐봉지에 넣어 묶은 후 삶는다.

⑤ 합성세제나 비눗물에 삶는다.

---

18 세탁 후 관리하는 방법으로 <u>옳은</u> 것은?

① 다림질은 다리미가 앞으로 나갈 때는 앞부분에 힘을 준다.

② 풀 먹인 천을 다릴 때는 분무기로 물을 뿌리고 다린다.

③ 거풍할 때는 건조하고 맑게 갠 날 바람이 잘 통하는 그늘에서 한다.

④ 실리카겔은 분홍색으로 변색되면 사용할 수 없다.

⑤ 방충제는 공기보다 무거우므로 보관용기의 아래 구석에 넣어둔다.

18 　정답 ③　　553~554p

① 다림질은 다리미가 앞으로 나갈 때는 뒷부분에 힘을 준다.

② 풀 먹인 천을 다릴 때는 천을 깔고 다린다.

④ 사용한 실리카겔은 분홍색으로 바뀌고 다시 건조시키면 청색으로 변한다.

⑤ 방충제는 공기보다 무거우므로 보관용기의 위쪽 구석에 넣어둔다.

※ 거풍 : 옷 등에 바람을 쐼

---

19 다음 그림의 세탁표시에 따른 세탁 방법을 <u>옳게</u> 설명한 것은?

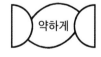

① 약하게 짜면 안 됨

② 다림질을 약한 온도로 함

③ 드라이클리닝을 약하게 함

④ 산소계 표백제를 적게 사용함

⑤ 세탁기에서는 단시간에 짜야 함

19 　정답 ⑤　　552p

탈수 표시

• 손으로 약하게 짬

• 세탁기에서는 단시간에 짜야 함

• 짜면 안 됨

20 방충제를 넣어 보관해야 하는 의류로 <u>옳은</u> 것은?

① 비닐 장갑(모자)

② 나일론 양말

③ 합성섬유 바지

④ 모직 자켓

⑤ 폴리에스테르 티셔츠

20 정답 ④ 553~554p

모섬유나 견섬유와 같이 흡습성이 큰 천연섬유는 높은 온도와 습도에서 해충의 피해를 받기 쉬우므로 보관할 때는 방충제를 넣어둔다.

21 다음의 그림에 해당하는 설명으로 <u>옳은</u> 것은?

① 청바지 – 색이 바래지 않게 뒤집어서 건조

② 색깔 있는 니트 – 통기성이 좋은 곳에서 채 반등에 펴서 건조

③ 노란색 나일론 블라우스 – 옷걸이에 걸어서 그늘에 건조

④ 흰색 면직물 – 햇볕에 건조

⑤ 합성섬유 – 뉘어서 그늘에 건조

21 정답 ③ 552p

햇볕 + 옷걸이 = 흰 면
햇볕 + 뉘어서 = 니트, 스웨터
그늘 + 옷걸이 = 합성섬유, 색상의류
그늘 + 뉘어서 = 청바지류

22 다음과 같은 표시기호가 있는 의복의 다림질 방법으로 <u>옳은</u> 것은?

① 80~120℃ 이상의 온도로 다림질한다.

② 80~120℃의 물로 분무한 후 다림질한다.

③ 80~120℃로 다림질한 후 펴서 보관한다.

④ 80~120℃로 다림질한 후 완전히 말린다.

⑤ 원단 위에 천을 덮고 80~120℃로 다림질한다.

22 정답 ⑤ 553p

23 거동이 불편한 재가 서비스 대상자와 외출을 할 때 동행방법으로 옳은 것은?

① 보호자를 통해 이동보조 기구 및 장비를 점검시킨다.
② 계단을 오를 때 몇 번씩 쉬면서 천천히 이동한다.
③ 차량 이용 시 요양보호사는 운전자 옆자리에 앉고, 대상자 스스로 오르내리게 격려한다.
④ 외출 후 돌아와 낮잠을 푹 자게 한다.
⑤ 만족스러웠는지 보호자에게 확인한다.

23 　정답 ② 　554~555p
① 신체 상태를 고려한 이동보조 기구 및 장비를 직접 점검한다.
③ 대상자 옆자리에 밀착하여 앉는다.
④ 외출 후 손발, 얼굴을 씻고 평상복으로 갈아입고 쉬게 한다.
⑤ 의도대로 만족스러웠는지 대상자에 확인한다.

24 대상자가 진료를 위해 병원을 방문하고자 할 때 동행하는 방법으로 옳은 것은?

① 요양보호사의 일정에 맞게 병원 예약을 정한다.
② 보호자의 자가용을 운전하여 이동한다.
③ 대상자의 귀중품은 소지하고 가게 한다.
④ 대상자에게 필요한 경비를 미리 확인한다.
⑤ 외출 전에 하루 용량의 약을 복용하게 한다.

24 　정답 ④ 　555~556p
① 요양보호사의 개인 일정을 병행하지 않는다.
② 대중교통을 이용한다.
③ 귀중품은 가지고 다니지 않는다.
⑤ 복약상태를 확인하고 시간에 맞춰 복약한다.

25 재가대상자가 요양보호사의 차를 이용하여 외출하고자 할 때 대처방법으로 옳은 것은?

① 외출은 주말에만 할 수 있다고 말한다.
② 외출하기 전에 주유비를 미리 청구한다.
③ 시설장에게 직접 허락을 받아달라고 한다.
④ 요양보호사의 차를 이용할 수 없다고 말한다.
⑤ 요양보호사의 차의 뒷좌석에 대상자를 앉혀 이동한다.

25 　정답 ④ 　74, 555p
• 사고가 날 경우 요양보호사의 책임이므로 개인 차량을 이용할 수 없음을 설명한다.
• 사고를 예방하기 위해 대상자 옆에 있어야 함을 설명한다.

26 재가대상자가 요구한 물건을 구매했더니 마음에 들지 않는다며 불평을 할 때 대처 방법으로 옳은 것은?

① 해결방안을 시설장과 상의하여 처리한다.

② 비슷한 물건이니 그냥 쓰라고 설득한다.

③ 앞으로 물건 대행은 어렵겠다고 말한다.

④ 구매한 물건을 대상자와 함께 교환하러 간다.

⑤ 원하는 물건은 대상자가 직접 구매하게 한다.

26 　정답 ④　　556~557p

불만하여 재요청할 때에는 충분히 상의하여 진행한다.

27 치매노인이 생활하는데 안전한 주거 환경으로 옳은 것은?

① 깔끔한 환경을 위해 공간 이름표 등을 제거하여 혼란을 줄인다.

② 망상 및 배회를 줄이기 위해 창문이 없는 공간에서 생활한다.

③ 낙상예방을 위해 요양보호사들이 일상생활 활동을 대신한다.

④ 새소리, 음식 끓는 소리 등의 환경적 자극은 제한한다.

⑤ 불쾌한 악취 등의 냄새는 조정한다.

27 　정답 ⑤　　567~568p

① 이름표 등의 공간정보를 활용하여 혼란을 줄이고 쉽게 알게 한다.
② 창을 통해 자연과 일조의 변화를 파악하도록 하여 시간공간에 대한 지남력을 향상시킨다.
③ 스스로 활동할 수 있는 환경 만들기로 자립능력을 높인다.
④ 새소리, 놀이 소리, 음식이 끓는 소리 등 의미가 있고 기분 좋은 소리를 들려준다.

Part
4

상황별 요양보호 기술

1 치매 대상자와 가족

1 치매가족이 느끼는 부담

가족들이 가장 많은 부담을 느끼는 단계는 정신행동증상과 같은 행동상의 문제가 나타나는 단계와 요실금, 변실금이 나타나는 단계, 장기요양시설 입소를 결정하는 단계로 나타난다.

(1) 정서적 부담

분노	처음 치매진단을 받을 때, 다른 가족들의 도움의 받지 못할 때, 화를 내고 화를 낸 자신을 자책하게 된다.
무기력감	대상자가 나아질 것 같지 않은 생각으로 대상자에게 효과적으로 대처하지 못하게 된다.
죄책감	죄책감으로 인해 대상자의 치료나 대상자를 위한 의사결정을 내려야 하는 상황에서 잘못된 결정을 내릴 수 있다.
우울	슬픔, 낙담, 무기력, 의욕저하, 심한 경우 불안, 신경쇠약, 불면, 식욕저하, 심지어 자살로까지 연결될 수 있다.
소외감	대상자를 돌봄으로 인해 사회적 관계와 접촉이 줄어들고 친구나 의지할 만한 사람이 점차 줄어들어 사회적 소외감을 경험하게 된다.
불안감	대상자를 돌보는 역할, 재정적 상태 등에 대한 확실한 정보가 없는 경우 가족은 불안을 경험하게 된다.

(2) 신체적 부담

피로	가사, 경제활동, 자녀양육 등의 다양한 역할을 수행하는 과정에서 신체적 피로, 우울증과 같은 정신적 피로감을 경험할 가능성이 높다.
신체 질환	대상자를 돌보는 가족이 심장질환, 요통, 고혈압, 관절염, 소화기질환 등의 신체적 질환을 한 가지 이상 앓고 있는 경우가 많고 이로 인한, 진통제, 항우울제나 수면제 등의 약물에 의존하는 경향이 높다.
수면 장애	치매 대상자가 밤낮이 바뀌어 가족이 밤에 충분한 수면을 취하지 못하거나, 부양 부담으로 인한 우울 등과 함께 수면 부족이 나타날 수 있다.

(3) 가족관계의 부정적 변화

1) 가족관계 질의 변화

① 치매 대상자의 배우자가 돌보는 경우 부부 간 의사소통, 동반자라는 생각이 약해지거나 긴장 관계가 야기될 수 있다.

② 결혼한 성인자녀가 주로 돌보는 경우 부부관계의 질이 저하되거나 자녀들이 충분한 보호를 받지 못한다고 느낄 수 있다.

2) 가족 갈등

① 가족의 부양 태도나 부양 방법에 대한 의견 차이와 의사소통의 부족이 갈등을 일으키는 원인이 된다.
② 가족이 함께 모여 대화할 수 있는 기회를 갖기 어려워 상대방의 행동이나 태도에 대해 불만을 갖고 비난을 하는 경우가 많아진다.

3) 부정적 가족관계의 영향

① 적절한 역할 재조정이 이루어지지 않아, 가족이 감당할 수 없을 정도로 역할을 잘 수행하지 못한다.
② 전문가를 통한 적절한 지원과 협조가 이루어지면 역기능적 상호작용의 연쇄 과정이 차단되어 상황이 악화되지 않고 가족의 부담이 완화된다.

(4) 시간적 제약과 사회활동의 제한

① 친구와의 만남의 제한, 외출의 제한, 여가 활동, 사회적 모임 참석 등의 제한, 취미 생활 상실 등의 제한을 받게 된다.
② 개인적 시간이 나더라도 부양에 대한 중압감으로 인하여 개인적인 용무나 사회적 활동에 참여하지 못하여 사회적으로 단절되고 사회적 역할을 상실하게 된다.

(5) 경제적 부담

① 치매 대상자의 재정관리 : 대상자를 돌보는 가족에게 재산, 법률에 관한 문제가 생길 수 있다.
② 재정적 부담 재가·시설에 입소하게 되는 경우에 관련 서비스에 대한 비용이 부담이 될 수 있다.

2 치매가족과의 의사소통 기법

공감	• 고개를 끄덕이거나 손을 잡아주는 등의 비언어적인 행동을 한다. • 상대가 말한 내용과 그에 대한 감정을 정확하게 표현한다. • '~ 때문에 그러시는 거군요.', '~ 해서, 마음이 아팠겠군요.', '~ 해서, 서운하시군요.', 　'~ 해서, 힘이 드셨군요.', '~ 해서, 기분이 좋으시군요.'	
관심 전달	• 치매가족을 마주보고 적절한 눈 맞춤을 하는 것이 좋다. • 미소를 띤 표정과 알아들을 수 있을 정도의 목소리 크기도 중요하다. • 다리를 꼬거나 팔짱을 끼는 등의 방어적인 자세를 취하지 않는다.	
조언 및 정보 제공	• 필요로 하는 적절한 정보를 알려주고 가족 스스로 결정하게 한다. • 대상자를 돌보는 능력을 최대한 지지해주는 입장을 유지한다.	
나-메시지 전달법	• 상대의 행동을 판단하거나 비난하는 것이 아니라 좀 더 부드러운 화법으로 '나'의 생각을 상대에게 전하는 화법이다. • "네가 (행동의 과정)해서 (행동의 결과)되었고, 나는 (감정)을 느꼈어."라고 표현한다.	
힘 돋우기	격려 하기	• 격려의 방법에는 칭찬하기, 인정하기 등이 있다. • "힘내세요.", "포기하지 마시고 계속 하시면 좋은 결과가 있을 거예요."라고 격려한다.
	희망 부여하기	"고마워요, 희망을 놓지 않아야겠어요.", "나도 할 수 있는 최선을 다해야겠어요."와 같은 희망적인 표현을 하게 된다.

2 치매 대상자의 일상생활 지원

1 약물요법

(1) 약물 복용의 중요성

① 약물을 복용하면 증상을 늦추고 치매증상으로 고생하는 기간이 줄어들며, 대상자를 돌보는 가족들의 수발 부담도 줄어들 수 있다.

② 약물을 바꾸거나 용량을 늘렸을 때, 부작용 등을 면밀히 관찰하여 병원 내원 시 상담한다.

(2) 투여 약물의 종류

① 인지증상을 개선할 목적으로 투여하며, 병의 완치라기보다는 악화를 지연하기 위해 투여한다.

아리셉트	알츠하이머 증상 치료
엑셀론	경중등도 파킨슨질환, 알츠하이머 증상 치료
레미닐	알츠하이머 형태의 경중등도 치매 증상 치료
에빅사	중증 알츠하이머 치료

② 정신행동증상 개선제 : 망상, 환각, 우울, 공격성 등의 증상을 개선한다.

2 일상생활 돕기 기본 원칙

① 따뜻하게 응대하고 치매 대상자의 생활을 소중히 여긴다. 대상자의 생활 자체를 인정하고 환경을 바꾸지 않는다.

② 규칙적인 생활을 하게 한다. 일상생활에 혼란을 경감시키고 정서적 안정에 도움이 된다.

③ 대상자에게 남아있는 잔존기능을 살린다. 할 수 있는 일은 스스로 하도록 하여 남아있는 기능을 유지하게 한다.

④ 상황에 맞는 요양보호를 한다. 치매의 정도나 특징, 변화 상태에 따른 요양보호 기술을 수행한다.

⑤ 항상 안전에 주의한다. 대상자에게 위험이 될 만한 물건은 없애고, 안전한 분위기를 조성한다.

> **TIP** 치매 대상자에게 일상생활 사고가 많이 발생하는 이유
> • 상황을 분석하거나 평가할 수 없다.
> • 금방 잊어버린다.
> • 치매가 진행된 후에도 예전 방식대로 하려고 고집한다.
> • 새로운 일을 배우는 능력에 문제가 있어 변화에 대처하지 못한다.

3 식사

(1) 기본 원칙

① 입안에 상처가 있는지, 의치는 잘 고정되어 있는지 확인하고 느슨한 경우에는 끼지 않게 한다.

② 넓은 접시보다는 사발을 사용하고 유리 제품보다 플라스틱 제품이 안전하다.

③ 소금이나 간장과 같은 양념은 식탁 위에 두지 않는다.

④ 질식의 위험이 있는 사탕, 콩, 팝콘 등은 삼가고, 잘 저민 고기, 반숙된 계란, 과일 등은 갈아서 쉽게 먹을 수 있게 제공한다.

⑤ 묽은 음식에 사레가 자주 걸리면 좀 더 걸쭉한 액체 음식을 제공한다.

⑥ 대상자가 졸려 하거나 초조해하는 경우 식사를 제공하지 않는다.

⑦ 규칙적인 일과에 따라 대상자의 식사 습관, 음식에 대한 기호를 최대한 반영한다.
　　예 같은 장소, 같은 시간, 같은 식사 도구

⑧ 안정된 분위기에서 식사하도록 한다.
　　예 TV는 끄고 조용한 음악 켜기

⑨ 대상자가 식탁에 앉으면 바로 식사할 수 있도록 준비한다.
　　예 생선 가시, 육류의 뼈 등을 제거하고, 컵에 미리 물 담아놓기

⑩ 복용하는 약물의 부작용으로 식욕이 떨어졌는지 확인한다.

⑪ 수저 사용을 잊어버렸는지, 음식에 대한 인식이 불가능한지 확인한다.

⑫ 시력에 문제가 있어 음식에 혼란을 느끼지는 않는지 확인한다.

(2) 식사 돕기 방법

1) 식사 전

① 판단력이 부족하므로 음식의 온도를 미리 확인한다.

② 음식을 손으로 먹거나 흘리는 것에 대비하여, 비닐재질의 식탁보나 식탁용 매트를 깔아준다.

③ 턱받이보다는 앞치마를 입혀 의복을 깨끗이 유지한다.

2) 식사 중

① 판단력이 떨어지는 대상자는 요양보호사가 미리 물을 적당히 따라준다.

② 빨대와 플라스틱 덮개가 부착된 컵을 사용한다.

③ 손잡이가 크거나 손잡이에 고무를 붙인 약간 무거운 숟가락을 주어서 숟가락을 쥐고 있다는 사실을 알게 한다.

④ 식사 중 혼란을 예방하기 위해 한 가지 음식을 먹고 난 후 다른 음식을 내놓는다.

3) 식사 후

① 대상자가 식사를 하지 않아 체중이 감소하면 의료진에게 알리고 그 원인을 파악한다.

② 체중감소의 원인이 없을 경우 대상자가 좋아하는 음식이나 고열량의 음식을 제공한다.

4 배설

(1) 기본 원칙

① 치매 대상자는 화장실에 이르지 못하고 배설하는 경우가 있으므로 대상자의 방을 화장실과 가까운 곳에 배정한다.

② 화장실 위치를 대상자 눈높이에 알맞게 알기 쉽게 표시해둔다.

③ 옷을 쉽게 벗고 입을 수 있도록 벨트나 단추 대신 고무줄 바지를 입도록 하고 세탁이 편하고 빨리 마르는 옷감이 좋다.

④ 기저귀는 대상자에게 수치심을 유발하고 실금 여부 사실에 대한 전달을 안 할 수 있으므로, 낮에는 가능한 기저귀를 사용하지 않는 것이 좋다.

⑤ 대소변을 잘 가렸을 때는 칭찬을 해주고, 실금한 경우에도 "괜찮다"라고 말한다.

(2) 돕기 방법

① 배뇨 곤란이 있는 경우 야간에 수분 섭취를 제한한다.

② 친절한 언행으로 뒤처리하는 손동작을 설명하며 치매 대상자 자신이 행동에 옮기도록 한다.

③ 치매 대상자를 잘 관찰하여 화장실에 가고 싶을 때 하는 비언어적 신호, 배변을 만지는 문제 행동을 관찰한다.

비언어적 신호	• 바지의 뒷부분을 움켜잡고 있다. • 옷을 올린다. • 구석진 곳을 찾는다. • 대중 앞에서 옷을 벗으려고 한다. • 서성이면서 안절부절못한다.
문제 행동	배설물을 제대로 처리하지 못했기 때문이거나 무엇인지 모르는 경우가 많다. 따라서 변을 가지고 놀거나, 놀리기 위해서 하는 행위가 아니라 적절한 처리방법을 모르기 때문에 나타나는 행동이다.

(3) 실금한 경우

① 민감하게 반응하거나, 비난하거나 화를 내지 않는다.

② 소변을 볼 때 방광을 확실히 비우기 위해 배뇨 후, 몸을 앞으로 구부리도록 도와주거나 치골 상부(배꼽 아래 부위)를 눌러준다.

③ 요실금이 있으면 배뇨 스케줄에 따라, 초기에는 매 2시간마다 배뇨하고, 점차 시간을 늘려서 낮에는 2시간, 밤에는 4시간 간격으로 배뇨 훈련을 한다.

④ 변실금이나 설사를 하는 경우, 의료인과 상의한 후 원인을 확인하고 대변이 무르지 않도록 섬유질 섭취를 조절한다.

(4) 변비인 경우

① 섬유질이 많은 음식과 하루 1,500~2,000cc 정도의 충분한 수분을 섭취하도록 한다.

② 일정한 시간 간격으로 변기에 앉혀 배변을 유도한다.

③ 손바닥을 이용하여 배를 가볍게 마사지하여 불편감을 줄여준다.

④ 의료인과 충분히 상의하여 필요하면 변비약을 먹이거나 관장을 할 수도 있다. 관장은 의료행위이므로 간호사가 수행한다.

5 개인위생 돕기

(1) 목욕

1) 기본 원칙

① 목욕을 강요하지 말고 목욕 과정을 간단히 한다.

② 일정한 시간에 정해진 방법에 따라 목욕을 하여 대상자의 거부감을 줄인다.

　　※ 치매 대상자의 목욕은 에너지 소모가 많으므로, 목욕을 거부할 때 대상자 및 요양보호사의 안전을 위해서라도 혼자서 목욕을 시키지 않는다.

③ 치매 대상자가 욕조에 들어갈 때는 반드시 옆에서 부축하고, 욕실 내 혼자 두지 않는다.

2) 돕기 방법

① 목욕 준비를 하면서 치매 대상자가 해야 할 일을 한 가지씩 제시하고 친절하게 대한다.

> 식사 전에 목욕을 했으면 좋겠습니다. → 여기 수건이 있습니다. → 이제 단추를 푸십시오. → 일어서세요. → 팬티를 벗으세요. → 이제 탕 속에 들어가세요.

② 물에 거부반응을 보이면 작은 그릇에 물을 떠서 물놀이를 할 수 있게 한다.

③ 욕조에서 미끄러져 다치지 않도록 발목 정도 높이의 물을 미리 받은 후, 대상자가 욕조에 들어가게 하고, 조금씩 채운다.

④ 운동실조증이 있는 치매 대상자는 넘어져 다칠 수가 있기 때문에 샤워보다는 욕조에서 목욕하는 것이 안전하다.

(2) 구강위생

1) 기본 원칙

① 부드러운 칫솔을 사용하여 잇몸 출혈을 예방한다.

② 치약은 삼켜도 관계없는 어린이용을 사용한다.

③ 의치는 하루 6~7시간 정도 제거하여 잇몸에 무리를 주지 않는다.

④ 편마비를 가진 치매 대상자는 음식물이 한쪽으로 모여있지 않도록 신경을 써야 한다.

2) 돕기 방법

① 구강위생 도구를 세면대 위에 순서대로 놓아둔다.

② 치매 대상자가 양치질을 거부할 경우 물치약이나, 2% 생리식염수를 거즈를 감은 압설자나 일회용 스펀지 브러시에 묻혀 치아와 입안을 닦아 치석을 제거한다.

③ 의치는 매일 치매 대상자가 협조를 가장 잘하는 시간을 선택하여 닦는다.

(3) 옷 입기

1) 기본 원칙

① 대상자에게 깨끗하고 계절에 맞는, 편안하고 빨래하기 쉬운 옷을 제공한다.

　　• 치매가 진행되면 시간, 장소, 상황, 계절에 맞지 않는 옷을 입으려 하거나, 더러워진 옷을 갈아 입으려 하지 않는다.

② 혼란을 예방하기 위해 색깔이 요란하지 않고 장식이 없는 옷을 선택한다.

③ 시간이 걸려도 스스로 입도록 격려한다.

④ 대상자의 안전을 위해 옆에서 지켜보고, 앉아서 입도록 한다.

2) 돕기 방법

① 옷을 순서에 따라 입지 못하는 경우 속옷부터 차례로 정리해 놓아둔다.

② 옷 입는 것을 거부하면 강요하지 말고 잠시 후 다시 시도하거나 목욕시간을 이용하여 갈아입힌다.

③ 자신의 옷이 아니라고 하는 경우, 옷 라벨에 이름을 써둔다.

④ 단추를 제대로 채우지 못하는 경우에는 단추 대신 부착용 접착 천으로 된 옷을 이용한다.

⑤ 앞뒤 구분을 못하는 경우에는 뒤바꿔 입어도 무방한 티셔츠를 입게 한다.

6 운동 돕기

(1) 기본 원칙

① 대상자의 운동기능을 평가하여 요양보호사와 친숙해진 뒤 운동을 시작한다.

② 혈압이 높거나 심장병이 있는 경우에는 의사에게 사전 검진을 받아야 한다.

③ 운동은 심장에서 멀고 큰 근육인 팔다리에서 시작하여 천천히 진행한다.

(2) 돕기 방법

① 매일 같은 시간대에 같은 장소를 일정한 순서대로 풍경들을 말해주면 혼란을 막고 초조감을 줄일 수 있다.

② 균형을 잡을 수 있으면 앉아서 하는 자세보다 선 자세에서 운동을 하는 것이 효과적이다.

③ 치매 대상자 스스로 운동을 하도록 유도한다.

7 안전과 사고 예방

(1) 안전과 사고예방을 위한 기본 원칙

① 지남력과 기억력을 지원해주기 위해서 시계, 달력, 신문 등을 단순화한다.

② 치매 대상자가 언어에 대한 이해가 떨어진다면, 글보다는 단순한 그림을 사용한다.

③ 실내와 현관 등에 어두워지기 전에 희미한 불을 켜두어 불안하지 않도록 한다.

④ 치매 대상자가 자극을 받지 않도록 생활환경을 단순화한다.

(2) 돕기 방법

1) 방과 주변

① 위생적이고 안전성을 우선적으로 고려한다.

② 가족이나 요양보호사가 잘 관찰할 수 있는 곳에 위치한다.

③ 시력이 약화되어 있고 비슷한 색깔을 구분하기 힘들기 때문에 난간, 출입구 등에는 야간등을 설치하는 것이 좋다.

④ 위험한 물건들은 치매 대상자가 발견할 수 없는 장소에 보관하거나 잠가둔다.

⑤ 유리문이나 큰 유리창에는 눈높이에 맞춰 그림을 붙여 유리라는 것을 알게 한다.

⑥ 방 안에 난방 기구를 켜 놓았을 때 치매 대상자를 혼자 있게 해서는 안 된다.

⑦ 창문이 안전하게 잠겨 있는지 확인하고, 방 안에서는 잠그지 못하는 문으로 설치한다.

⑧ 대상자가 시간을 잘 인식하도록 낮에는 방을 밝게 하고 밤에는 전등을 밝게 하지 않는다.

⑨ 수면 중에 낙상의 우려가 있는 치매 대상자는 침대보다는 바닥에 요와 이불을 사용하도록 한다.

2) 화장실

① 대상자의 방을 화장실 가까운 곳에 배치하고, 눈높이에 맞추어 '화장실' 표시를 한다.

② 밤 사이에 화장실 전등은 켜 둔다.

③ 화장실 문이 잠기는 것을 대비해 밖에서도 열 수 있는 것으로 설치한다.

④ 고체비누를 입에 넣는 경우가 있으므로 펌프식의 손세정제를 이용하도록 한다.

⑤ 화장실 변기에 수건, 휴지말이 등을 버려 막힘에 주의한다.

3) 욕실

① 낙상 예방을 위해 문턱을 없애고, 난간, 손잡이, 미끄럼 방지 매트를 설치한다.

② 화상에 대비해 최고 온도 40℃ 이상 되지 않도록 하고, 수도꼭지는 빨간색으로 표시하고, 온수 파이프는 전열체로 감싼다.

③ 대상자가 놀라지 않도록 비치는 거울이나 물건은 없애거나 덮개를 씌운다.

④ 욕실용 세제는 대상자의 눈에 띄지 않는 곳에 보관한다.

4) 부엌

① 위험한 물건은 냉장고에 넣어 자물쇠로 채워두고, 가스선 밸브는 밖에서 잠가둔다.

② 냉장고에 부착하는 과일, 야채 모양의 자석은 대상자가 먹을 수 있으므로 사용하지 않는다.

③ 음식물 쓰레기는 부엌 안에 두지 않는다.

5) 현관

① 가족이 모르는 사이에 외출하지 않도록 현관문에 방울 혹은 자동음성벨 등을 달아둔다.

② 현관에서 신발을 벗고 신기 편하게 의자를 설치한다.

③ 자신의 신발을 인식하기 쉽도록 안 신는 신발 등은 신발장에 수납해둔다.

④ 계단이 있으면 손잡이를 설치하고 낙상을 유발할 것 같은 단차는 없애도록 한다.

6) 차 안

안전띠를 반드시 착용하고, 달리는 차 안에서 문을 열지 못하도록 잠금장치를 한다.

치매로 대상자는 판단력장애와 기억장애 때문에 불안 및 혼란을 경험하며, 이는 문제행동을 유발할 수 있다.

1 반복적 질문이나 행동

치매 후기에는 비논리적인 이야기, 같은 단어나 행동을 여러 번 반복하게 된다.

원인 및 증상	• 주변 상황을 인식할 수 없어 자신의 안전을 확인하고 싶어 하는 행동일 수 있다. • 논리적으로 생각하는 데 문제가 있고, 자신이 가진 의문에 대한 답을 구하지 못했다고 생각하여 나타나는 행동일 수 있다. • 관심을 얻기 위한 행동일 수 있다. ⑩ 서랍 안의 물건을 꺼내어 헝클어 놓는다. ⑩ 짐을 싸다가 다시 풀어놓기를 반복한다. ⑩ 휴지를 찾아다니며 주머니에 모은다.
기본 원칙	• 주위를 환기시킨다. • 반복적인 행동을 고치려 하지 말고 해가 되지 않으면 그냥 놓아두어도 된다. • 같은 질문에 대답하는 것보다 대상자를 다독거리며 심리적 안정을 찾도록 도와준다.
돕기 방법	• 관심을 다른 곳으로 돌린다. • 크게 손뼉을 치는 등 관심을 끄는 소음을 낸다. • 대상자가 좋아하는 음식을 제공한다. • 좋아하는 노래를 함께 부른다. • 고향 이야기나 과거의 경험에 관련된 이야기를 나눈다. • 단순한 일거리를 제공한다. ⑩ 콩 고르기, 나물 다듬기, 빨래 개기 등

2 음식 섭취 관련 문제행동

원인 및 증상	• 시간 개념의 상실로 식사한 것을 잊거나 심리적인 불안감으로 과식이나 배고픔을 호소한다. ⑩ 계속 같은 종류의 음식만 먹거나 금방 밥을 먹었으나 먹지 않았다며 계속 식사를 요구한다. • 음식물인지 구분하지 못하므로 손에 잡히는 것은 무엇이든 먹으려 하는 이식 증상을 보인다.
기본 원칙	• 식사시간, 식사량, 체중을 측정하여 영양실조와 비만을 예방한다. • 화를 내거나 대립하지 않는다. ⑩ 식사를 했음에도 밥을 달라고 하는 경우 "방금 드셨는데 무슨 말씀이세요."라고 대상자의 말을 부정하면 혼란스러워하므로 "지금 준비하고 있으니까 조금만 기다리세요."라고 친절하게 말한다.
돕기 방법	• 손으로 집어 먹을 수 있는 음식을 준다. • 치매 말기에는 음식을 으깨어 주거나 주스로 만들어준다. • 위험한 물건을 빼앗기지 않으려 할 경우, 대상자가 좋아하는 간식과 교환한다. • 금방 식사한 것을 잊지 않도록 먹고 난 식기를 그대로 두거나 매번 달력에 표시하도록 한다.

이식 증상 단추, 종이, 비닐봉투, 변, 비누, 샴푸, 틀니, 세제 등을 입에 넣고 우물거린다.

3 수면장애

(1) 원인 및 증상

① 시간에 대한 인지가 없어 낮과 밤이 바뀐 생활을 할 수 있다.
② 혈관성 치매에 걸리면 순환장애로 수면각성 리듬이 깨져 수면장애가 자주 나타난다.
　　예 2~3일간 잠을 자지 않고, 2~3일 뒤에 계속 잠을 잔다.
　　예 밤에 일어나서 돌아다니다가 낮에 잠을 잔다.

(2) 기본 원칙

① 수면상태를 관찰한다.
② 알맞은 규칙적인 생활환경과 수면환경을 만든다.

(3) 돕기 방법

① 낮 동안 산책과 같은 야외활동과 운동을 한다.
② 낮 동안 꾸벅꾸벅 조는 경우, 말을 걸어 자극을 준다.
③ 오후와 저녁에는 커피, 술 등 카페인 음료는 주지 않는다.
④ 잠에서 깨어 외출하려고 하면 요양보호사가 함께 걷는다.

4 배회

배회란 아무런 계획도, 목적지도 없이 돌아다니는 행위이다.

(1) 원인 및 증상

① 기억력 상실이나 시간과 방향감각의 저하로 인한 혼란, 정서적인 불안, 배고픔, 화장실을 찾지 못해 안절부절못하는 것 등이 원인이다.
② 대상자는 희망하는 바를 적절하게 표현하지 못하기 때문에 배고픔, 대소변을 싼 침구, 춥거나 더운 방, 위통이나 요통 같은 질병 등으로 초조감을 느끼고 배회할 수 있다.

(2) 기본 원칙

① 초조한 표정으로 집 안을 돌아다니는 경우, 밖으로 나가려고 하는 것임을 염두에 둔다.
② 규칙적으로 시간과 장소를 알려주어 현실감을 유지하도록 한다.
③ 배회 가능성이 있는 치매 대상자는 관련 기관(관할파출소 등)에 협조를 구한다.

(3) 돕기 방법

① 대상자의 신체적 욕구를 우선적으로 해결한다.
② 낮 동안 단순한 일거리(콩고르기, 빨래 개기 등)를 주어 야간배회 증상을 줄인다.
③ 치매 대상자가 신분증을 소지하여 실종을 예방한다. 실종에 대비해 이름, 연락처가 적힌 이름표를 대상자 옷에 꿰매어준다.
④ 집 안에서 배회할 수 있는 코스를 만들어준다.
⑤ TV나 라디오를 크게 틀어 놓거나, 집 안을 어둡게 하지 않는다.
⑥ 부주의하게 내던져진 옷가지는 착각과 환각을 일으킬 수 있으므로 정리해둔다.
⑦ 고향이나 가족에 대한 대화를 나누어 정서 불안에 의한 배회의 관심을 다른 곳으로 돌린다.

5 의심, 망상, 환각

환각이란 실제로 존재하지 않는데 존재하는 것처럼 느끼는 것을 말한다.

⑩ 주위에 아무도 없는데 소리를 듣거나 사람을 보거나 없는 사람과 대화를 나눈다.

⑩ 음식이 없는데 고기 굽는 냄새를 맡거나, 있지도 않은 물체를 잡으려 한다.

원인 및 증상	• 자신의 경험과 주위 환경에 대한 이해가 어려워지고 물건 놓은 장소를 점차 기억하지 못한다. • 상황들에 대한 수용이 어렵기 때문에 특히 자신을 돌보는 가족이 주로 의심의 대상이 된다. 　⑩ 도둑망상 : 자신의 물건을 훔쳤다고 의심한다. 　⑩ 피해망상 : 물건을 감추어 두거나 자신을 죽이려 한다고 의심한다.
기본 원칙	• 대상자의 감정을 이해하고 수용한다. • 대상자가 보고 들은 것에 대해 아니라고 부정하거나 다투지 않는다. • 대상자 앞에서 귓속말을 하지 않도록 주의한다. • 훔쳐갔다거나 잃어버린 물건에 대한 의심을 부정, 설득하지 말고 함께 찾아보도록 한다. • 물건을 찾았을 때 비난하거나 훈계하지 않는다. • 아무 일도 아닌 것처럼 행동하는 것이 중요하다.
돕기 방법	• 잃어버린 물건에 대한 의심을 부정하거나 설득하지 말고 함께 찾아보도록 한다. • 물건을 잃어버렸다고 자주 의심하는 경우, 미리 동일한 물건을 준비해 두었다가, 잃어버렸다고 주장할 때 대상자가 물건을 찾도록 돕는다. • 도둑망상으로 대상자가 방 안에 있기를 고집하면 위험하지 않는 한 방에 있도록 한다.

6 파괴적 행동

무의미한 사건으로 보이는 것에 대해 자신뿐만 아니라 주위 사람들에게 정서적으로 난폭한 반응을 보이는 것이다. 파괴적 행동은 고집이나 심술을 부리려는 의도가 아니므로 일종의 치매 증상의 반응임을 이해한다.

(1) 특징

① 난폭한 행동이 자주 일어나지 않는다.

② 난폭한 행동이 오래 지속되지 않는다.

③ 치매 대상자의 파괴적 행동은 초기에 분노로 시작하여 에너지가 소모되면 파괴적 행동을 중지한다.

④ 치매 대상자의 난폭한 행동은 질병 초기에 나타나서 수개월 내에 사라진다.

　⑩ 울고, 분통을 터뜨리고, 욕하고, 지나치게 안절부절못하고, 때리거나 물고, 침을 뱉고, 주먹으로 치고, 꼬집는 등의 신체적 폭력 등

(2) 기본 원칙

① 파괴적 행동을 유발하는 사건을 예방하고, 대상자 수준에 맞는 의사결정권을 준다.

② 한 번에 한 가지씩 제시하거나 단순한 말로 설명한다.

③ 이해하지 못한 말은 다른 형태로 설명하지 말고 같은 말로 반복한다.

④ 행동이 진정되면 왜 그런 행동을 했는지 질문하거나 이상행동에 대해 상기시키지 말고 조용한 장소에서 쉬게 한다.

⑤ 대상자가 활동에 참여 중이면, 활동을 중지시키거나 다른 자극을 주지 않는다.

(3) 돕기 방법

① 당황하고 흥분되어 있음을 이해한다는 표현을 유지하고, 온화하게 이야기한다.

② 대상자가 지속적으로 난폭한 발작을 하지 않는 한, 신체적 구속은 사용하지 않는다.

③ 불가피한 구속이 필요한 경우 신체의 일부만 구속하며 공격적인 행동이 사라질 때까지 접촉을 줄인다.

7 석양증후군

대상자는 낮에는 유순하지만 해질 무렵이면 혼란, 불안, 우울증을 보이며, 저녁 8~9시만 되면 갑자기 침실 밖으로 뛰쳐나가거나 옷을 벗고 방을 서성인다. 문을 덜거덕거리거나 바닥을 뒹굴고, 침대 위로 뛰어오르는 등의 행동을 한다.

(1) 기본 원칙

① 해질 무렵에는 요양보호사가 충분한 시간을 가지고 대상자와 함께 있도록 한다.

② 대상자에게 간단한 소일거리를 주거나 애완동물과 함께 즐거운 시간을 갖게 한다.

③ 낮 시간 동안 산책이나 운동을 통해 움직이거나 활동하게 한다.

④ 신체적 제한은 문제 행동을 더욱 악화시키므로 하지 않는다.

(2) 돕기 방법

① 따뜻한 음료수, 등 마사지, 음악 듣기 등이 수면에 도움이 된다.

② TV를 켜놓거나 밝은 조명을 켜둔다.

8 부적절한 성적 행동

일부 치매 대상자는 자위행위, 사람들 앞에서 옷 벗기, 성기 노출 등의 부적절한 성적 행동을 보이지만 대부분의 경우는 성행동이 감소한다.

(1) 기본 원칙

① 부적절한 성적 행동 관련 요인을 관찰하고, 행동교정이 도움이 된다.

② 노출증을 감소시키기 위해 상벌을 적절히 사용한다.

③ 이상한 성행위가 약물복용 때문에 유발될 수 있음을 이해한다.

(2) 돕기 방법

① 신체적 욕구 확인
  • 의복으로 인한 불편감이나 대소변을 보고 싶은 욕구가 있는지 확인하고 도와준다.
  • 옷이 너무 꼭 끼어 불편하거나 사타구니가 간지러워서 혹은 목욕탕에 가고 싶기 때문에 바지를 벗을 수도 있다.

② 옷을 벗거나 성기 노출 시 당황하는 태도를 보이지 말고 옷을 입혀 준다.

③ 부적절한 성적 행동을 할 때, 활동을 즉각 멈추지 않으면 대상자가 좋아하는 것을 가져간다고 경고하는 것도 도움이 될 수 있다.

④ 대상자가 성적으로 관심을 보이면 사람이 많은 장소에 가는 것을 삼가고, 방문객을 제한하여 사고를 예방한다.

> **TIP 경청의 기술**
>
> 대상자의 행동이나 말에 대해 곧바로 대응하기보다는 경청의 기술인 '인정(acknowledgement) 대 동의(agreement)' 단계를 적절히 사용하는 것도 도움이 된다.
>
> 예 대상자가 "왜 밥을 안 줘, 어서 줘."라고 말하는 경우
> - 잘못된 대응 : "좀 전에 드렸잖아요. 옆에 어르신께 물어보세요." (비동의)
> - 올바른 대응 : "배가 고프시군요. (인정)
>   우선 식사 전에 (비동의)
>   좋아하시는 간식을 드려볼까요?" (관심 전환 대안행동)

4 치매 대상자와의 의사소통

1 의사소통의 기본 원칙

(1) 언어적 의사소통

대상자의 신체적 상태를 파악하고 구체적으로 질문한다.

① 대상자의 요구를 알기 위해서는 막연한 질문보다는 신체 부위를 짚어가며 구체적인 질문을 한다.

막연한 질문 (×)	구체적인 질문 (○)
"어디 불편한 곳이 있으세요?"	"목욕물이 뜨겁지 않으세요?" / "여기가 아프세요?" "무릎이 아프세요?" / "입안이 아프세요?"

② 대상자를 존중하는 태도와 관심을 갖고 긍정적으로 말한다.

   예 대상자가 협조적으로 일을 잘 수행했을 때는 "잘하셨어요. 맞습니다." 등과 같은 격려의 말을 해준다.

③ 대상자가 이해할 수 있도록 말하고 안심하도록 함께 한다.

   예 대상자가 물건을 잃어버리고 주변 사람들을 의심하면 요양보호사는 부정하거나 설득하지 말고, 물건을 잃어버린 것을 인정하고 받아들여 "서랍 속은 찾아보셨어요?" 하면서 함께 찾아보고 대상자를 안심시킨다.

④ 대상자의 속도에 맞추고 반응을 살핀다.

   - 낮은 음조의 목소리로 천천히, 차분히, 상냥하고 예의 바르게 대상자의 반응을 살핀다.
   - 너무 큰 목소리, 높은 톤은 말하는 사람이 화가 난 것으로 여길 수 있다.

⑤ 어린아이 대하듯 하지 않고 정중하게 대한다. 명령하는 말투로 하지 않으며 부정형보다는 긍정형 문장을 사용한다.

부정형 – 명령형 (×)	긍정형 (○)
"밥 맛있어요?" "또 소변 보시게요?"	"식사는 맛있게 하셨나요?" "화장실 가고 싶으세요?"

⑥ 반복하여 설명하기 : 대상자는 질문에 답을 할 수가 없어 좌절감을 느낄 수 있으므로 "왜"라는 질문보다는 설명을 하고 "네", "아니오"로 답할 수 있도록 질문한다.

'왜'라는 질문 (×)	'네', '아니오' 질문 (○)
"점심에 반찬이 뭐였지요?" "산책 가려는데, 어디가 좋으시겠어요?"	"오늘 점심 맛있으셨나요?" "지금 앞 공원에 산책 가려는데 어떠세요?"

⑦ 대상자를 인격적으로 대한다.
- 대상자와 함께 있으면서 없는 사람처럼 이야기하지 않는다.
- "○○○ 어르신" 등 대상자가 좋아하는 존칭을 사용한다.
- 음악이나 TV 소리를 크게 들어 의사소통에 방해가 되는 부적절한 환경을 조성하지 않는다.

⑧ 간단한 단어 및 이해할 수 있는 표현을 사용한다.
- 한 번에 여러 가지 말을 하면 혼란스러워하므로 한 번에 한 가지씩 질문한다.
- 대명사(그 사람, 저것, 거기)보다는 명사(의자, 손자, 욕실 등)를 이용하여 의사소통한다.
  예 "오늘 점심은 미역국입니다." / (끊고) "미역국 좋아하세요?"
  예 "앞에 가게에 마늘 사러 갑니다." / (끊고) "함께 가시겠어요?"
  예 "목욕물을 준비했습니다." / (끊고) "지금 목욕하시는 것 어떠세요?"

⑨ 대상자에게는 한 번에 한 가지씩 설명한다.

여러 가지 설명 (×)	한 번에 한 가지씩 설명 (○)
"어르신, 양치질하시고, 식사하신 후에 외출해요."	"양치하세요." / "식사하세요." / "외출해요."

⑩ 가까운 곳(1m 이내)에서 얼굴을 마주보고 말한다.
  예 "○○○ 어르신, 여기 의자에 앉으세요.", "할 말이 있어요." 등으로 가까운 곳에서 대상자의 안전한 상태를 확인하고 마주보고 말한다.
  예 "보청기 하셔서 잘 들리세요?", "안경을 끼셨네요." 등 보조기기를 착용했는지 확인한다.

⑪ 항상 현실을 알려주도록 한다.
  예 요양보호사 자신을 밝힌 후 치매 대상자 이름을 부르면서 대화를 시작한다.
  "좋은 아침입니다. ○○○님, 저는 요양보호사인 ○○○입니다.", "아침 8시예요. 아침 식사 하세요.", "밤 10시예요. 주무세요."라며 현재 상황을 말해준다.
  예 간결하고 구체적인 문장을 사용한다.
  "저는 ○○○입니다. 할머니 목욕을 도와드리러 왔습니다."

⑫ 일상적인 어휘를 사용한다.

유행어, 외래어 (×)	상황에 따른 사투리 (○)
"어르신, 완전 대박!" / "그 이야기는 TMI예요."	"고향이 어디고예?"

⑬ 과거 회상 유도 : 대상자는 지난날을 회상하면서 자신을 되찾고 대화를 이끌어나가는 것이 인지기능 유지나 심리적 안정에 도움이 된다.
  예 "어르신, 함경도에서는 겨울에 무엇을 하고 노셨어요?", "목포에서는 김장을 담글 때 무엇을 넣나요?", "'동백아가씨' 노래 좋아하세요?"

(2) 비언어적 의사소통

① 언어적인 표현 방법과 적절한 비언어적인 표현 방법을 같이 사용한다.
> 예) 세안했는지를 물어볼 때 세안하는 몸동작을 하면서 질문한다.
> 예) "어르신, 오늘 점심 불고기 맛있었지요?"라고 말하며 손가락으로 OK 표시를 하여 의향을 물어본다.

② 신체적인 접촉을 사용한다.
> 예) 대상자의 앞에서 다가가 미소를 짓거나 손잡기, 어깨 감싸기, 눈 맞추기, 고개를 끄덕여주기

③ 치매 대상자의 비언어적인 표현방법을 관찰한다.
> 예) 얼굴 표정, 신체의 움직임, 눈빛, 손과 몸의 움직임 등

④ 필요하면 글을 써서 의사소통한다. 반드시 주어를 포함하고, 요점을 명확하고 간결하게 써야 하며, 긴 대화는 피한다.

⑤ 언어 이외의 다른 신호를 말과 함께 사용한다. 먼저 신호를 주고 대상자가 따라하게 한다.
> 예) 손가락으로 물건 가리키기, 손을 이끌어 지적하기

⑥ 대상자의 행동을 복잡하게 해석하지 않는다.

2 치매 단계별 의사소통 방법

(1) 치매 초기

① 일관성 및 연결성이 손상되어 자주 확인하고 설명을 요구한다.

② 대화의 주제가 자주 바뀌고, 사용하는 어휘의 수가 점차적으로 줄어든다.

③ 물건이나 사람의 이름을 부르는 것이 어렵다.

④ 과거, 현재, 미래 시제를 올바르게 사용하는 것을 어려워한다.

> - 노인 : "그것 어디 있지?"
> - 아들 : "그것이라니요? 뭐요?"
> - 노인 : "그것 있잖아. 내가 항상 가지고 다니는 것."
> - 아들 : "항상 가지고 다니는 것이요?"
> - 노인 : "그래, 그래. 그것."
> - 아들 : "아, 핸드폰이요?"
> - 노인 : "그것 말고 있잖아?"
> - 아들 : "아! 혹시 지갑이요?"
> - 노인 : "그래, 그래. 지갑, 지갑…."

(2) 치매 중기

① 애매모호한 내용의 증가, 일관성이 없고 혼동의 증가, 대화 주제의 제한, 어휘가 줄고 말이 자주 끊기고, 적절한 어구를 사용하지 못한다.

② 올바른 이름을 지칭하지 못하는 '명칭 실어증' 증상을 보인다.

③ 불특정 다수를 지칭하는 용어(이것, 그들, 그것)의 사용이 증가한다.

④ 부적절한 명사, 부정확한 시제의 사용이 늘어난다.

⑤ 길고 복잡한 문장은 피하고, 대화 주제를 갑자기 바꾸지 않는다.

⑥ 대상자에게 친숙한 물건을 활용한다.

⑦ 대상자가 반응하지 않으면 반복하여 질문한다.

⑧ 대상자의 방에 있는 물건마다 이름표를 붙인다.

> ㉠ • 요양보호사 : "윗도리가 좀 지저분하네요. 윗도리 갈아입으시지요."
> • 대상자 : "바지가 지저분해? 갈아입어?"
>
> ㉠ • 요양보호사 : "옆집 아주머니는 참 좋은 분이시네요."
> • 대상자 : "뭐? 옆집 아지랑이가 좋아?"

(3) 치매 말기

① 말이 없고(무언증), 현저한 어휘 수와 이름 사용의 어려움, 대화할 때 눈 맞춤이 어렵다.

② 자발적인 언어표현이 감소하고, 말을 안 하며, 앵무새처럼 말을 그대로 따라 한다.

③ 대상자가 마주볼 때 이름을 부르면서 대화를 시작한다.

④ 대상자가 대답하지 않더라도 계속해서 이야기한다.

⑤ 대화가 끝나면 항상 작별 인사를 하도록 한다.

5 인지자극 훈련

1 인지기능 수준별 인지자극 훈련

인지자극 훈련프로그램은 정형화된 틀이 아니며, 기억력, 지남력, 판단력, 집중력, 억제력, 계산력, 시공간능력, 언어능력 등의 인지기능을 훈련하도록 만들어진 인지훈련 프로그램 및 도구이다.

㉠ 빗소리나 개구리 울음소리 등 청각적 자극은 집중력, 기억력을 자극할 수 있고 이 소리를 듣고 지난 일을 이야기한다면 언어능력, 지남력까지 자극한다고 할 수 있다.

(1) 인지기능에 문제가 없는 대상자

1) 특징 : 일상 기능에 문제가 없고, 검사상 정상 판단을 받지만 기억력, 판단력, 계산능력이 평소와 달라짐을 호소하고 우울, 불안 등을 느낀다.

2) 주의사항 : 스트레스의 원인을 제거하고 다양한 활동에 참여하도록 격려한다.

3) 활동 예시

가정환경 수정	• 건망증을 인정하고 약속이나 기념일에 달력을 표기하는 습관 만들기 • 수첩이나 핸드폰에 목록 등을 적어 수시로 확인하기 • 가스밸브, 차단기 등 설치로 안전 지키기
뇌건강 일기 쓰기	인사, 지남력(년월일 시간 질문), 단기기억, 의사표현
날짜 계산하기	• 신문을 보고 오늘 날짜에 해당하는 숫자를 덧셈, 곱셈하여 채워 넣기 • 계산력, 기억력 증진

얼굴 삼행시	얼굴의 특징과 연관지어 기억력, 창의력, 언어능력, 집행 기능 증진
손가락 낭독회	• 책이나 신문을 읽다가 숫자와 음이 같은 글자(일등)가 나오면 낭독을 하다가 손동작(🖐)으로 숫자를 함께 표시 • 주의집중력, 억제력, 소근육 증진

집행 기능 추상적으로 생각하고 복잡한 행동을 계획하고, 시작하고, 차례대로 진행하고, 감시하고, 필요에 따라 도중에 중지할 수 있는 능력을 포함한다. (예 시장을 볼 때 거스름돈을 얼마나 받을지, 얼마를 주어야 할지, 날씨나 상황에 따라 어떤 옷을 입을지, 언제 휴가를 갈지, 언제 이사를 해야 할지 등을 결정해야 하는 능력)

(2) 경증 인지기능 장애 대상자

1) 특징

① 은행 업무, 운전과 같은 복잡한 일상생활에 실수가 생기거나 사고가 발생한다.

② 자주 깜박거리고, 물건을 잃어버리거나 약속을 잊는 경우가 잦아진다.

③ 사람이나 사물의 이름이 빨리 떠오르지 않는다.

2) 주의사항

① 새로운 활동에 참여하고 사람들 만나기 등 집단프로그램에 참여하도록 권고한다.

② 적당한 수준의 운동을 한다.

③ 약속이 생기면 수첩이나 핸드폰에 기록하여 해당 일정을 스스로 상기시키게 하다.

3) 활동 예시

가정환경 수정	• 매일 날짜 확인하기 : 핸드폰, 달력, 노트에 약속, 일정, 기억해야 할 목록을 작성하고 확인하는 습관 만들기 • 가스밸브 자동 차단기, LED 조명 설치 등으로 안전 지키기
여러 가지 단어 말하기	언어의 유창성, 자발성을 높이기 위한 프로그램 예 생선가게에 가면 살 수 있는 것들(고등어, 게, 동태, 오징어 등) 이야기해보기
그림과 숫자 짝지어 기억하기	기억력 향상
기타 활동	• 물건 보며 과거 회상하기 • 똑같이 그리기 • 점선으로 옮겨 그리기 • 손 모양 똑같이 만들기 • 선 따라 그리기

(3) 중증 인지기능 장애 대상자

1) 특징

검사상 중증 치매 판정을 받는다. 기억력, 언어적 표현력이 저하된다. 대소변 실금이 발생하며 위생관리, 기본적인 일상생활을 보호자에게 의존한다. 배회, 폭언, 우울, 공격성, 망상, 수면장애와 같은 문제가 발생한다.

2) 주의사항

① 간단한 활동을 할 수 있도록 지지한다.

　　예 세탁을 직접 하기를 원한다면 옆에서 감독은 하되 스스로 할 수 있도록 기회를 제공한다.

② 대상자의 집중력이 높은 시간, 편안한 공간 등에서 활동을 제공한다.

> **② 예시**
>
> ▶ **좋은 예시** : 점심 식사 후 오후에 기분이 좋고 집중력이 좋다면 활동을 오후에 배치한다.
>
> ▶ **나쁜 예시** : 아침잠이 많은 대상자를 이른 아침 시간에 깨워 운동하지 않는다.

③ 과거 환경, 직업을 고려하여 활동한다.

> **③ 예시**
>
> ▶ **좋은 예시**
> - 출판사 일을 한 대상자에게 책 관련 활동을 제안한다.
> - 우체부였던 대상자에게 각 방마다 우편물을 배달하게 한다.
>
> ▶ **나쁜 예시** : 주방 일을 한 번도 해본 적 없는 대상자에게 요리 관련 활동을 제안한다.

④ 갑작스러운 환경 변화는 불안을 느끼고 수행력이 저하될 수 있다.

> **④ 예시**
>
> ▶ **좋은 예시** : 기존에 있던 달력에서 일일달력으로 교체한다.
>
> ▶ **나쁜 예시** : 대상자가 익숙해하는 물건을 버리고 인테리어를 새로 한다.

⑤ 중증 인지장애를 가져도 감정은 느끼기 때문에 존엄성을 지켜주어야 한다.

> **⑤ 예시**
>
> ▶ **좋은 예시** : 배변 실수를 해도 따뜻한 말로 위로해준다.
>
> ▶ **나쁜 예시** : 대상자 앞에서 험담하거나 책망한다.

⑥ 말보다는 몸짓이나 표정을 주의 깊게 관찰하고 최대한 간단히 지시한다.

> **⑥ 예시**
>
> ▶ **좋은 예시** : 간결한 말로 상황을 설명한다.
>
> ▶ **나쁜 예시** : 어려운 전문 용어를 자주 사용하거나 지시를 복잡하게 전달한다.

⑦ 문제행동을 나무라기 전에 환자의 행동에 대한 원인을 먼저 생각한다.

> **⑦ 예시**
>
> ▶ **좋은 예시** : 특정한 시간에 이불 위에서 뛰는 행동을 하는 경우, 과거에 **농사를 지을 때 씨앗을 밟은 행동과 관련됨**(원인)을 파악하고 해당 시간에 함께 작은 농작물을 심도록 행동을 전환한다.
>
> ▶ **나쁜 예시** : 특정한 시간에 이불 위에서 뛰는 행동을 하는 것을 지적하고 하지 못하도록 한다.

3) 활동 예시

환경 수정	• 물건에 이름을 붙이기 • 일상생활 습관을 만들어 같은 패턴으로 생활하도록 함 • 낙상 예방을 위한 환경 만들기 • 불필요한 소음 없애기 • 자주 사용하는 곳은 눈에 띄는 스티커나 화살표로 위치 표시하기 • 날짜와 요일을 큰 글씨로 적고 약속이 있으면 표시하기
흩어진 낱글자로 단어 만들기	언어 및 기억, 관리능력 등을 향상
악기 연주하기	• 청각적 자극을 통해 주의력, 얼굴과 손등 소근육 기능, 표현력, 기억력 향상 • 우울증, 불안감과 스트레스 해소를 통해 정서적 안정을 도모한다. • 사람들과의 관계를 통해 사회적 상호작용이 증가한다. • 감정을 정화하고 스트레스를 해소한다. 　예 악기 탐색하기, 감상한 노래 제목 맞추기
기타 행동	• 선 따라 그리고 찢기, 따라 그리기 • 인사말 연결하기 : 언어적으로 자극, 의사소통에 도움

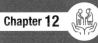
■ 정답 옆에 기재된 페이지는 「요양보호사 양성 표준교재」 참고 페이지입니다.

1 치매 대상자의 병원 방문을 도울 때 의사소통하는 방법으로 <u>옳은</u> 것은?

① 대상자 스스로가 치매 대상자임을 인식시킨다.
② 요양보호사가 동행한다고 말해주며 안심시킨다.
③ 대상자가 병원 방문 이유를 알고 있는지 확인한다.
④ 병원에서 검사 후 진료를 받고 약을 탈 것이라고 설명한다.
⑤ 치매의 정도가 심해졌을 수도 있다고 분명하게 말해둔다.

2 치매 대상자의 약물 복용을 돕는 방법으로 <u>옳은</u> 것은?

① 인지개선제는 병의 완치를 위해 투여한다.
② 약물을 복용한 후 침상에서 절대 안정시킨다.
③ 증상의 변화에 따라 약의 양을 조절한다.
④ 약물 부작용이 나타나면 메모하여 병원 진료 시 알린다.
⑤ 복용량을 줄이고자 할 때는 기관장의 허락을 받는다.

3 처방약이 변경된 후 대상자가 초조한 듯 집안을 왔다 갔다 하고 있다. 요양보호사의 돕는 방법으로 <u>옳은</u> 것은?

① 약물의 용량을 늘려서 제공한다.
② 이전에 복용하던 치매 약을 준다.
③ 증상을 메모하여 병원 갈 때 가지고 간다.
④ 대상자에게 부작용의 증상을 물어본다.
⑤ 약이 바뀌면 흔하게 나타나는 증상이고 말한다.

4 치매 대상자의 일상생활 지원의 목적으로 <u>옳은</u> 것은?

① 대상자의 상태를 정확히 파악한다.
② 정신기능 활동을 위해 새로운 학습활동을 한다.
③ 현재의 신체기능을 유지한다.
④ 새로운 환경을 조성한다.
⑤ 새로운 일을 배우는 능력을 기른다.

---

01 **정답 ②** 581p

02 **정답 ④** 580p

① 인지증상을 개선할 목적으로 투여하며, 병의 완치라기보다는 악화를 지연하기 위해 투여한다.
② 약물 복용에 대한 의사의 확인을 받고, 일상활동을 한다.
③, ⑤ 의사의 처방과 시간에 맞추어 복용한다.

03 **정답 ③** 580p

약물을 바꾸거나 용량을 늘렸을 때는 특히 진정, 어지럼증, 손 떨림, 초조, 불안 등 부작용 등이 나타나는지 면밀히 관찰하고 메모하여 병원에 갈 때 가져가야 한다.

04 **정답 ①** 581p

② 남아있는 정신기능을 최대한 활용한다.
③ 정상적인 신체기능으로 최대한 복귀한다.
④ 대상자에게 의미 있는 환경을 조성한다.
⑤ 남아있는 잔존기능을 유지한다.

5 최근 시설에 입소한 치매 대상자가 자신의 방을 청소하겠다고 할 때 돕는 방법으로 **옳은** 것은?

① 청소기 사용법을 자세하게 설명한다.

② 담당 청소 직원이 한다고 설명한다.

③ 무리하지 않는 범위 내에서 청소하게 한다.

④ 당분간 침상에서 절대 안정을 취하라고 말한다.

⑤ 청소는 낙상 위험이 있으므로 하지 말라고 한다.

05   정답 ③   581p

- 습관적으로 해오던 일은 할 수 있게 한다.
- 남아있는 기능을 유지하게 한다.
- 위험하지 않는 상황이면 수용하는 것이 좋다.

6 치매 대상자의 식사를 돕는 방법은?

① 휴대전화로 영상을 보여주며 식사한다.

② 음식을 부드럽게 조리하여 제공한다.

③ 간장을 이용해 스스로 간을 맞추게 한다.

④ 가벼운 숟가락과 젓가락을 사용하게 한다.

⑤ 처방된 비타민은 음식에 섞어서 먹게 한다.

06   정답 ②   582~584p

① 안정된 식사 분위기(조용한 음악 틀기, 텔레비전 끄기, 동영상 끄기 등)를 조성한다.

② 씹는 행위를 잊어버린 치매 대상자에게는 질식의 위험이 있으므로 작고 딱딱한 음식보다 부드러운 음식을 제공한다.

③ 식사 전에 미리 음식의 온도, 간을 요양보호사가 확인한다.

④ 약간 무거운 숟가락을 주어서 숟가락을 쥐고 있다는 사실을 잊어버리지 않게 해준다.

⑤ 식사 후에 처방된 약을 준다.

7 스스로 음식을 먹을 수 있는 치매 대상자의 식사를 돕는 방법으로 **옳은 것은?**

① 투명한 유리 제품에 음식을 보기 좋게 담는다.

② 식전에 사탕을 제공하여 식욕을 돋운다.

③ 약간 무거운 숟가락을 쥐어준다.

④ 소금이나 간장은 식탁 위에 두고 사용하게 한다.

⑤ 식사 시간에 졸려 하더라도 제시간에 먹게 한다.

07   정답 ③   582~584p

① 투명한 유리 제품보다는 색깔이 있는 플라스틱 제품을 사용한다.

② 씹는 행위를 잊어버린 치매 대상자에게는 질식의 위험이 있으므로 작고 딱딱한 사탕이나 땅콩, 팝콘 등은 삼간다.

③ 소금이나 간장은 식탁 위에 두지 않는다.

⑤ 졸려하거나 초조해하는 경우 식사를 제공하지 않는다.

8 다음과 같은 상황이 있을 때 요양보호사의 돕는 방법으로 <u>옳은</u> 것은?

> • 대상자 : (옷을 입은 채 베란다에서 소변을 보고 있다.)
> • 며느리 : 어머니! 지금 뭐 하시는 거예요. 치매증상이 점점 나빠져서 정말 큰일이네.

① 시설장에게 즉시 보고한다.
② 상황을 기록하고 기저귀를 채운다.
③ 수치심을 유발하지 않게 모른 척한다.
④ 뒤처리 후 더러워진 옷을 갈아입힌다.
⑤ 재가서비스가 어려우므로 시설 입소를 권한다.

08   정답 ④   584~586p

민감하게 반응하거나 화내지 말고 가능한 한 빨리 더러워진 옷을 갈아입힌 후 기록·보고한다.

9 치매 대상자의 부적절한 배설행동에 대한 돕기 방법으로 <u>옳은</u> 것은?

① 배변시간에는 대상자 혼자 있도록 한다.
② 반복하여 화장실에 갈 경우 수분섭취량을 줄인다.
③ 대소변을 손으로 만지더라도 아무렇지 않은 것처럼 뒤처리를 한다.
④ 화장실과 먼 곳에 방을 배치한다.
⑤ 대소변처리가 쉽도록 화장실 환경을 바꾸어본다.

09   정답 ③   584~586p

① 절대로 혼자 있게 두지 않는다.
② 하루 식사량과 수분 섭취량은 적당량을 유지한다.
③ 뒤처리 후에는 아무 일도 없었던 것처럼 행동한다.
④ 치매 대상자의 방을 화장실에서 가까운 곳에 배정한다.
⑤ 화장실 위치를 알기 쉽게 표시해 둔다.

10 치매 대상자를 목욕시키는 방법으로 <u>옳은</u> 것은?

① 목욕을 싫어해도 개인위생을 위해 억지로 시킨다.
② 부드럽게 유도하거나 시간을 미루어 다시 시도한다.
③ 나이가 들면 피부의 탄력을 잃기 때문에 통목욕을 자주 한다.
④ 개인위생을 위해 목욕 시간은 1시간 이상 꼼꼼히 한다.
⑤ 지루하지 않게 목욕 과정을 길고 복잡하게 한다.

10   정답 ②   586~587p

② 치매 대상자의 목욕을 도와줄 때는 조용히 부드럽게 대한다.
⑤ 일정한 시간에 정해진 방법에 따라 목욕과정을 단순화한다.

11 목욕을 시키기 위해 치매 대상자의 옷을 벗기려 하자 거칠게 거부할 때 돕는 방법으로 <u>옳은</u> 것은?

① 욕실 내 혼자 머무르게 한다.
② 행동을 신속하게 제지한다.
③ 목욕하기 싫은 이유를 물어본다.
④ 여러 요양보호사와 함께 목욕을 시킨다.
⑤ 목욕을 중지하고 조용한 방에서 쉬게 한다.

11   정답 ⑤   586~587p

낙상예방을 위해 미끄럼방지 매트를 깔고, 물에 대한 거부반응을 보이는 경우 작은 그릇에 물을 떠서 장난을 하게 할 수 있다.

12 치매 대상자의 옷 입기를 돕는 방법으로 <u>옳은</u> 것은?

① 색깔이 요란하고 장식이 많은 옷을 선택한다.

② 시간이 걸리면 요양보호사가 입혀준다.

③ 옷 입기를 거부하면 목욕 시간을 이용하여 갈아입힌다.

④ 단추가 많이 달린 옷을 제공한다.

⑤ 자신의 옷이 아니라고 하면 다른 옷을 구입한다.

12　정답 ③　588p

① 혼란을 예방하기 위해 색깔이 요란하지 않고 장식이 없는 옷을 선택한다.
② 시간이 걸려도 혼자 입도록 격려한다.
④ 단추 대신 부착용 접착천으로 여미는 옷을 이용한다.
⑤ 옷 라벨에 이름을 써둔다.

---

13 치매 대상자의 운동을 돕는 방법으로 <u>옳은</u> 것은?

① 걷는 시간을 서서히 늘린다.

② 운동 시간을 매일 다르게 한다.

③ 산책로는 자주 바꾸어 지루하지 않게 한다.

④ 다리 운동에서 목 운동으로 진행하게 한다.

⑤ 팔다리 관절을 빠르게 움직이며 운동하게 한다.

13　정답 ①　589p

②, ③ 매일 같은 시간대에 같은 길을 걸으면서 일정한 순서대로 풍경들을 말해주면 혼란을 막고 초조감을 줄일 수 있다.
④ 심장에서 멀고 큰 근육인 팔다리에서 시작하여 천천히 진행한다.
⑤ 대상자가 즐거워하는 운동을 한다. 일반적으로 산책이 가장 간편하고 효과적이다.

---

14 치매 대상자의 안전을 고려하여 방을 관리하는 방법으로 <u>옳은</u> 것은?

① 침대 밑 방바닥에 두꺼운 요를 깔아둔다.

② 큰 유리창을 투명하게 하여 밖이 잘 보이게 한다.

③ 통일감을 주기 위해 난간과 출입구를 같은 색으로 한다.

④ 다른 사람의 눈에 잘 뛰지 않는 방으로 배정한다.

⑤ 난방을 위해 대상자 옆에 난로를 켜둔다.

14　정답 ①　590~592p

② 유리문이나 큰 유리창에는 눈높이에 맞춰 그림을 붙여 유리라는 것을 알게 한다.
③ 시력이 약화되어 비슷한 색깔을 구분하기 힘들다. 야간에는 등을 설치한다.
④ 가족이나 요양보호사가 잘 관찰할 수 있는 곳에 위치하는 것이 좋다.
⑤ 난방 기구를 켜 놓았을 때 치매 대상자를 혼자 있게 해서는 안 된다.

---

15 시설치매 대상자를 위해 화장실의 환경을 안전하게 조성하는 방법으로 <u>옳은</u> 것은?

① 화장실 가는 복도에 화분을 둔다.

② 대상자의 눈높이에 맞추어 '화장실' 표시를 한다.

③ 프라이버시를 위해 화장실 안에 잠금장치를 설치한다.

④ 펌프식 세정제보다 고형의 비누를 이용한다.

⑤ 세면대 위에 큰 거울을 설치하여 자신의 모습을 보게 한다.

15　정답 ②　375, 591p

① 화장실까지 가는 길에 불필요한 물건이나 발에 걸려 넘어질 우려가 있는 물건을 치워 넘어지지 않게 한다.
③ 잠긴 문을 여는 방법을 모르는 경우가 있으므로 화장실 문은 밖에서도 열 수 있는 것으로 설치한다.
④ 고체비누를 입에 넣는 경우가 있으므로 펌프식의 손세정제를 이용한다.
⑤ 치매 대상자가 놀라지 않도록 거울이나 비치는 물건은 없애거나 덮개를 씌운다.

16 거울만 보면 욕설을 하는 치매 대상자를 돕는 방법으로 옳은 것은?

① 대상자와 함께 거울을 보며 욕을 한다.

② 집안의 거울에 덮개를 씌워 놓는다.

③ 무슨 이야기를 하는지 자세하게 들어본다.

④ 거울 속에 있는 사람이 누구인지 물어본다.

⑤ 흥분이 가라앉을 때까지 기다렸다가 욕하는 이유를 물어본다.

16 정답 ② 591p

목욕 중 산만해진 수 있고 대상자가 놀라지 않도록 스크린이나 커튼, 수건을 이용하여 거울이나 비치는 물건을 없앤다.

17 재가 치매 대상자의 부엌을 안전하게 관리하는 방법으로 옳은 것은?

① 채소 모양의 자석은 냉장고에 붙인다.

② 유리그릇은 보관장에 넣고 자물쇠로 채워둔다.

③ 부엌과 거실이 구분되도록 문턱을 설치한다.

④ 노출된 온수파이프는 주방용 랩으로 감싸둔다.

⑤ 음식물이 담긴 쓰레기봉투는 부엌 안쪽에 둔다.

17 정답 ② 592p

① 과일이나 채소 모양의 자석은 치매 대상자가 먹을 수 있으므로 사용하지 않는다.
③ 문턱을 없애 걸려 넘어지지 않게 한다.
④ 화상예방을 위하여 노출된 온수파이프는 절연체로 감싸준다.
⑤ 치매 대상자가 꺼내 먹을 수 있기 때문에 부엌 안에 두지 않는다.

18 먼저 사망한 아들이 있는 치매 대상자가 "오늘따라 아들이 왜 이렇게 안 오지?"라며 반복적으로 물으며 밖으로 나가려고 할 때 돕기 방법으로 옳은 것은?

① 아들을 기다리는 이유를 물어본다.

② 조용해질 때까지 하던 일을 모른 척한다.

③ 아들이 먼저 사망했다는 사실을 알려준다.

④ 좋아하는 가요 프로그램을 함께 보자고 한다.

⑤ 아들이 내일이면 올 거라며 기다리지 말라고 설득한다.

18 정답 ④ 593p

대상자가 좋아하는 것으로 관심을 다른 곳으로 돌린다.

19 시설 치매 대상자가 요양보호사를 따라다니며 다음과 같이 반복적으로 질문할 때 요양보호사의 적절한 반응으로 옳은 것은?

- 대상자 : 내가 고향에 갈 날이 얼마나 남았어요?
- 요양보호사 : _____

① "어르신은 며칠 남은 것 같으세요?"

② "저와 달력을 보면서 확인해 봐요."

③ "아까도 알려드렸잖아요. 몇 번째예요?"

④ "고향에 가셔도 아는 분이 없을 거예요."

⑤ "저는 어르신과 같이 있고 싶은데 고향에 가고 싶으시군요."

19 정답 ② 593p

- 반복적인 행동이 해가 되지 않으면 무리하게 중단시키지 말고 그냥 놔두어도 된다.
- 치매 대상자가 심리적 안정과 자신감을 갖도록 함께 날짜를 확인하여 준다.

20 치매 대상자가 자신이 즐겨 입는 꽃무늬 원피스를 접었다 폈다 하느라 잠을 자지 않을 때 돕는 방법으로 <u>옳은</u> 것은?

① 처방받은 수면제 제공한다.

② 원피스를 입고 자자며 다독인다.

③ 그런 행동을 하는 이유를 묻는다.

④ 세탁해 주겠다며 원피스를 가져간다.

⑤ 수건으로 바꾸어 주고 계속하게 한다.

20 정답 ② 593p

- 반복적인 행동이 해가 되지 않으면 무리하게 중단시키지 말고 그냥 놔두어도 된다.
- 심리적 안정감과 자신감을 갖도록 입고 자게 한다.

21 과식하는 치매 대상자의 일상생활을 돕는 방법으로 <u>옳은</u> 것은?

① 칼로리가 높은 음식을 제공한다.

② 체중계의 체중을 직접 확인시킨다.

③ 금방 식사했음을 반복해서 알려준다.

④ 기분을 다른 곳으로 돌릴 수 있도록 산책을 유도한다.

⑤ 포만감이 오래 가도록 한꺼번에 많은 음식을 제공한다.

21 정답 ④ 594~595p

①, ⑤ 칼로리가 높지 않은 음식, 그릇의 크기를 조정하여 식사량을 조정한다.

④ 시간개념의 상실로 식사한 것을 잊거나 심리적인 불안감으로 과식할 수 있으므로 대상자가 좋아하는 것으로 관심을 유도한다.

22 치매 대상자가 밤에 자지 않고 베개 솜을 뜯어 먹고 있을 때 돕는 방법으로 <u>옳은</u> 것은?

① 손모아장갑을 끼고 자게 한다.

② 처방받은 수면제를 먹여 재운다.

③ 솜을 먹으면 안 된다고 설명한다.

④ 가족에게 새 베개를 사오게 한다.

⑤ 솜 대신 두꺼운 수건을 넣어둔다.

22 정답 ⑤ 594~595p

위험할 수 있으므로 치우거나 위험하지 않은 물건으로 대체한다.

23 치매 대상자가 비누를 입에 넣으려 하며 빼앗기지 않으려고 할 때 돕는 방법으로 <u>옳은</u> 것은?

① 비누를 쥔 손을 꼬집어 빼앗는다.

② 먹으면 안 된다고 설득한다.

③ 대상자가 좋아하는 호떡을 주며 비누와 바꾼다.

④ 비누라고 설명하면 냄새를 맡아 보게 한다.

⑤ 음식물인지 아닌지 잘 구분해 보라고 말한다.

23 정답 ③ 594~595p

치매 대상자가 좋아하는 다른 간식과 교환한다.

24 치매 대상자가 방금 식사한 것을 잊어버리고 밥을 또 달라고 할 때 돕는 방법으로 <u>옳은</u> 것은?

① 요구할 때마다 좋아하는 음식을 준다.

② 먹고 난 빈 식기를 그대로 둔다.

③ 다음 식사 시간까지 기다리라고 한다.

④ 자꾸 먹으면 살이 찐다고 설득한다.

⑤ 다른 요양보호사를 데려와 확인시켜준다.

24   정답 ②   594~595p

먹고 난 식기를 보여주거나 식사 후 스스로 달력에 표시하게 한다.

25 치매 대상자가 제공된 음식을 못 먹고 쳐다 보고만 있을 때 돕는 방법으로 <u>옳은</u> 것은?

① 요양보호사가 직접 입에 넣어준다.

② 계속 거부하면 음식을 치운다고 말한다.

③ 식사하는 방법을 순서대로 가르쳐준다.

④ 식사를 거르면 건강에 해롭다고 설명한다.

⑤ 스스로 먹을 때까지 음식을 그대로 둔다.

25   정답 ③   594~595p

26 치매 대상자가 식사를 거부할 때 돕는 방법으로 <u>옳은</u> 것은?

① 꾸짖거나 잔소리를 하여 음식을 먹게 한다.

② 대상자 몸의 상태를 충분히 살펴본다.

③ 가볍게 먹을 수 있는 컵밥 등을 준비해준다.

④ 다른 일에 지나치게 몰두하고 있다면 그대로 둔다.

⑤ 기분전환을 할 수 있도록 산책 후 식사하게 한다.

26   정답 ②   594~595p

체중을 측정하여 평상시 체중과 비교하고, 장기적인 식사 거부는 시설장이나 간호사 등에게 보고한다.

27 치매 대상자의 수면장애 증상으로 <u>옳은</u> 것은?

① 밤낮 없이 일어서서 돌아다닌다.

② 초저녁에 자고 새벽에 일어난다.

③ 밤낮으로 자다 깨다를 반복한다.

④ 밤에 잠을 자고 낮 동안에 활동이 많아진다.

⑤ 2~3일간 잠을 자지 않고 2~3일 뒤에 계속 잠을 잔다.

27   정답 ⑤   595~596p

밤에 일어나서 돌아다니다가 낮에 잠을 잔다.

28 낮 동안 계속 졸고, 밤에는 거실을 서성거리는 치매 대상자를 돕는 방법으로 **옳은** 것은?

① 낮 동안 좋아하는 커피를 제공한다.

② 낮잠으로 부족한 잠을 보충한다.

③ 산책과 같은 야외활동을 하게 한다.

④ 저녁 식사 후 고강도 근력운동을 하게 한다.

⑤ 잠들기 전까지 좋아하는 드라마를 보게 한다.

29 프로그램에 참여하던 치매 대상자가 갑자기 일어나서 서성이며 안절부절못할 때 돕는 방법으로 **옳은** 것은?

① 대·소변이 보고 싶은지 물어본다.

② 소등하여 실내를 어둡게 한다.

③ 그대로 놔둔 채 프로그램을 진행한다.

④ 조용한 방으로 데려가 혼자 있게 한다.

⑤ 프로그램에 집중하라고 권유한다.

30 야간에 집 안에서 목적 없이 이곳저곳 배회하는 치매 대상자를 돕는 방법으로 **옳은** 것은?

① 취침 전에 따뜻한 녹차를 제공한다.

② 현관문을 열어 공기를 환기시킨다.

③ 함께 자리에 누워 고향에 관한 이야기를 한다.

④ 배회 동선을 차단하여 낙상 위험을 줄인다.

⑤ 거실을 어둡게 하여 방에서 나오는 것을 방지한다.

31 내가 살던 집이 아니라며 자주 집 주변을 돌아다니는 치매 대상자를 돕는 방법으로 **옳은** 것은?

① 집 주소와 보호자의 전화번호를 외우게 한다.

② 텔레비전을 크게 틀어주어 집중하게 한다.

③ 대상자의 신분증을 보호자가 소지하게 한다.

④ 외출할 때 입을 겉옷을 문 입구에 걸어준다.

⑤ 주소, 전화번호가 적힌 이름표를 옷에 꿰매어준다.

---

28 정답 ③ 595~596p

① 오후와 저녁에는 커피나 술과 같은 음료를 주지 않는다.
② 말을 걸어 자극을 준다.
③, ④ 산책과 같은 야외활동을 통해 신선한 공기를 접하며 운동하도록 돕는다.
⑤ 늦게까지 텔레비전을 시청하는 등 지나치게 집중하는 일을 하지 않는다.

29 정답 ① 596~597p

치매 대상자의 신체적 욕구(배고픔, 화장실을 찾지 못해 안절부절못하는 등이 원인)를 우선적으로 해결해준다.

30 정답 ③ 596~597p

① 오후와 저녁에는 커피나 술과 같은 음료를 주지 않는다.
② 창문 등 출입이 가능한 모든 곳의 문을 잠근다.
③ 관심을 다른 곳으로 돌림으로써 정서 불안에 의한 배회를 줄여준다.
④ 집 안에서 배회하는 경우 배회코스를 만들어둔다.
⑤ 텔레비전이나 라디오를 크게 틀어놓지 않으며, 집 안을 어둡게 하지 않는다.

31 정답 ⑤ 596~597p

①, ③, ⑤ 신분증을 소지하게 하고, 주소, 전화번호가 적힌 이름표를 대상자의 옷에 꿰매어준다.
② 텔레비전이나 라디오를 크게 틀어놓지 않으며, 집 안을 어둡게 하지 않는다.
④ 침대 옆에 매달려있거나 부주의하게 내던져진 옷가지는 착각과 환각을 일으킬 수 있다.

32 다음과 같은 상황에서 요양보호사의 돕는 방법으로 <u>옳은</u> 것은?

> 시설치매 대상자가 사망한 남편의 이름을 부르며 허공에 손짓을 하며 "여보, 나 여기 있어요!"라며 하고 있다.

① 남편이 무슨 옷을 입었는지 물어본다.
② 남편은 오래전에 돌아가셨다고 말해준다.
③ "지금은 밤이니 내일 오실 거예요."라며 말한다.
④ 낮에 사온 과일이 맛있는지 먹어보자고 한다.
⑤ 병세가 심해서 헛것이 보이는 것이라고 설명한다.

32　정답 ④　597~598p

• 치매 대상자가 보고 들은 것에 대해 아니라고 부정하거나 다투지 않는다.
• 치매 대상자가 다른 것에 신경을 쓰도록 계속 관심을 돌린다.

33 다음과 같은 상황에서 요양보호사의 적절한 반응으로 <u>옳은</u> 것은?

> • 치매 대상자 : 나만 빼고 너희끼리 고기 구워 먹었지? 나도 얼른 구워 줘!
> • 요양보호사 : _____

① "무슨 고기 냄새가 난다고 그러세요?"
② "조금 전에 고기반찬 드셨잖아요."
③ "고기가 드시고 싶으세요? 같이 사러 가요."
④ "어르신은 치아가 나빠서 못 드세요."
⑤ "무슨 말씀이세요? 아무도 고기 먹지 않았어요."

33　정답 ③　597~598p

보고 들은 것(실제 존재하지 않는데 존재하는 것처럼 느끼는 것)에 대해 아니라고 부정하거나 다투지 않는다.

34 치매 대상자가 자신의 목걸이를 누군가 훔쳐갔다고 말하며 딸을 의심할 때 요양보호사의 적절한 반응으로 <u>옳은</u> 것은?

① "어르신, 따님이 목걸이를 왜 훔쳐갔을까요?"
② "어르신, 귀한 목걸이를 잃어버려서 많이 속상하시겠어요."
③ "어르신, 다른 데다 두시고 잊어버리신 것 아니에요?"
④ "어르신, 또 엉뚱한 사람 의심하고 그러세요."
⑤ 동료 요양보호사에게 귓속말을 하며 하소연을 한다.

34　정답 ②　597~598p

② 감정을 이해하고 수용한 후 잃어버린 물건에 대한 의심을 부정하거나 설득하지 말고 함께 찾아본다.
⑤ 귓속말을 하지 않도록 주의한다.

35 다음 상황을 읽고 요양보호사의 적절한 반응으로 <u>옳은</u> 것은?

> • 치매 대상자 : 누가 날 죽이려고 내 밥에 독약을 넣었어! 안 먹어. 저리 치워!
> • 요양보호사 : _____

① "왜 독약을 넣었다고 생각하세요?"

② "정말요? 누가 넣었는지 아세요?"

③ "경찰에 신고해서 누가 그랬는지 알아볼게요."

④ "아무도 안 넣었으니 걱정 말고 드세요."

⑤ "제가 먼저 먹어볼 테니 저와 같이 드셔요."

35   정답 ⑤   597~598p

보고 들은 것에 대해 아니라고 부정하거나 다투지 않는다.

36 치매 대상자가 아무도 없는 방 안을 보며 "우리 손주가 벌써 왔네? 맛있는 거 가져올게."라고 할 때 돕는 방법으로 <u>옳은</u> 것은?

① "방 안에 아무도 없어요."라며 방문을 닫는다.

② "손주가 많이 보고 싶군요."라며 어깨를 안아준다.

③ "방 안에 사람이 있는지 눈을 크게 뜨고 보세요."라고 말한다.

④ "기력이 없으셔서 헛것이 보이나 봐요."라며 보호자에게 연락한다.

⑤ "손주는 지금 학교에 가서 없어요."라며 하던 일을 계속한다.

36   정답 ②   597~598p

감정을 이해하고 수용한다.

37 시설 치매 어르신이 같은 방을 사용하는 노인에게 "저 사람은 남의 집에 세들어 살면서 방세도 내지 않는다."라고 큰소리로 불만을 말할 때 돕는 방법으로 <u>옳은</u> 것은?

① 누가 그런 말을 했는지 물어본다.

② 다 같이 지내는 시설임을 수시로 알려준다.

③ 요양보호사가 방세확인서를 임의로 만들어 보여준다.

④ 상대 노인에게 귓속말로 신경 쓰지 않아도 된다고 말한다.

⑤ 고향에 관한 대화를 나누어 관심을 돌린다.

37   정답 ②   597~598p

규칙적으로 시간과 장소를 알려주어 현실감을 유지하게 한다.

38 치매 대상자가 갑자기 분통을 터뜨리며 요양보호사에게 침을 뱉고, 주먹으로 치며 신체적인 폭력을 가할 때 돕는 방법으로 <u>옳은</u> 것은?

① 갑자기 화가 난 이유를 물어본다.

② 입을 막아 침을 뱉지 못하게 한다.

③ 행동이 멈출 때까지 그 자리를 피한다.

④ 진정될 때까지 신체적으로 구속시킨다.

⑤ 화가 난 것을 이해한다고 말하며 진정시킨다.

38   정답 ⑤   598~599p

① 왜 그랬는지 질문하거나 이상행동에 대해 상기시키지 않는다.

②, ③ 자극을 주지 말고 조용한 장소에서 쉬게 한다.

④ 불필요한 신체적 구속은 피한다.

⑤ 온화하게 이야기하고, 치매 대상자가 당황하고 흥분되어 있음을 이해한다는 표현을 한다.

---

39 치매 대상자가 해질녘이 되면 불안하고 우울증상을 보일 때 돕는 방법으로 <u>옳은</u> 것은?

① 낮 동안 충분한 수면을 취하게 한다.

② 텔레비전을 <u>끄고</u> 소음을 차단한다.

③ 조용히 혼자 있도록 배려한다.

④ 복잡한 소일거리를 제공한다.

⑤ 따뜻한 음료수를 제공한다.

39   정답 ⑤   600p

① 낮 시간 동안 움직이거나 활동하게 한다.

② 텔레비전을 켜놓거나 조명을 밝게 하는 것이 도움이 된다.

③, ④ 치매 대상자가 좋아하는 소일거리를 주거나 반려동물과 함께 즐거운 시간을 갖게 한다.

⑤ 따뜻한 음료, 등 마사지, 음악 듣기 등이 잠드는 데 도움이 된다.

---

40 시설 대상자가 하루 종일 콩 고르기를 하다가 해질녘이 되면 "오늘은 이만 하고 돌아가겠습니다." 하면서 밖으로 나가려고 할 때 돕기 방법으로 <u>옳은</u> 것은?

① 자녀분이 데리러 올 거라고 기다리라고 한다.

② 여기가 집이라며 집에 갈 수 없다고 설득한다.

③ 조명을 소등하여 밤이라는 것을 알린다.

④ 할 일이 더 있으니 갈수 없다고 말한다.

⑤ 반찬거리를 사오자며 함께 산책을 나간다.

40   정답 ⑤   600p

대상자를 밖으로 데려가 산책을 한다. 맑은 공기는 정신을 맑게 하고 치매 대상자의 들뜬 마음을 가라앉힌다.

41 치매 대상자가 프로그램 활동 중 자주 옷을 벗는 행동을 할 때 돕는 방법으로 옳은 것은?

① 편안한 옷으로 갈아입게 한다.

② 벗은 상태에서 활동하게 한다.

③ 성희롱으로 신고하겠다고 말한다.

④ 스스로 옷을 입을 때까지 기다린다.

⑤ 시설장과 의논하여 가족에게 퇴소를 권고한다.

41　정답 ①　601p

의복으로 인한 불편감이나 대·소변을 보고 싶은 욕구가 있는지 확인하고 도와준다.

42 치매 대상자가 바지를 내리고 성기를 노출하고 있을 때 돕는 방법으로 옳은 것은?

① "창피한 것도 모르세요?"

② "이러시면 퇴소조치를 하겠어요."

③ "제가 옷을 다시 입혀드릴게요."

④ "어린아이처럼 행동하지 마세요!"

⑤ "지금 저에게 성희롱하는 거예요!"

42　정답 ③　601p

옷을 벗거나 성기를 노출한 경우, 당황하지 말고 옷을 입혀준다.

43 기저귀를 차고 있는 치매 대상자가 기저귀 안으로 손을 자주 넣어 성기에 상처를 낼 때 돕는 방법으로 옳은 것은?

① 손톱을 짧게 깎고, 청결을 유지한다.

② 부끄러운 행동이라고 비난한다.

③ 하의를 벗겨 시원하게 해준다.

④ 상·하의가 붙은 옷으로 갈아입힌다.

⑤ 서비스를 중단하겠다고 말한다.

43　정답 ①　601p

피부에 습진, 발진 등 이상이 있는지 확인하고, 손톱을 항상 짧게 깎아주고, 손을 자주 씻겨 청결을 유지시킨다.

44 시설 치매 대상자가 담당 요양보호사를 애인이라고 하면서 다음과 같은 행동을 할 때 돕는 방법으로 옳은 것은?

> - 담당 요양보호사가 다른 대상자를 돌보지 못하게 한다.
> - 담당 요양보호사가 올 때마다 가슴을 만진다.

① 보호자에게 알리고 퇴소절차를 밟는다.
② 성희롱이라고 하면서 성폭력 상담소에 신고한다.
③ 담당 요양보호사의 변경을 요청하겠다고 경고한다.
④ 어르신을 돌보는 전문가라고 권위적으로 말한다.
⑤ 치매 대상자에게 나타나는 증상이라고 이해하고 모른 척한다.

45 치매 대상자와의 의사소통 기본 원칙으로 옳은 것은?

① 눈을 맞추고 미소를 지으며 이야기한다.
② 어린아이 대하듯 친근하게 말한다.
③ "왜"라는 질문을 하여 대화를 지속시킨다.
④ TV를 켜고 화면에 나오는 내용으로 대화한다.
⑤ 목소리의 톤을 높여 집중하게 한다.

46 치매 대상자가 의사표현을 하도록 돕는 방법으로 옳은 것은?

① 큰소리로 톤을 높여 말한다.
② "이것은 해도 되고, 저것은 안 된다."라고 표현한다.
③ "아! 그 사람이요? 네? 왜요?"라고 질문한다.
④ 대상자의 주의를 끌 때 요양보호사의 소개는 생략한다.
⑤ 친근함을 위해 고향 사투리 말을 걸어본다.

---

44 **정답 ③** **601p**

좋아하는 물건이나 활동(요양보호사 변경)을 통해 관심을 전환하도록 유도한다.

45 **정답 ①** **605~610p**

② 반드시 존칭어를 사용하고, 명령하는 말투로 말하지 않으며 긍정형 문장을 사용한다.
③ 치매 대상자가 질문에 대해 답을 할 수 없어 좌절감을 느낄 수 있으므로 '왜'라는 이유를 묻는 질문보다는 '네', '아니요'로 간단히 답할 수 있도록 질문한다.
④ TV를 끄고 조용한 장소에서 대화한다.
⑤ 큰소리로 말하거나 목소리의 톤을 높이면 말하는 사람이 화가 난 것으로 여길 수 있다.

46 **정답 ⑤** **605~610p**

① 낮은 음조로 천천히 차분하게 말한다.
② 부정적인 문장보다는 긍정적인 문장을 사용하여 정확히 이야기한다.
③ 대상자가 질문에 대해 답을 할 수 없어 좌절감을 느낄 수 있으므로 '왜'라는 이유를 묻는 질문보다는 '네', '아니요'로 간단히 답할 수 있도록 질문한다.
④ 주의를 끌기 위하여 이름을 부르고 자신이 누구인지 밝힌다.
⑤ 자신과 대화하는 상대방이 누구인지를 잊어버릴 수 있으므로, 고향 사투리로 말을 걸어보는 것이 좋은 방법이 될 수도 있다.

47 요양보호사가 치매말기 대상자에게 "어르신, 점심 드셨어요?"라고 했을 때 대상자의 반응으로 **옳은** 것은?

① "거기에 언제 갈 거야?"라며 대화의 주제가 바뀐다.

② "어제 먹었어."라며 올바른 시제 사용이 어렵다.

③ "그거 있잖아. 아니, 그것 말이야."라며 올바른 지칭을 사용하지 못한다.

④ "응, 많이 먹었어요."라며 인사를 건넨다.

⑤ "점심 드셨어요?"라고 하면 앵무새처럼 따라 한다.

48 빗소리, 개구리 울음소리 등 청각적 자극을 활용한 인지자극 훈련으로 기대할 수 있는 효과로 **옳은** 것은?

① 집행기능 향상   ② 지남력 자극

③ 친화력 확대   ④ 공감능력 향상

⑤ 계산능력 향상

49 단기 기억을 향상하기 위한 프로그램으로 적절한 것은?

① 뇌건강 일기 쓰기   ② 악기 연주하기

③ 선 따라 그리기   ④ 물건 값 계산하기

⑤ 좋아하는 음식 말하기

50 치매 대상자를 위한 인지자극 훈련에 관한 설명으로 **옳은** 것은?

① 가족의 수발 부담을 증가시킨다.

② 치매의 진행을 늦추는 약물요법에 해당된다.

③ '맨손체조하기'는 지남력을 향상시킨다.

④ 인지자극훈련 대상자는 혼자서 움직일 수 있어야 한다.

⑤ 인지기능에 대한 기본적인 인식이 있는 숙련된 요양보호사가 담당한다.

---

47   **정답 ⑤**   **611p**

치매 말기에는 자발적인 언어표현이 감소되어 말수가 크게 줄어든다. 심하면 말을 안 하고 앵무새처럼 상대방의 말을 그대로 따라 한다.

48   **정답 ②**   **619p**

빗소리나 개구리 울음소리 등 청각적 자극은 집중력, 기억력을 자극할 수 있고 이 소리를 듣고 지난 일을 이야기한다면 언어능력, 지남력까지 자극한다고 할 수 있다.

49   **정답 ①**   **621p**

뇌건강 일기 쓰기를 통해 인사, 지남력, 단기기억, 의사표현 능력을 향상시킬 수 있다.

50   **정답 ⑤**   **617p**

①, ② 인지기능·우울감·정신행동 증상 개선, 일상생활 능력 유지 및 향상, 삶의 질 향상을 기대할 수 있으며, 가족의 수발부담을 줄이는 데도 도움이 된다.

③ '맨손체조하기'는 신체활동을 향상시킨다.

④, ① 인지자극훈련 대상자는 치매는 없으나 침상에서 누워서만 생활하거나, 혼자서 움직이기 힘든 대상자, 일상적인 대화에 문제가 없이 인지기능이 거의 정상이고, 인지기능 훈련에 관심을 보이며 참여할 수 있는 모든 대상자.

⑤ 인지기능에 대한 기본적인 인식이 있는 숙련된 보호자 및 요양보호사

51 치매 대상자의 인지자극을 위해 다음과 같은 문제를 내었을 때 향상될 수 있는 것은?

> • 오늘 날짜를 양력으로 적어보세요. ( )월 ( )일
> • 연도, 양력 날짜, 음력 날짜를 해당란에 적고 덧셈, 곱셈을 표기된 대로 하세요.

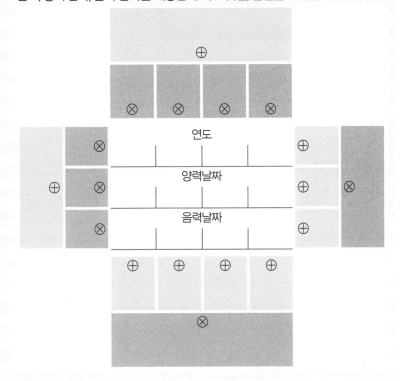

① 지남력, 의사표현   ② 계산력, 기억력
③ 주의집중력, 억제력   ④ 독립성, 활동수행능력
⑤ 언어의 유창성, 자발성

51   정답 ②   623p

52 신문, 드라마, 새로 만난 주변인의 이름을 다음과 같은 네모 안에 기입하고 첫 글자로 삼행시를 짓는 활동 목표로 옳은 것은?

문제 예시

홍	: _____
길	: _____
동	: _____

① 창의력   ② 공감능력
③ 계산능력   ④ 실행능력
⑤ 억제력

52   정답 ①   624p

얼굴 삼행시 활동은 얼굴의 특징과 연관 지어 작성하면 기억력, 창의력, 언어능력, 집행 기능을 증진할 수 있다.

53 다음과 같이 책이나 신문을 읽다가 숫자와 음이 같은 글자가 나오면 낭독을 하다가 손동작으로 숫자를 함께 표시하는 활동의 목표로 옳은 것은?

> 문제 1. 아래 신문 기사를 읽다가 숫자와 음이 같은 글자가 나오면 손가락으로 숫자를 나타내세요.
> 문제 2. 집에 있는 신문 기사나 책을 읽으며 해당 동작을 취해보세요.

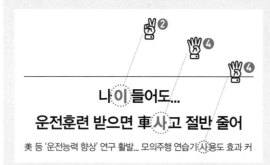

> 나이 들어도…
> 운전훈련 받으면 車 사고 절반 줄어
> 美 등 '운전능력 향상' 연구 활발… 모의주행 연습기 사용도 효과 커

① 집행 기능　　　　　② 공감능력
③ 계산능력　　　　　④ 실행능력
⑤ 주의집중력

53　정답 ⑤　625p

과제를 통해 주의집중력, 억제력, 소근육을 증진한다.

---

54 중증 인지기능 장애 대상자와 프로그램 진행 시 주의사항으로 옳은 것은?

① 간단한 일상생활도 모두 도움을 준다.
② 아침잠이 많은 대상자라도 일찍 깨워 운동하게 한다.
③ 주방일을 해본 적 없는 대상자에게 요리활동을 제안한다.
④ 대상자의 익숙한 물건을 버리고 인테리어를 새로 한다.
⑤ 배변 실수를 하여도 따뜻한 말로 위로해준다.

54　정답 ⑤　634~635p

① 원하는 활동은 옆에서 감독하되, 스스로 할 수 있는 기회를 제공한다.
② 기분이 좋고 집중이 잘되는 활동은 오후에 배치한다.
③ 대상자가 일상생활에서 자주 했던 활동을 제안한다.
④ 갑작스런 환경 변화는 불안을 느끼고 수행능력이 저하되므로 주의한다.

---

55 중증 인지기능 장애 대상자 활동으로 스트레스를 해소하고, 사람들과의 관계를 통해 사회적 상호작용이 증가하는 활동 내용으로 옳은 것은?

① 얼굴 삼행시 짓기
② 물건 보며 회상하기
③ 악기 연주하기
④ 날짜 계산하기
⑤ 뇌 건강 일기 쓰기

55　정답 ③　638p

청각적 자극을 통해 주의력, 얼굴과 손 등 소근육 기능, 표현력 및 기억력을 향상시킨다. 우울, 불안감과 스트레스 해소를 통해 정서적 안정을 도모한다.

임종 요양보호

1 임종기 단계별 지원

1 임종기 적응 단계

임종기 요양보호란 죽음을 앞둔 사람들의 정서와 행동변화를 이해하고 지원하는 총체적 과정을 뜻한다. 임종이란 사망 또는 죽음, 생명의 정지 또는 생체 기능의 영구적인 정지를 뜻한다.

임종기 회생 가능성이 없고, 치료에도 불구하고 회복되지 않으며 급속도로 증상이 악화되어 사망이 임박한 상태

부정 ⬇	부정과 고립의 단계	"아니야, 나는 믿을 수 없어."	• 자신의 죽음을 받아들이지 않는다. • 말기질환을 알게 된 경우 충격적으로 반응하며 다시 회복할 수 있다는 비현실적 믿음을 가질 수 있다.
분노 ⬇	반항과 분노의 단계	"나는 아니야. 왜 하필 나야." "왜 지금이야."	• 자신의 감정을 반항과 화로 표출한다. • 누구에게나 불만스러움을 찾으려 하고, 목소리를 높여 불평을 하면서 주위로부터 관심을 끌려 한다. • 분노는 심리학적으로 건강한 반응에 속한다.
타협 ⬇	타협 단계	"그래, 이런 일이 벌어졌어. 인정해. 그렇지만 우리 아이가 시집갈 때까지만 살게 해주세요."	• 죽음을 부정해도 피할 수 없는 상황임을 이해한다. • 삶이 얼마간이라도 연장되길 바란다. • 요양보호사와 가족은 지킬 수 없는 약속을 하지 않는다.
우울 ⬇	침울한 단계		• 증상의 악화와 체력의 소진을 경험하면서 깊은 슬픔에 빠지게 된다. • 자신의 근심과 슬픔을 말로 표현하지 않고 조용히 있거나, 울기도 한다. • 자신과 함께 느끼고 슬퍼할 곁에 있어줄 사람을 필요로 한다. • 성급하게 위로하기보다 잘 들어주고 이해해주는 것이 중요하다.
수용	체념 단계	"나는 지쳤어."	• 사실을 받아들이고 수용하는 단계로 마지막 정리의 시간이 된다. • 재산관리, 상속관련 상담, 사랑하는 사람과 함께 있기, 종교적 예식 준비하기 등이 있다. • 오랜 투병을 겪은 사람일수록 죽음을 긍정적인 사건으로 인식하기도 한다.

2 임종기 상담 기술

임종에 대한 태도와 감정들은 다음과 같은 요인들에 의해 달라질 수 있다.

죽음의 경험	• 과거 가까운 사람의 임종 경험 유무에 따라 죽음에 대한 태도가 달라질 수 있다. • 개인적 경험을 잘 이해하는 것은 상담 지원에 도움이 된다.

성격 특성	감정을 솔직하게 표현하도록 격려할 필요가 있다. 이를 통해 임종 과정에서 마주하는 두려움과 걱정을 보다 잘 대처할 수 있다.
종교적 신념	• 종교적 믿음이 있는 사람들은 임종과 애도 과정에서 다른 행동방식을 취할 수 있다. • 평소에 신뢰하는 종교 지도자와 면담을 주선하는 것은 도움이 된다.
문화적 배경	살아온 환경 속에서 죽음에 대한 태도는 다양하게 결정된다.

2 임종 대상자 지원 및 가족 요양보호

1 임종 징후

① 시력 감소
② 초점이 흐려진 눈동자
③ 말이 어눌해짐
④ 촉각의 감소
⑤ 움직임이 약해지고, 근육의 긴장이 감소함
⑥ 체온의 상승 또는 저하
⑦ 혈압 감소
⑧ 맥박이 약해지고, 빨라지거나 느려짐
⑨ 차갑고 창백한 피부
⑩ 혈액순환 부전에 의한 피부 반점
⑪ 식은땀을 흘림
⑫ 실금 또는 실변
⑬ 숨을 가쁘고 깊게 몰아쉬며 가래가 끓다가 점차 숨을 깊고 천천히 쉼
⑭ 가슴에서 돌 구르는 것 같은 가래 끓는 소리가 들림
⑮ 의식저하

2 신체 · 정신적 변화에 대한 요양보호

감각기능의 저하	• 시력은 유지되지 못하므로, 조명의 밝기를 낮춘다. • 청력은 마지막까지 유지되므로, 정상 톤으로 말한다. • 현재의 상황, 돌봄 제공 상황을 부드러운 어조로 들려준다. 　예 "지금은 약 드실 시간입니다." • 가족들에게 일상적인 이야기를 하도록 격려한다. • 신체적 접촉 : 대상자의 손을 잡고 조용히 곁에 있어주면서 편안함을 준다.
구강과 코 주변 관리	• 최소 두 시간 간격으로 실시할 것을 권장한다. • 필요시 윤활제(바세린, 립밤 등)를 발라 상처나 건조함을 예방한다.
피부 관리	• 근력 약화, 실금, 실변을 하게 되므로 필요시 기저귀를 착용한다. • 체위를 자주 변경하여 욕창을 예방하고, 주름이 없는 침구류를 사용한다. • 혈액순환 저하로 손발이 싸늘해지면서 피부가 하얗거나 파랗게 변할 수 있다. • 담요를 덮어 따뜻하게 해주되, 전열기구는 사용하지 않는다.
통증 조절	의사의 처방에 따라 통증 조절을 위한 약물처방이 이루어지도록 한다.
호흡 조절	• 임종이 임박했다는 신호로 호흡이 불규칙하고, 무호흡과 깊고 빠른 호흡이 교대로 나타난다. • 호흡을 돕기 위해 상체와 머리를 올리고, 대상자의 손을 잡아준다. • 필요시 가습을 약하게 켜둔다.

소화기능 변화	• 억지로 먹이려 하지 않는다. • 식욕부진, 울렁거림(오심), 구토가 심한 경우, 작은 얼음조각이나 주스 얼린 것 등을 입안에 넣어준다.
신장기능 변화	• 수분 섭취의 저하로 혈액순환이 충분하지 않아 소변량이 점차 줄어든다. • 소변량의 저하는 임종이 임박한 신호이므로 가족들에게 전달한다.
환경관리	• 시간, 장소, 주변 사람들이 누구인가에 혼돈을 느낄 수 있다. • 평소 좋아하는 물건이나 사진을 머리맡에 두어 친숙함을 느낄 수 있도록 한다. • 평소 좋아하는 음악을 틀어주고, 주기적으로 환기를 한다. • 방 밖으로 나갈 경우 언제 돌아오는지 말하여 혼자서 불안하지 않도록 한다.
정서적 영적 지원	• 이야기를 경청하고 기록하여 가족들에게 전달한다. • 죽음에 대해 질문할 경우, 사실만을 전달하도록 한다. • 만나고자 하는 사람들은 가족에게 전달하고 정서적으로 고립되지 않게 한다. • 종교지도자와 만남을 통한 영성을 지원 요청할 수 있다. • 요양보호사 자신의 종교적 신념을 대상자에게 강요해서는 안 된다.

3 임종 후 요양보호

① 임종을 준비하는 대상자의 죽음은 응급상황이 아니다.

② 사망선언과 사후처리 과정은 가족들이 있는 상황에서 의료기관에 소속된 의사, 간호사가 수행해야 한다.

③ 의사가 없는 과정에서 임종을 맞이한 경우, 가족들이 직접 사후처리 할 수 있도록 안내한다.

④ 가족이 없는 상황에서 임종을 발견한 경우, 요양보호사는 신속히 시설장에게 알린다. 요양보호사는 이들이 도착할 때까지 대상자 곁을 떠나지 않는다.

4 가족에 대한 요양보호

(1) 사별 전

① 대상자가 불안할 수 있으므로 가족들이 교대로 대상자 곁에 있도록 한다.

② 친지나 지인의 방문을 받을 수 있도록 허용한다.

③ 대상자가 의사소통이 가능할 때 사진이나 동영상을 촬영하도록 한다.

(2) 사별 후

① 사별 후 애도는 정상반응이며 향후 마음을 치유하는 데 필수적이다.

② 처음에는 신경이 날카롭고, 반대로 아무 생각 없이 차분하게 반응할 수도 있다.

③ 의료진 또는 요양보호사에게 분노반응을 보일 수 있다.

④ 부드럽게 대하고 스스로를 잘 돌볼 수 있도록 격려한다.

⑤ 우울증이나 애도 반응이 1개월 이상 지속될 경우 심리상담 또는 정신건강의학과 의사를 만나도록 권유한다.

1 품위 있는 삶과 죽음의 권리

(1) 치료를 거부할 권리

① 치료를 받을지 또는 종료할지에 대한 결정 권한은 대상자에게 있다.

② 대상자가 어떠한 결정을 내리든지 요양보호사는 이에 대한 판단을 해서는 안 된다.

(2) 원하는 사람을 만날 수 있는 권리

임종이 임박한 대상자는 곁에 누가 있는지를 인지하지 못하거나 대화를 나눌 수 없는 의학적 상태에 있다고 하더라도, 한 공간에서 마지막 시간을 함께 보내는 경험은 존중되어야 한다.

(3) 사생활을 침해받지 않을 권리

① 요양보호사는 임종을 앞둔 환자의 배뇨와 배변을 도울 때 가림막을 설치해야 한다.

② 대상자의 사적 비밀을 누설하지 않아야 한다.

③ 대상자의 명예와 신용을 낮출 수 있는 잠재적 행동을 해서는 안 된다.

2 사전연명의료의향서 작성

대상자의 의사결정능력이 상실되었을 경우를 대비하여 무의미한 연명의료 중단 또는 호스피스·완화의료에 대한 이용 의향을 미리 서면으로 작성하도록 권유할 수 있다.

1) **연명의료** : 임종 과정에 있는 대상자에게 심폐소생술, 혈액 투석, 항암제 투여, 인공호흡기 착용 등 치료 효과 없이 기간만 연장하는 의학적 시술이다.

2) 사전연명의료의향서 작성

① 대한민국 거주자 말기환자·임종 과정 전에 19세 이상의 사람

② 등록기관을 통해 작성·등록된 '사전연명의료의향서'만이 법적 효력을 가진다.

③ 언제든지 내용을 변경·철회할 수 있다.

④ 의향서를 작성했더라도 모든 의료기관이 자동 연동되는 것이 아니므로 '연명의료정보시스템'을 확인하여 작성 여부를 열람한다.

⑤ '사전연명의료의향서'에 연명의료 중단을 명시해도 통증 완화를 위한 의료행위(영양분 공급, 물 공급, 산소공급)는 보류하거나 중단할 수 없다.

3 호스피스 · 완화의료 이용

① 말기질환을 가진 환자와 가족을 대상으로 통증 및 신체적, 심리적, 사회적, 영적 고통을 완화하여 삶의 질을 향상시키는 전문적인 의료서비스를 뜻한다.

② 입원형, 가정형, 자문형으로 구분된다.

입원형	암 질환자에 한하여 이용 가능
가정형	의사, 간호사 또는 사회복지사의 가정 방문을 통해 관련된 서비스 제공
자문형	외래진료를 보듯 환자가 방문하는 형태

③ 연명의료결정법에 규정된 암, 후천성면역결핍증, 만성 폐쇄성 호흡기 질환, 만성 간경화 환자만이 이용할 수 있다.

■ 정답 옆에 기재된 페이지는 「요양보호사 양성 표준교재」 참고 페이지입니다.

1 다음에 해당하는 임종적응 단계로 <u>옳은</u> 것은?

- 충격적으로 반응하며 이를 사실로 받아들이려 하지 않는다.
- 다시 회복할 수 있다는 비현실적인 믿음을 갖는다.

① 부정   ② 분노
③ 타협   ④ 우울
⑤ 수용

2 다음 내용을 읽고 임종의 적응단계로 <u>옳은</u> 것은?

이씨는 "나는 아니야, 왜 하필이면 나야, 왜 지금이야."라고 화를 내며 어디에서나 누구에게나 불만스러운 면만을 찾으려고 한다.

① 부정   ② 분노
③ 타협   ④ 우울
⑤ 수용

3 임종을 앞둔 대상자가 다음과 같이 말할 때의 임종적응 단계로 <u>옳은</u> 것은?

대상자 : 내게 이런 일이 벌어졌어. 그렇지만 우리 아이가 결혼할 때까지만 살게 해주세요.

① 부정   ② 분노
③ 타협   ④ 우울
⑤ 수용

4 대상자가 자신이 더 이상 회복 가능성이 없다고 생각하게 되면서 침울해지는 임종의 적응단계로 <u>옳은</u> 것은?

① 부정   ② 분노
③ 타협   ④ 우울
⑤ 수용

---

01   정답 ①   644~645p

02   정답 ②   644~645p

분노 단계에서는 목소리를 높여 불평을 하면서 주위로부터 관심을 끌려고 하기도 한다. 돌봄을 제공하는 사람에게 화를 낼 수 있다.

03   정답 ③   644~645p

타협 단계에서는 삶이 얼마간이라도 연장되기를 희망한다. 신에게 무언가 자신의 계획을 설명하면서 회복을 위한 현실적 또는 비현실적 노력을 기울인다. 이 시기에 요양보호사와 가족들은 지킬 수 없는 약속을 하지 않도록 주의한다.

04   정답 ④   644~645p

우울 단계에서는 증상의 악화와 체력의 소진을 경험하면서 정서적으로 깊은 슬픔에 빠지게 된다. 자신의 근심과 슬픔을 더 이상 말로 표현하지 않고 조용히 울기도 한다.

5 다음에 해당하는 임종적응 단계로 <u>옳은</u> 것은?

> • 평화로운 마음 속에서 마지막 정리의 시간을 보내기도 한다.
> • 재산관리, 상속 관련 상담이 포함된다.
> • 가족들과 종교적 예식을 준비하는 경우도 있다.

① 부정
② 분노
③ 타협
④ 우울
⑤ 수용

6 임종을 맞이하는 대상자의 임종 적응단계의 순서로 <u>옳은</u> 것은?

| 가. 분노 | 나. 부정 | 다. 우울 | 라. 타협 | 마. 수용 |

① 가 – 나 – 다 – 라 – 마
② 나 – 가 – 다 – 라 – 마
③ 나 – 가 – 라 – 다 – 마
④ 다 – 가 – 나 – 라 – 마
⑤ 다 – 나 – 가 – 라 – 마

7 임종에 대한 요양보호사의 상담기술 방법으로 <u>옳은</u> 것은?

① 임종 경험 유무에 상관없이 획일적인 상담을 지원한다.
② 보호자의 임종에서 마주하는 감정표현을 자제시킨다.
③ 평소 신뢰하는 종교 지도자와 만남을 주선한다.
④ 죽음을 앞둔 모든 사람은 죽음에 대해 '좋은 죽음'이라고 생각한다.
⑤ 대상자와 가족이 임종에 이르는 다음 단계에로의 진입에 강요한다.

8 임종이 임박한 대상자의 신체적 변화로 <u>옳은</u> 것은?

① 동공이 축소된다.
② 소변량이 증가한다.
③ 잠자는 시간이 짧아진다.
④ 손과 발에서 열감이 느껴진다.
⑤ 무호흡과 깊고 빠른 호흡이 교대로 나타난다.

---

05 정답 ⑤   644~645p

06 정답 ③   644~645p

부정 → 분노 → 타협 → 우울 → 수용 순서이다.

07 정답 ③   646p

① 임종 경험 유무에 따라 태도가 달라질 수 있다.
② 자신의 감정을 솔직하게 표현하도록 한다.
④ 죽음을 앞둔 모든 사람은 죽음에 대해 다양하게 결정된다.
⑤ 다음 단계로의 진입에 강요해서는 안 된다.

08 정답 ⑤   647~650p

① 초점이 흐려진 눈동자
② 수분 섭취가 적어지고 신장을 통해 이루어지는 수분의 순환도 감소되므로 자연히 소변량이 줄어들게 된다.
③ 계속 자는 듯한 의식 변화가 동반된다.
④ 손과 발이 점차 싸늘해지면서 피부 전체가 하얗게 또는 파랗게 변한다.
⑤ 숨을 가쁘고 깊게 몰아쉬며 가래가 끓다가 점차 숨을 길고 천천히 쉰다.

9 임종을 앞둔 대상자를 도울 때 마지막까지 남아 있는 감각을 고려하여 돕는 방법으로 <u>옳은</u> 것은?

① 손을 잡아 준다.

② 조명을 밝게 켜둔다.

③ 가족사진을 보여준다.

④ 좋아하는 음악을 들려준다.

⑤ 즐겨 쓰던 아로마 향을 맡게 한다.

09　정답 ④　647~650p

청력은 마지막까지 유지되는 편이므로 평소에 좋아하는 음악을 틀어둔다. 주변인들은 정상 톤으로 말하며 현재 일어나고 있는 상황에 대해 이야기를 들려주되 대답을 기대할 필요는 없다. 가족들 또한 일상의 이야기를 나누도록 격려한다.

---

10 임종을 앞둔 대상자가 심리적으로 불안해 할 때 돕기 방법으로 <u>옳은</u> 것은?

① 만나고 싶어 하는 사람을 만나게 해준다.

② 곧 회복할 수 있다며 격려하고 지지한다.

③ 조용히 혼자 있는 시간을 준다.

④ 요양보호사의 희망하는 종교의식을 알아본다.

⑤ 장례절차는 가족의 의견을 반영한다.

10　정답 ①　648~650p

① 요양보호사는 가족들에게 이 사실을 알리고 정서적으로 고립되지 않도록 돕는다.

②, ③ 대상자에게 관심을 가지고 곁에 머무르며 계속 함께 있을 것을 알린다.

④, ⑤ 대상자가 임종하기를 원했던 장소, 희망하는 종교의식을 알아본다.

---

11 임종을 앞둔 대상자가 음식을 섭취하는 데 어려움이 있을 때 돕기 방법으로 <u>옳은</u> 것은?

① 억지로라도 먹을 수 있게 한다.

② 오심, 구토가 있다면 소화제를 준다.

③ 대상자가 좋아하는 따뜻한 차를 준비하여 준다.

④ 구토가 심할 경우 주스 얼린 것 등을 입안에 넣어준다.

⑤ 위관영양으로 음식을 대체하도록 한다.

11　정답 ④　648~650p

① 억지로 먹이지 말아야 한다.

②, ④ 오심·구토·울렁증이 심하다면 얼음 조각이나 얼린 주스 등을 입안에 넣어준다.

---

12 임종 대상자의 가족을 돕는 방법으로 <u>옳은</u> 것은?

① 요양보호사만 대상자와 있을 수 있게 한다.

② 대상자가 의사소통이 있을 때 사진촬영 등을 금한다.

③ 분노 반응을 보이는 가족에게는 적대적으로 대한다.

④ 가족이 스스로 감정을 표현하도록 지지한다.

⑤ 1개월 이상의 애도반응은 자연스러운 일임을 알려준다.

12　정답 ④　650~651p

① 가족들이 교대로 대상자 곁에 함께 있을 수 있도록 한다.

② 촬영이나 사진 등을 허가하고 간단한 이벤트 등을 준비한다.

③ 가족의 태도와 행동을 판단하지 말고 중립적 자세를 유지한다.

④ 가족이 스스로 감정을 표현하도록 지지한다.

⑤ 애도반응이 1개월 이상 지속될 경우 심리상담 등을 하도록 권한다.

13 말기환자 또는 19세 이상의 성인이 치료효과 없이 임종과정의 기간만을 연장하는 의학적 시술에 대한 본인의 의사에 대해 명시하는 서류로 옳은 것은?

① 호스피스
② 호스피스 이용동의서
③ 사전연명의료의향서
④ 임종 관리서
⑤ 통증완화 동의서

13 정답 ③ 653~654p

14 사전연명의료의향서를 등록한 대상자가 임종을 앞두고 있을 때 제공받을 수 있는 것은?

① 산소 공급
② 혈액 투석
③ 항암제 투여
④ 기관지확장제 투여
⑤ 심폐소생술

14 정답 ① 653~654p

연명의료를 중단한다고 명시해도 통증 완화를 위한 의료행위와 영양분, 물, 산소의 단순 공급은 보류하거나 중단할 수 없다.

15 사전연명의료의향서에 관한 설명으로 옳은 것은?

① 본인 의사에 상관없이 대리작성이 가능하다.
② 사전연명의료의향서 등록기관에 등록해야만 효력이 있다.
③ 연명의료 중단은 의사의 도움에 의한 적극적 안락사와 같다.
④ 효력이 발생하여 연명의료가 중단되어도 심폐소생술은 실시된다.
⑤ 의료행위와 영양분, 산소의 단순 공급은 보류하거나 중단할 수 있다.

15 정답 ② 653~654p

① 대리 작성 할 수 없다.
③ 말기 환자가 무의미한 치료를 중단하고 자연적인 죽음을 받아들인다는 점에서 존엄사, 소극적 안락사와 유사하다.
④ 심폐소생술, 혈액 투석, 항암제 투여, 인공호흡기 착용 등 의료연명을 중단한다.
⑤ 의료행위와 영양분, 산소의 단순 공급은 중단할 수 없다.

1 위험 및 위기대응

1 의학적 위기상황에 대한 대처법

의학적 위기상황	심근경색증, 뇌졸중, 저혈당, 호흡곤란, 질식 등은 대상자의 질병 악화
사고 위기상황	낙상, 골절, 화상, 출혈, 약물중독, 교통사고 등
요양보호사의 행동요령	• 항상 침착하고, 신속하게 행동한다. • 명확한 의사소통을 실시한다. • 적절한 도움을 요청한다.

(1) 일반적인 위기상황에 대응하는 올바른 대처

상황을 판단하라	• 상황을 파악한다. • 자기 자신 또한 위험에 노출되었는지를 판단한다. • 위기상황을 인지한 현재의 시간과 발생한 상황들을 잘 기억해두어야 한다.
대상자를 살펴보라	• 대상자에게 무슨 일이 일어났는지 물어본다. • 의식이 없다면, 어깨를 가볍게 두드리고 괜찮은지 다시 한번 물어본다. • 큰 소리로 이름을 부른다. • 반응이 없다면 의학적 위기상황으로 판단하고 도움을 요청한다.

응급처치를 실시하라	• 호흡과 맥박을 확인한다.
	• 위기징후들이 있는지를 판단한다.
	   – 상당한 출혈, 의식의 변화, 피부색의 변화, 심한 통증, 신체 일부가 부풀어 오름
	   – 호흡 불안정(무호흡, 불규칙한 호흡 등)
	• 이상징후가 하나 이상 관찰되면 전문적인 치료가 필요하다고 판단해야 한다.
	• 119에 신고하고 구급대원이 도착할 때까지 상황별 응급처치를 실시한다.
	• 시간적 여유가 있다면, 응급처치를 실시하기 전에 기관장과 가족에게 연락한다.
	• 손을 잡으며 대상자를 안심을 시킨다.
	 예 "제가 어떻게 도움을 드리면 좋을까요?"라고 질문한다.

가족 또는 기관장에 보고하라	• 명료한 대답을 하고, 호흡과 맥박이 정상적이면, 반드시 119에 신고할 필요는 없다. • 낙상, 화상, 열상 등의 경미한 사고로 판단된다면, 가족 또는 기관장에게 보고한다. • 상황이 종료되면 기록문서(상태기록지·사고보고)를 작성하도록 한다. 기록 시 주관적으로 기록하지 말고, 가급적 자세히 사실만을 기록한다. 예 '심근경색증이 발생했던 것 같다.'로 기록하지 말고, 'ㅇㅇㅇㅇ년 ㅇ월 ㅇ일 ㅇ시 ㅇ분경에 갑작스러운 흉통으로 방바닥에 쓰러져 있는 것을 발견하였고, 이에 ㅇㅇ 조치를 하였음'이라고 작성한다.

- 요양보호사가 혼자라면 직접 119에 신고하도록 한다.
- 가족 또는 다른 사람과 함께 있다면 119에 신고할 것을 요청하도록 한다.
- 119에 신고할 경우 구급대원에게 알려야 할 정보는 다음과 같다.
  ① 상황이 발생한 곳의 정확한 주소 ② 대상자의 상태(나이, 성별, 주요 상황, 필요시 간략한 질병력)
  ③ 신고 이유(사회복지사로서 가까이에서 관찰했음을 밝힐 것) ④ 응급처치를 실시한 내용이 있다면 이를 밝힐 것
- 119 구급대원이 끊어도 좋다고 할 때까지는 먼저 전화를 끊지 않는다.
- 신고를 완료했다면 구급대원이 진입할 수 있도록 문을 열어둔다.

2 재난상황에 대한 대처

화재	예방 수칙	• 화재 발생 시 진화요령과 대처방법을 숙지하고 있어야 한다. • 소화기가 비치된 장소와 사용방법을 익혀둔다. • 음식을 조리하는 중에 주방을 떠나지 않는다. • 난로 곁에는 불이 붙는 물건이나 세탁물을 가까이 두지 않는다.

	실내 화재 발생	• '불이야'라고 소리치고 비상벨을 눌러 주변에 이 사실을 알린다.
		• 불을 끌 것인지 대피할 것인지 판단한다.
		  – 불길이 천정까지 닿지 않은 불이라면 소화기나 물양동이를 활용하여 신속하게 진화한다.
		  – 불길이 커져 끄기 어려운 경우로 판단된다면 신속하게 대피한다.
		• 엘리베이터가 아닌 계단으로 이동해야 한다.
		• 연기는 천장으로 올라가므로 최대한 자세를 낮추면서 움직인다.
		• 연기나 어두움으로 시야가 확보되지 않는다면 한 손을 벽에 짚으면서 이동한다.
		• 아래층으로 대피할 수 없을 경우 옥상으로 이동하며 옥상 출입문은 항상 열려있어야 한다.

	화재 진압 방법	소화기 사용 시 밖으로 대피할 때를 대비하여 문을 등지고 소화기 분말을 쏜다. ❶ 안전핀을 뽑는다.　❷ 노즐을 잡고 불 쪽을 향한다.　❸ 손잡이를 움켜쥔다.　❹ 분말을 골고루 쏜다.

수해와 태풍		• 대피 경로와 본인의 역할을 숙지한다.
		• 일기예보를 통한 풍수해 경보
		  – 상수도의 오염에 대비하여 욕조에 물을 미리 받아둔다.
		  – 응급약, 손전등, 비상식량, 휴대전화 충전기 등을 챙겨둔다.
		• 차량 이동 중이라면 속도를 줄이고 미리 연료를 채워둔다.
		• 지하주차장 같은 침수가 우려되는 낮은 지대를 피하고, 하천변, 산길, 공사장, 가로등, 신호등, 전신주 근처, 방파제 옆으로는 이동하지 않는다.
		• 물이 집 안으로 흘러 들어오는 경우, 모래주머니 등을 사용하여 최대한 막는다.
		• 전기차단기를 내리고 가스 밸브를 잠근다.
		• 가스와 전기는 기술자의 안전조사가 끝난 후 사용한다.
		• 몸이 물에 젖었다면 비누를 이용하여 깨끗이 씻는다.

지진	• 집이 흔들리기 시작하면 탁자 아래로 들어가 몸을 보호하고 탁자 다리를 꼭 잡는다. • 탁자가 없을 경우 머리를 팔로 감싸서 보호하는 자세로 웅크린 채로 대기한다. • 창문 근처 등 깨지거나 떨어지기 쉬운 곳은 피한다. • 집이 흔들리는 동안에는 대피를 시도해서는 안 된다. • 흔들림이 멈추면 전기와 가스를 차단하고 문을 열어 출구를 확보한다. • 계단을 이용하여 신속하게 건물 밖으로 이동하고 운동장이나 공원 등 넓은 공간으로 이동한다. • 휴대폰(인터넷)이나 라디오의 안내를 따라 공공대피장소로 이동한다.
정전 및 전기 사고	• 손전등 또는 휴대폰을 사용하여 주변을 밝힌다. • 필수 의료장비가 중단될 경우, 119에 신고하여 긴급 후송을 준비한다. • 전기쇼크를 입은 사람이 있다면 전류가 차단될 때까지 접촉해서는 안 된다. • 누전차단기의 이상 유무를 확인하고 정전의 원인을 살펴본다. • 이상이 발견되면 전기공사업체에 수리를 의뢰한다. • 정전이 복구되면 하나의 콘센트에 여러 개의 전열기기를 연결하지 않는다. • 냉장고 안에 냉동식품의 상태를 점검하고, 녹아버린 냉동식품은 재냉동하지 않고 버린다.

2 감염예방 및 관리

1 ▶ 감염예방을 위한 일반적 원칙

6가지 연결고리		감염예방의 일반적인 원칙
미생물	• 세균　• 바이러스 • 곰팡이　• 기생충	질병을 일으키는 세균을 말한다.
저장소	• 사람　• 동물 • 음식　• 물 • 토양	• 미생물이 살고 번식하는 장소를 말한다. 　예 폐에 머물면서 폐렴을 일으킨다./장에 머물면서 장염을 일으킨다. • 기침, 콧물, 인후통, 충혈된 눈, 피부발진, 복통, 설사 등의 증상이 있을 경 　우 최대한 민감한 대상자와의 접촉을 삼간다.
탈출구	• 기침/재채기　• 신체분비물 • 대변	• 우리 몸에서 바깥 환경과 연결된 모든 구멍을 말한다. • 평소 자신의 코, 입, 눈, 피부, 비뇨생식기, 항문 등을 청결하게 관리한다.
전파 방법	• 직접접촉(손) • 간접접촉(침구, 드레싱 등) • 활성매개체(동물, 곤충 등) • 공기	• 몸 밖으로 탈출한 미생물이 다른 사람에게 전달되는 방법을 말한다. 　예 직접접촉 : 음식을 먹거나, 무의식적으로 눈을 비비는 경우 　예 간접접촉 : 침구에 묻은 대변, 기래 묻은 휴지, 상한 음식 등 • 대상자와 접촉 전에 손 씻기와 마스크 착용을 생활화하고, 감염이 의심된 　물건을 소독하는 등의 위생적 환경관리를 실시한다.
침입구	• 입, 코, 눈 • 피부 상처 • 비뇨생식기	• 우리 몸에서 바깥 환경과 연결된 모든 구멍을 말한다. • 대상자의 눈, 코, 구강, 피부, 회음부 등을 항상 청결하게 관리한다. 　예 멸균된 드레싱, 구강 및 회음부를 위생적으로 관리한다.
민감한 대상자	• 노인　• 영유아 • 면역결핍자　• 누구나	• 현재 시점에서 감염되었지만 향후 감염될 가능성이 높은 대상자군을 　말한다. • 적절한 영양관리와 예방접종을 통해 대상자의 면역기능을 향상시키기 위 　해 노력한다.

(1) 감염관리를 위한 표준적 예방법

① 장갑을 착용하기 전에 반드시 손을 씻는다.

② 장갑을 벗은 직후 손을 씻는다.

③ 사용한 장갑으로 깨끗한 물건을 만지지 않도록 주의한다.

④ 다음을 만지기 전에 반드시 장갑을 착용한다.

- 혈액, 체액, 분비물, 배설물, 상처가 나거나 개방된 피부
- 부딪힌 상처, 염증이 생긴 상처, 칼로 베인 상처, 꿰맨 상처
- 점막(입, 코, 눈, 항문, 비뇨생식기)
- 구강관리, 화장실 이용지원, 회음부 관리, 기저귀 교체, 침상용 변기 또는 소변통 비우기, 튜브 관리(비위관, 도뇨관, 장루), 옷이나 침구류에 묻은 분비물 치우기, 변기 또는 세면대 청소 등의 업무

⑤ 일을 마친 후 장갑을 즉시 벗고 손을 씻는다.

⑥ 혈액이나 체액이 몸에 닿았을 경우 즉시 접촉한 부위의 피부 표면을 깨끗이 닦는다.

⑦ 혈액, 체액, 분비물, 배설물 등이 몸에 닿을 것으로 예상된다면 1회용 가운을 착용하도록 한다.

⑧ 대상자가 이미 감염성 질환에 이환되었다면, 혈액이나 체액에 노출되지 않을 것으로 예상되더라도 일회용 방수성 가운을 착용하도록 한다.

⑨ 혈액, 체액, 분비물, 배설물 등이 몸에 닿을 것으로 예상된다면 마스크와 보안경 또는 안면보호구를 착용하도록 한다.

2 올바른 손씻기 방법

주의사항		• 알코올 함유 소독제가 손씻기를 대체할 수는 없다. • 효과적인 손씻기를 방해하는 반지나 팔찌를 착용하지 않는다. • 손톱은 짧게, 뾰족하지 않게, 청결하게 관리한다. • 손씻기는 30초 이상 시행한다.
손씻기 방법	준비	흐르는 물에 양손을 적신 후 손바닥에 충분한 양의 비누를 묻힌다.
	6단계	• 1단계 : 손바닥과 손바닥을 마주대고 문질러준다. • 2단계 : 손등과 손바닥을 마주대고 문질러준다. • 3단계 : 손바닥을 마주대고 손깍지를 끼고 손가락 사이사이를 문질러준다. • 4단계 : 두 손을 모아 손가락을 마주잡고 문질러준다. • 5단계 : 엄지손가락을 다른 편 손바닥으로 돌려주면서 문질러준다. • 6단계 : 손가락을 반대편 손바닥에 놓고 문지르며 손톱 밑을 깨끗하게 한다.
	마무리	흐르는 물로 닦고 깨끗한 수건 또는 핸드드라이어로 손을 건조한다.

3 마스크와 개인보호구의 착용

마스크	코, 입 보호
보안경	눈 보호
안면 보호구	눈, 코, 입 보호
장갑	손 보호
일회용 방수성 가운	• 피부 보호 • 가운 입는 순서 – 가운 꺼내기 : 포장 제거 → 비닐가운 꺼내기 – 가운 펼치기 : 가운 안쪽이 몸을 향하게 펼쳐 어깨 부분을 잡기 – 가운 입기 : 머리 → 팔 순서로 가운 안으로 넣어 입기 – 가운 정리하기 : 어깨 정리 → 허리끈 묶기 → 비닐장갑 착용하기

> **TIP** 오염된 물질(혈액, 체액, 분비물, 배설물 등)이 묻었을 경우 환경관리
> • 장갑을 착용하고 경우에 따라 고무장갑을 착용한다.
> • 바닥에 쏟아졌을 경우 : 표백제(락스)와 물을 1:9로 혼합한 용액을 사용하여 닦아낸다.
> • 옷·침구류에 쏟아진 경우 : 탈색을 초래할 수 있으므로 표백제(락스)는 사용하지 않는다.
> • 세탁물을 문질러서 손세탁을 실시한 후, 비표백 세제를 사용하여 세탁기를 돌린다.
> • 심각하게 오염된 옷이나 침구류는 삶거나 살균 표백제를 사용하여 세탁한다.
> • 깨진 유리가 바닥에 있을 경우 : 반드시 장갑을 끼고 치우도록 한다.
> • 혈액이나 체액이 깨진 유리에 묻었을 경우 : 일반쓰레기로 처리해서는 안 된다.

4 흔한 감염성 질환관리

① 결핵
② 독감
③ 코로나
- 원인 및 관리 : 코로나-19 바이러스, 2주간의 잠복기, 7일간 격리
- 전파경로 : 비말을 통한 공기 중 전파, 감염된 사람이 만진 물체를 통한 간접 접촉
- 주요 증상 : 발열, 오한, 인후통, 두통, 근육통, 피로, 기침, 피로, 호흡곤란 등
  ※ 특히 악성종양, 만성 폐쇄성 폐질환 등 주요한 질병을 갖고 있는 후기 고령자에서 사망 위험이 높아진다.
④ 노로바이러스 감염
⑤ 옴
⑥ 이

1 질식

주요 증상	• 목을 조르는 듯한 자세를 한다. • 갑작스러운 기침을 하며, 괴로운 얼굴 표정을 한다. • 숨을 쉴 때 목에서 이상한 소리가 들린다.
주의 사항	• 손가락을 넣어 이물질을 빼내는 행동 • 무리하게 구토를 유발하는 행동 • 물을 먹이는 행동 ※ 요양보호사는 대상자가 이물질을 뱉어내서 호흡곤란이 없어질 때까지 곁에 있어야 한다.

응급 처치	**의식이 있고 숨을 쉬는 경우**	• 강하게 기침을 하여 뱉어내도록 한다. • 의식이 있고 기도 폐쇄가 확인되면 하임리히법(복부압력을 높이는 방법)을 실시한다. • 늑골골절 또는 내부장기 손상 등의 사고에 주의한다. 　– "숨이 안 쉬어지세요? 제가 도와드릴까요?"라고 묻는다. 　– 대상자의 등 뒤에 선다. 　– 배꼽과 명치 중간에 주먹 쥔 손을 감싼다. 　– 양손으로 복부의 윗부분 후상방으로 힘차게 밀어 올린다. 　– 한 번으로 이물질이 빠지지 않으면 반복하여 시행한다. 　– 만일 질식이 지속되고 의식을 잃어버린다면 천천히 바닥에 눕힌다. 　– 119에 신고하고 심폐소생술을 실시한다.
	대상자가 의식을 잃고 더 이상 말을 하거나 숨을 쉬지 못한 경우	• 즉시 119에 신고한다. • 만일 2명 이상이 있다면, 옆 사람에게 신고하도록 요청한다. • 심폐소생술을 실시할 준비를 시작한다.

2 급성 저혈압

혈압이 과도하게 낮아져 기관과 조직에 충분한 혈액순환이 이루어지지 못한 상태이다. 대량출혈, 심근경색, 심한 감염증 등에 의해 발생한다.

(1) 주요 증상

① 피부색이 하얗게 또는 파랗게 변한다.

② 손발이 차가워지고 호흡수가 증가한다.

③ 혈압은 낮아지고 맥박은 상승한다.

④ 혈압 90/60 이하, 맥박수 100회 이상 오르면 쇼크를 의심할 수 있다.

⑤ 심한 불안과 공포, 후기 고령자는 사망에 이를 수 있다.

(2) 응급처치

① 119에 신고하여 즉시 도움을 청한다.

② 천장을 바라보는 자세로 눕힌다.

③ 대량출혈이 발생했다면 출혈에 대한 응급조치를 실시한다.

④ 입에서 혈액 또는 토사물이 나오면 고개를 옆으로 돌린다.

⑤ 발 아래 베개나 이불 등을 받쳐서 다리가 30cm 정도
올라가도록 한다.

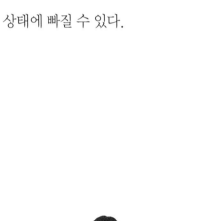

- 심장과 뇌로 가는 혈류 양이 늘어난다.
- 심부전 대상자는 눕기보다 앉은 자세(반좌위 자세)를 취한다.
- 다리를 높인 자세에서 불편함을 호소하면 대상자에게 편안한 자세를 취해준다.

⑥ 자동혈압계가 있으면 혈압과 맥박을 측정한다.

⑦ 상황이 종료될 때까지 침착하고 편안하게 숨을 쉬도록 안내한다.

⑧ 상황이 종료될 때까지 물이나 음식을 주어서는 안 된다.

3 출혈

성인을 기준으로 1L 이상의 출혈이 발생하면 생명을 위협하는 쇼크 상태에 빠질 수 있다.

(1) 주요사항

① 침착한 태도를 유지하고, 대상자를 안심시킨다.

② 적은 출혈은 간단한 지혈로 상황을 종료시킨다.

③ 지혈을 시도할 경우 가급적 장갑을 낀 후 만지도록 한다.

④ 맨손을 사용했다면 비누와 물로 깨끗이 씻도록 한다.

(2) 응급처치

① 즉시 도움을 청한다(필요시 119에 신고한다).

② 장갑을 착용하고 출혈 부위를 노출한다.

③ 만일 출혈량이 적다면 멸균거즈 등을 활용하여 상처를 압박한다.

④ 만일 출혈량이 많다면 깨끗한 수건이나 옷을 활용하여 상처를 압박한다.

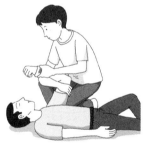

⑤ 출혈이 멈추거나 119 구급대원이 올 때까지 출혈 부위를 누르고 있는다.

⑥ 출혈이 너무 많으면 두 번째 패드를 덧대서 계속해서 압박한다. 이때
첫 번째 패드를 제거해서는 안 된다.

4 경련

뇌세포의 비정상적 자극으로 몸의 근육이 비자발적으로 수축하는 증상이다.

(1) 주요 증상

① 신체 일부에서만 발생한다.

② 온몸이 떨리면서 의식을 잃는 경우도 있다.

③ 어린아이들은 고열만으로도 경련이 발생한다.

④ 노인에서 경련은 위중한 질병에 의해 발생한다.

(2) 주의사항

① 요양보호사는 병원으로의 신속한 후송을 돕고, 119 구급대원이 도착할 때까지 기다린다.

② 경련을 멈추기 위해 입안에 손가락을 넣거나 약을 먹이는 등의 시도 등을 해서는 안 된다.

(3) 응급처치

질식, 쇼크, 출혈 등이 발생하지 않도록 예방적 조치를 취한다.

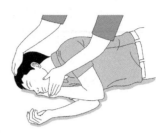

① 119에 신고하여 즉시 도움을 청한다.

② 주변에 뾰족한(위험한) 물건 등을 치운다.

③ 경련이 발생한 시각을 기록해둔다. (대부분 15분 이내에 종료)

④ 대상자를 침대나 바닥에 눕히고 베개를 받쳐 머리의 손상을 보호한다.

⑤ 호흡을 편하게 할 수 있도록 상의를 느슨하게 한다.

⑥ 질식을 예방하기 위하여 고개를 가만히 옆으로 돌린다.

⑦ 경련을 멈추기 위해 억제를 시도해서는 안 된다.

⑧ 대상자의 입에 무언가를 물리는 어떠한 행위도 금지된다.

⑨ 상황이 종료될 때까지 물이나 음식을 주어서는 안 된다.

⑩ 경련이 멈출 때까지 옆에 가만히 있어준다.

⑪ 경련이 멈추면 휴식을 취하면서 다친 곳은 없는지 살핀다.

5 약물중독

고의 혹은 실수로 치료적 약물을 과량 복용하여 독성반응이 발생할 것으로 예측되는 상태이다.

(1) 주요 증상

① 갑작스런 구토

② 불안한 호흡

③ 흐려지는 의식

④ 쏟아져 있는 약병 내용물

(2) 응급처치

① 119에 즉시 신고하고 도움을 청한다.

② 의식이 없는 상황이라면 천장을 바라보는 자세로 눕힌다.

③ 입에서 거품이나 토사물이 나온다면 고개를 옆으로 돌린다.

④ 119 구급대원이 올 때까지 대상자 곁에서 상태 변화를 면밀히 관찰한다.

⑤ 복용한 것으로 의심되는 물질이 있다면 용기째 119 대원에게 전달한다.

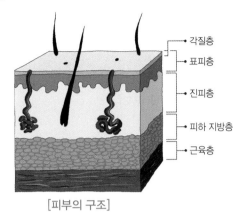

[피부의 구조]

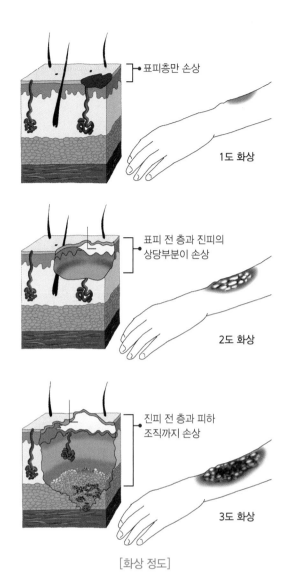

[화상 정도]

(1) 주요 증상

① 열(불, 뜨거운 물, 햇볕), 화학물질 또는 전기에 의해 발생하며 어떤 경우이든지 노출된 피부가 손상을 받은 상황이다.

② 손상된 깊이에 따라 1도, 2도, 3도로 구분한다.

③ 치료방법은 손상부위와 넓이에 따라 달라진다.

(2) 응급처치

① 장갑을 착용한다.

② 통증이 없어질 때까지 15분 이상 찬물에 담근다.

③ 얼음이나 얼음물을 직접 대는 것은 권장하지 않는다.

④ 간장, 기름, 된장, 핸드크림 등은 절대 바르면 안된다.

⑤ 반지, 팔찌, 귀고리 등이 있다면 신속하게 미리 벗겨낸다.

⑥ 화상이 경미하다면 멸균 드레싱을 실시한다.

⑦ 손상된 깊이에 따라, 얼굴, 관절, 면역기능이 낮은 후기고령자는 병원 진료를 받도록 한다.

7 골절

뼈가 부러지거나 금이 간 상태이다.

(1) 주의사항

① 노인에서의 낙상 후 골절
② 골절상태에서 힘을 주면 주변의 신경과 혈관에 추가적인 손상 우려

(2) 관찰

① 스스로 움직이기 어려울 정도의 통증
② 외형상 변형

(3) 응급조치

① 119에 신고하여 주변에 도움을 청한다.
② 대상자를 안정시키고 스스로 움직이지 않도록 한다.
③ 손상 부위에 반지나 팔찌 등이 있다면 미리 벗겨낸다.
④ 골절인지 아닌지 구별하기 어렵다면 병원 진료를 받도록 권한다.

4 심폐소생술

1 심폐소생술의 목적

심장이 마비된 상태에서도 혈액을 순환시켜, 뇌의 손상을 지연시키고 심장이 마비 상태로부터 회복하는 데 결정적인 도움을 준다.

2 심폐소생술의 단계

1. 반응 확인		① 대상자에게 접근하기 전 현장이 안전한지 확인한다. 　예 교통사고, 화재현장 – 안전한 장소로 이동 ② 대상자 양쪽 어깨를 가볍게 두드리면서 "괜찮으세요?"라고 질문하면서 반응을 확인한다.
2. 도움 요청 **(119 신고)**		① 질문에 반응이 없고 정상적인 호흡이 없으면 즉시 주변 사람에게 119 신고를 요청한다. ② 119 신고전화를 끊지 않고 상담요원의 지시에 따른다. 전화를 스피커폰 상태로 전환한다.
3. 호흡 확인		① 환자의 얼굴과 가슴을 10초 이내로 관찰하며 호흡이 있는지 확인한다. ② 호흡이 비정상적이거나 없다면 심정지가 발생한 것으로 판단한다.
4. 가슴 압박		① 환자를 바닥이나 평평한 곳에 등을 대고 눕힌다. ② 가슴뼈(흉골)의 아래쪽 절반 부위에 깍지를 낀 두 손의 손바닥 뒤꿈치를 댄다. ③ 손가락이 가슴에 닿지 않도록 한다. ④ 양팔을 쭉 편 상태로 체중을 실어 환자의 몸과 수직이 되도록 가슴을 압박한다.
		⑤ 압박된 가슴은 완전히 이완되도록 한다. ⑥ 성인은 분당 100~120회로 시행한다. ⑦ 약 5cm 깊이로 강하고 빠르게 시행한다. ⑧ 119가 도착할 때까지 시행한다.
5. 회복 자세		① 가슴압박을 시행하던 중 환자가 소리를 내거나 움직이면, 호흡이 회복되었는지 확인한다. ② 호흡이 회복되었다면 환자를 옆으로 눕혀 기도가 막히는 것을 예방한다. ③ 그 후로도 환자의 반응과 호흡을 살피고, 호흡과 반응이 없다면 신속히 가슴압박과 인공호흡을 다시 실시한다.

3 **자동심장충격기 사용**

급성 심정지의 가장 흔한 원인인 급성심근경색 후 발생하는 심실세동이기 때문에 가슴압박과 빠른 심장충격이 매우 중요하다.

(1) 자동심장충격기 사용 단계

1. 전원 켜기		① 비정상적인 호흡, 심정지와 반응이 없는 대상자에게만 시행한다. ② 심폐소생술 시행 중 자동심장충격기가 도착하면 지체 없이 전원 버튼을 누른다.
2. 두 개의 패드 부착		① 부착부위에 이물질을 제거한다. ② 패드 1은 오른쪽 빗장뼈(쇄골)아래, 패드 2는 왼쪽 젖꼭지 아래 중간 겨드랑이선에 부착한다. ③ 패드와 심장충격기 본체가 분리되어 있다면 연결한다.
3. 심장리듬 분석		① "분석 중"이라는 음성이 나오면 심폐소생술을 멈추고 대상자에게서 손을 뗀다. ② "심장충격기이 필요합니다."라는 음성지시와 함께 심장충격기 스스로 설정된 에너지를 충전한다. ③ 심장충격기가 필요 없는 경우 : "환자의 상태를 확인하고 심폐소생술을 계속하십시오."라는 음성지시가 나오면 즉시 심폐소생술을 한다.
4. 심장충격 시행		① 심장충격이 필요한 경우 : 심장충격 버튼이 깜박이기 시작한다. ② 버튼을 누르기 전 반드시 다른 사람이 환자에게 떨어져 있는지 확인한다. ③ 깜박이는 버튼을 눌러 심장충격을 시행한다.
5. 즉시 심폐소생술 다시 시행		① 심장충격을 실시한 후 즉시 가슴압박을 시작한다. ② 자동심장충격기는 2분마다 삼장리듬을 반복해서 분석한다. ③ 자동심장충격기 사용 및 심폐소생술 시행은 119 구급대가 현장에 도착할 때까지 지속한다.

■ 정답 옆에 기재된 페이지는 「요양보호사 양성 표준교재」 참고 페이지입니다.

1 의학적 위기상황에 대한 대처 방법으로 <u>옳은</u> 것은?

① 가장 먼저 기관장에게 보고한다.

② 대상자의 의식이 돌아올 때까지 기다린다.

③ 대상자의 호흡불안정, 심한 통증이 있다면 119에 신고한다.

④ 뚜렷한 위기징후가 없더라도 반드시 119에 신고한다.

⑤ 상황이 종료되면 요양보호사의 주관적 느낌도 기록한다.

01   **정답 ③**   656~658p

① 가장 먼저 어떤 일이 일어났는지 상황을 판단한다.

② 대상자의 의식이 없다면 119에 신고한다.

③ 상당한 출혈, 의식의 변화, 호흡 불안, 피부색의 변화, 신체 일부가 부풀어 오름, 심한 통증이 있다면 신속하게 119에 신고한다.

④ 뚜렷한 위기징후가 관찰되지 않는 상황이라면 반드시 119에 신고할 필요는 없다.

⑤ 가급적 자세히 사실만을 기록하는 것이 중요하다.

2 가스레인지 불을 끄는 것을 자주 잊어버리는 대상자를 위한 돕기 방법으로 <u>옳은</u> 것은?

① 휴대용 가스레인지를 사용한다.

② 배달음식 메뉴로 식단표를 작성한다.

③ 휴대전화기를 보면서 조리한다.

④ 음식을 조리하는 중에 주방을 떠나지 않는다.

⑤ 미리 얼려둔 음식을 전자레인지에 해동한다.

02   **정답 ④**   658~659p

3 실내에서 화재가 발생했을 때 소화기를 사용하는 순서로 <u>옳은</u> 것은?

가   나   다   라

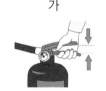

① 가 → 나 → 다 → 라

② 가 → 다 → 나 → 라

③ 나 → 가 → 라 → 다

④ 나 → 다 → 가 → 라

⑤ 라 → 나 → 가 → 다

03   **정답 ⑤**   658~659p

안전핀을 뽑는다. → 노즐을 잡고 불쪽을 향한다. → 손잡이를 움켜쥔다. → 분말을 고루 쏜다.

4 시설에서 화재가 발생했을 때 대처방법으로 <u>옳은</u> 것은?

① 승강기를 이용하여 대피한다.

② 최대한 허리를 세워 움직인다.

③ 실내에 불이 나면 전화를 걸어 알린다.

④ 아래층으로 이동할 수 없다면 옥상으로 이동한다.

⑤ 방향을 알기 힘들 때에는 양쪽 손으로 벽을 번갈아 짚으며 나간다.

04   정답 ④   658~659p

① 계단을 이용하여 대피한다.
② 최대한 자세를 낮추면서 움직인다.
③ '불이야!' 소리치고 비상벨을 눌러 주변에 사실을 알린다.
⑤ 방향을 알기 힘들 때에는 한쪽 손으로 벽을 짚고, 조심스럽게 발을 옮겨 나간다.

---

5 홍수로 인해 수해가 발생했을 때 대처방법은?

① 양초에 불을 붙여 실내를 밝게 한다.

② 물이 집 안으로 밀려들어오는 경우 모래주머니로 막는다.

③ 밀려온 물이 집 안에서 빠진 직후 전기차단기를 올린다.

④ 홍수로 밀려온 물에 몸이 젖은 경우 수건으로 닦는다.

⑤ 집 안의 물이 빠지고 나면 라이터를 사용하여 불을 켠다.

05   정답 ②   659~660p

①, ⑤ 가스 배출에 의한 화재의 위험이 있으므로 양초, 성냥, 라이터 불을 켜지 말고 안전조사를 받는다.
③ 전기차단기를 내리고 가스 밸브를 잠근다.
④ 비누를 이용하여 깨끗이 씻는다.

---

6 지진 발생 시 대처방법으로 <u>옳은</u> 것은?

① 신속히 엘리베이터로 이동한다.

② 건물 바로 밑에서 주위를 살핀다.

③ 운동장이나 공원 등은 피한다.

④ 탁자 아래로 들어가 몸을 보호한다.

⑤ 전기와 가스를 차단하고 출구를 차단한다.

06   정답 ④   660p

① 계단을 이용하여 신속하게 건물 밖으로 이동한다.
②, ③ 건물 밖에서는 운동장이나 공원 등 넓은 공간으로 대피한다.
⑤ 전기와 가스를 차단하고 문을 열어 출구를 확보한다.

---

7 태풍 예보를 듣고 대비하는 방법으로 <u>옳은</u> 것은?

① 주유되어 있는 자동차의 연료를 비운다.

② 오염에 대비해 욕조에 물을 미리 받아둔다.

③ 지하 주차장에 주차한다.

④ 전기 차단기를 내린다.

⑤ 통신 기기는 꺼 놓는다.

07   정답 ②   659~660p

• 상수도의 오염에 대비하여 욕조에 물을 미리 받아두고, 응급약, 손전등, 비상식량, 휴대전화 충전기 등을 챙겨둔다.
• 자동차에 미리 연료를 채워두고, 이동 중이라면 속도를 줄인다.
• 실내에서는 문과 창문을 닫고, 외출하지 않으며 TV, 라디오, 인터넷 등을 통해 기상 상황을 확인한다.
• 침수가 우려되는 낮은 지대는 지하 주차장을 피한다.

8 전기 콘센트에 감전되어 쓰러진 대상자를 돕기 위한 우선순위로 옳은 것은?

① 119에 신고한다.

② 호흡과 맥박을 확인한다.

③ 누전기 이상 여부를 확인한다.

④ 119가 올 때까지 지켜본다.

⑤ 전류가 차단될 때까지 접촉하지 않는다.

08   정답 ⑤   660p

9 대상자를 도울 때 감염이 전파될 수 있는 상황으로 옳은 것은?

① 장갑을 착용하고 분비물을 처리하였다.

② 배설물이 묻은 의류를 분리하여 세탁하였다.

③ 분비물에 오염된 일회용 장갑을 깨끗이 씻어 재사용하였다.

④ 일회용 방수가운을 입고 대상자의 분비물을 처리하였다.

⑤ 혈액이 묻은 물품을 찬물로 씻어낸 후 더운 물로 헹구었다.

09   정답 ③   663~664p

10 올바른 손씻기 방법으로 옳은 것은?

① 요양보호사는 정해진 시간에 손을 씻는다.

② 흐르는 물로만 손을 씻는다.

③ 근무 중 반지나 팔찌를 착용하지 않는다.

④ 손톱은 길고 뾰족하게 다듬는다.

⑤ 대상자의 집을 떠난 후 씻는다.

10   정답 ③   665~668p

① 근무 중 수시로 씻는다.
② 흐르는 물에 비누로 30초 이상 닦는다.
④ 짧고, 뾰족하지 않게 다듬는다.
⑤ 대상자의 집을 떠나기 전 씻는다.

11 인절미를 먹던 대상자가 목을 움켜잡고 괴로운 표정을 지을 때 응급처치 방법으로 옳은 것은?

① 대상자의 뒷목을 주먹으로 두드린다.

② 물을 먹여 이물질이 내려가도록 한다.

③ 손가락을 입에 넣어 구토를 유발한다.

④ 음식물이 보이면 젓가락으로 꺼낸다.

⑤ 대상자를 등 뒤에서 안아 상복부를 후상방향으로 힘차게 밀어 올린다.

11   정답 ⑤   673~674p

• 손가락을 넣어 이물질을 빼내려고 하거나 무리하게 구토를 유발하는 행동을 해서는 안 된다.
• 등을 두드리거나 물을 먹이는 행위도 이물질이 더 밑으로 내려가게 하므로 절대로 해서는 안 된다.

12 질식대상자에게 하임리히법을 적용할 때 구조자 손의 위치로 옳은 것은?

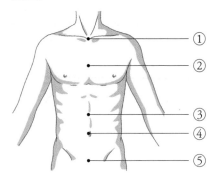

① ② ③ ④ ⑤

12 정답 ③ 673~674p

배꼽과 명치 중간에 주먹 쥔 손을 감싼 다음 양손으로 복부의 윗부분을 후상방으로 밀어 올린다.

13 급성 저혈압 증상에 관한 설명으로 옳은 것은?

① 혈압이 과도하게 높아져 혈액순환이 이루어지지 못한다.

② 피부색이 하얗거나 파랗다.

③ 손발이 따뜻하다.

④ 호흡수가 감소한다.

⑤ 맥박수가 감소한다.

13 정답 ② 674p

① 혈압이 과도하게 낮아져 혈액순환이 이루어지지 못한다.
③ 손발이 차가워진다.
④ 호흡수가 증가한다.
⑤ 맥박수가 증가한다.

14 대상자가 날카로운 물체에 찔려 팔에 출혈이 있을 때 응급처치 방법으로 옳은 것은?

① 맨손으로 지혈하고 수돗물에 닦는다.

② 멸균거즈를 이용하여 상처를 압박한다.

③ 대상자를 절대 안정시키고 움직이지 않게 한다.

④ 상처부위에 냉찜질을 한다.

⑤ 압박붕대를 이용하여 꽉 조이게 한다.

14 정답 ② 675p

① 가급적 장갑을 착용하고, 맨손을 사용했다면 비누와 물로 깨끗이 닦는다.
④ 출혈이 멈추거나 119 구급대원이 올 때까지 출혈부위를 누르고 있는다.

15 프로그램에 참여하던 대상자가 쓰러져 경련을 할 때 응급처치 방법으로 옳은 것은?

① 손가락으로 입을 벌려 약을 먹인다.

② 안전을 위해 조용한 방으로 옮긴다.

③ 대상자의 머리 아래에 딱딱한 것을 대어준다.

④ 경련이 멈출 때까지 양쪽 어깨를 꽉 잡아준다.

⑤ 고개를 가만히 옆으로 돌려준다.

15 정답 ⑤ 675~676p

① 입안에 손가락을 넣거나 약을 먹이는 등의 시도를 해서는 안 된다.
② 대상자를 옮기지 않는다.
③ 침대나 바닥에 눕히고 베개를 받쳐 머리의 손상을 보호한다.
④ 경련을 멈추기 위해 억제를 시도해서는 안 된다.

16 대상자가 약물 중독으로 쓰러졌을 때 대처방법으로 <u>옳은</u> 것은?

① 겉으로 드러난 증상이 없다면 지켜본다.

② 복용하고 남은 약을 119대원에게 전달한다.

③ 손가락을 넣어 구토를 유발한다.

④ 의식이 없더라도 물을 조금씩 먹인다.

⑤ 입에서 거품이 나오면 깨끗이 닦아준다.

16   정답 ②   676p

① 119에 신고하고 즉시 도움을 유청한다.
③ 구토를 유발하지 않는다.
④ 의식이 없는 상황이라면 똑바로 누워 천장을 바라보는 자세를 취한다.
⑤ 고개를 옆으로 돌린다.

---

17 치매 대상자가 알 수 없는 약물을 먹고 의식이 없을 때 응급대처 방법으로 <u>옳은</u> 것은?

① 즉시 가족에게 사실을 알린다.

② 우유를 먹여 구토하게 한다.

③ 천장을 바라보는 자세로 눕히고 고개를 옆으로 돌린다.

④ 복용한 것으로 의심되는 용기는 시설장에게 전달한다.

⑤ 의식이 돌아올 때까지 어깨를 두드린다.

17   정답 ③   676p

① 즉시 119에 신고한다.
② 의식 없는 대상자에게 아무것도 주어서는 안 된다.
④ 119대원에게 전달한다.

---

18 대상자가 식사 도중 뜨거운 국을 손등에 쏟았을 때 응급처치 방법으로 <u>옳은</u> 것은?

① 흐르는 수돗물에 환부를 직접 씻는다.

② 15분 이상 찬물에 담근다.

③ 팔찌, 귀고리는 그대로 둔다.

④ 핸드크림을 발라 열기를 내보낸다.

⑤ 2도 화상에는 얼음으로 문지른다.

18   정답 ②   677p

①, ②, ⑤ 15분 이상 찬물에 담그고, 얼음이나 얼음물을 직접 대지 않는다.
③ 시간이 지체되면 부종으로 뺄 수 없기 때문에 최대한 빨리 제거한다
④ 반지, 팔찌, 귀고리 등이 있다면 신속하게 미리 벗겨낸다.

---

19 정수기를 사용하던 대상자가 뜨거운 물에 손을 데었을 때 대처방법으로 <u>옳은</u> 것은?

① 손가락의 반지를 빼준다.

② 얼음물에 15분 이상 담근다.

③ 화상부위에 치약을 발라준다.

④ 화상이 어느 정도인지 모를 때는 멸균드레싱을 한다.

⑤ 경미한 화상의 후기고령자는 집에서 치료한다.

19   정답 ①   677p

①, ② 15분 이상 찬물에 담그고, 얼음이나 얼음물을 직접 대지 않는다.
③ 간장, 기름, 된장, 핸드크림 등은 절대 바르면 안 된다.
④ 어느 정도 심한지 모르겠다면 병원 진료를 받도록 한다.
⑤ 면역기능이 낮은 후기고령자는 경미한 화상에도 심각한 합병증이 발생할 수 있어 병원진료를 받는다.

20 대상자가 산책 중 넘어져 움직이기 어려울 정도로 심한 손목 통증을 호소할 때 응급처치 방법으로 <u>옳은</u> 것은?

① 손목을 움직여보게 한다.　　② 온찜질을 한다.

③ 붕대를 압박하며 감아준다.　　④ 손목부위를 마사지한다.

⑤ 팔찌를 미리 벗겨낸다.

20　정답 ⑤　678p

① 대상자를 안정시키고 스스로 움직이지 않도록 한다.
④ 손상 부위에 반지나 팔찌 등이 있다면 미리 벗겨낸다.

21 대상자가 넘어져 발목에 통증이 있고 골절이 의심될 때 응급처치 방법으로 <u>옳은</u> 것은?

① 발목을 압박한다.

② 다리에 온찜질을 한다.

③ 압박붕대를 꽉 조이게 감아준다.

④ 발목을 절대로 움직이지 않게 한다.

⑤ 부축하여 병원에 진료를 보러 간다.

21　정답 ④　678p

22 심정지 대상자에게 심폐소생술을 하는 일차적인 목적으로 <u>옳은</u> 것은?

① 쇼크 예방　　　　　② 뇌 손상 최소화

③ 면역 기능 향상　　　④ 신장 기능 향상

⑤ 근골격 손상 회복

22　정답 ②　679p

심장이 마비된 상태에서도 혈액을 순환시켜 뇌의 손상을 지연시키고 심장이 마비로부터 회복하는 데 결정적인 도움을 준다.

23 심정지 대상자에게 심폐소생술을 시행하는 순서로 <u>옳은</u> 것은?

① 반응확인 → 가슴압박 → 도움요청 → 호흡확인 → 회복자세

② 반응확인 → 도움요청 → 호흡확인 → 가슴압박 → 회복자세

③ 반응확인 → 도움요청 → 회복자세 → 호흡확인 → 가슴압박

④ 반응확인 → 회복자세 → 도움요청 → 가슴압박 → 호흡확인

⑤ 반응확인 → 회복자세 → 호흡확인 → 도움요청 → 가슴압박

23　정답 ②　679~681p

24 심폐소생술 시 가슴압박 시행 방법으로 <u>옳은</u> 것은?

① 분당 100~120회 속도로 압박한다.

② 가슴이 3cm 눌릴 수 있게 한다.

③ 매번 압박의 위치를 바꾼다.

④ 양팔을 굽은 상태로 한다.

⑤ 흉골 아래 명치부분을 압박한다.

24　정답 ①　680p

② 가슴이 5cm 눌릴 수 있게 한다.
③ 가슴뼈(흉골)의 아래쪽 절반 부위에 압박의 위치가 바뀌지 않게 한다.
④ 양팔을 쭉 편 상태로 체중을 실어, 대상자의 몸과 수직이 되도록 가슴을 압박한다.
⑤ 장기손상 방지를 위해 명치 아래(칼돌기)를 압박하지 않는다.

25 의식을 잃고 쓰러져 있는 대상자에게 심폐소생술을 시행하는 방법으로 옳은 것은?

① 분당 60회 속도로 가슴압박을 한다.

② 쓰러진 대상자의 호흡을 1분 이내로 관찰한다.

③ 양팔을 쭉 편 상태로 체중을 실어 가슴을 압박한다.

④ 대상자의 가슴이 약 2cm 눌릴 수 있게 살짝 압박한다.

⑤ 반응확인 → 가슴압박 → 도움요청 → 호흡확인 순으로 실시한다.

25   정답 ③   679~681p

① 분당 100~120회 속두로 가슴압박을 한다.

② 쓰러진 대상자의 얼굴과 가슴을 10초 이내로 관찰하여 호흡이 있는지를 확인한다.

③ 양팔을 쭉 편 상태로 체중을 실어서 환자의 몸과 수직이 되도록 가슴을 압박한다.

④ 대상자의 가슴이 약 5cm 깊이로 강하고 빠르게 시행한다.

⑤ 반응확인 → 도움요청 → 호흡확인 → 가슴압박 → 회복자세 순으로 실시한다.

26 심폐소생술을 할 때 가슴압박 부위로 옳은 위치는?

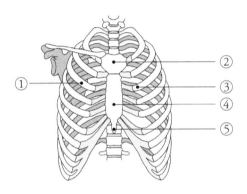

26   정답 ④   680p

④ 가슴뼈(흉골)의 아래쪽 절반 부위

27 가슴압박 소생술을 시행하던 중 대상자가 호흡이 회복되었을 때 취하게 하는 회복자세로 옳은 것은?

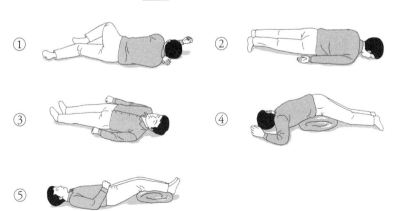

27   정답 ①   681p

환자를 옆으로 눕혀 기도(숨길)가 막히는 것을 예방한다.

28 자동심장 충격기 사용법으로 <u>옳은</u> 것은?

① 의료인만 사용한다.

② 패드 1은 왼쪽 젖꼭지 아래 중간 겨드랑이선, 패드 2는 오른쪽 빗장뼈아래 부착한다.

③ 심장리듬 분석중이라는 음성이 나오면 가슴 압박을 시행한다.

④ 심장충격 버튼을 누르기 전 모두 물러나게 하고 버튼을 누른다.

⑤ 자동심장 충격기는 2초 간격으로 심장리듬을 분석한다.

29 자동심장 충격기 패드 사용 위치로 <u>옳은</u> 것은?

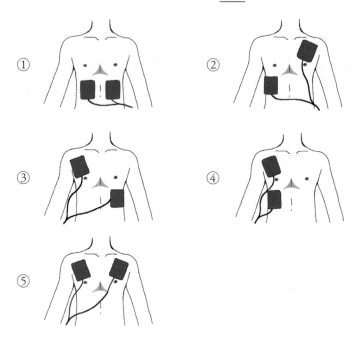

30 심폐소생술을 할 때 자동심장 충격기를 사용하는 순서로 <u>옳은</u> 것은?

① 패드부착 → 심장충격 시행 → 전원 켜기 → 심장리듬분석 → 가슴 압박

② 패드부착 → 심장리듬분석 → 심장충격 시행 → 전원 켜기 → 가슴 압박

③ 전원 켜기 → 패드부착 → 심장리듬분석 → 심장충격 시행 → 가슴 압박

④ 전원 켜기 → 패드부착 → 심장충격 시행 → 심장리듬분석 → 가슴 압박

⑤ 심장충격 시행 → 전원 켜기 → 패드부착 → 심장리듬분석 → 가슴 압박

---

28 정답 ④ 681~683p

① 의료인이 아니라도 누구나 쉽게 제세동을 할 수 있게 되었다.

② • 1패드 : 오른쪽 빗장뼈 아래
• 2패드 : 왼쪽 젖꼭지 아래 중간 겨드랑선

③ "분석 중"이라는 음성 지시가 나오면 심폐소생술을 멈추고 대상자에게서 손을 뗀다.

⑤ 심장충격기는 2분마다 심장리듬을 반복해서 분석한다.

29 정답 ③ 682p

• 1패드 : 오른쪽 빗장뼈 아래에 부착한다.

• 2패드 : 왼쪽 젖꼭지 아래 중간 겨드랑선에 부착한다.

• 패드 부착 부위에 이물질이 있다면 제거하며, 패드와 심장충격기 본체가 분리되어 있는 경우 연결한다.

30 정답 ③ 681~683p

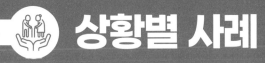

> **문제 사례**
>
> • 치매 대상자인 80세 여성은 식사를 할 때 한 가지 반찬만 주로 먹으며 수저를 사용하지 않고 손으로 음식을 집어 먹으려 한다. 요양보호사가 수저로 먹으라고 하면 알았다고 한 후 몇 번 서툴게 수저로 먹지만 금방 다시 손으로 음식을 집는다.
> • 식사 후 물을 컵에 따라주면 손으로 잡아 입에 대긴 하지만 제대로 마시지 못하고 대부분 흘린다. 요양보호사의 도움을 받아 물을 다 마시고 나면 컵을 테이블에 놓지 못하고 바닥에 떨어뜨린다.

(1) 돌봄이 필요한 경우

① 치매 대상자가 도움 없이 스스로 수행할 수 있는 것은 무엇인가?

▶ 스스로 수저를 사용하여 음식을 먹는 것은 서툴지만 스스로 음식을 입으로 가져가 씹고 삼키는 것을 할 수 있다.

② 치매 대상자가 말이나 몸짓으로 설명을 받으면 수행할 수 있는 것은 무엇인가?

▶ 주로 손으로 먹지만 요양보호사의 말이나 몸짓으로 설명을 들으면 수저로 먹는 것을 시도할 수 있다.

③ 누군가 보조해주어야 대상자가 할 수 있는 것은 무엇인가?

▶ 요양보호사의 도움이 있어야 컵에 물을 따라 마시는 것은 가능하다. 치매 대상자가 탈수에 빠지지 않도록 물을 충분히 마시는지 관찰과 직접적인 도움이 필요하다.

(2) 적합한 돌봄 방법

① 치매 대상자가 스스로 씹고 삼키는 능력이 남아있음을 파악한다.

▶ 기능을 계속 유지하면서 수저와 같은 도구를 사용하여 식사를 하도록 유도한다.

② 수저 사용을 유도하는 방법

▶ "어르신, 수저로 드셔야지요." 하고 말로 유도한다.

③ 말을 해도 손으로 먹으려 하는 경우

▶ 수저를 손에 쥐어주며 "수저로 드셔야지요." 하고 몸짓과 부드러운 말로 유도한다.

④ 수저로 떠먹지 않는 경우

▶ 수저를 잡은 치매 대상자의 손을 요양보호사의 손으로 감싸고 밥을 떠서 입으로 가져가도록 도와준다.

▶ 이러한 방법으로 수저질은 몇 번 함께 해주고 대상자 스스로 할 수 있도록 말과 몸짓으로 격려한다.

(3) 주의사항

① 탈수 예방

• 대상자가 언제 물을 마셨는지 기억한다.

• 탈수가 되기 전에 물을 마실 것을 권하고 도움을 준다.

• 물 마시기를 거부한다면 차(보리차, 옥수수차) 종류를 준비하여 마시게 한다.

② 스스로 할 수 있는 수준까지 스스로 할 수 있는 기회를 준다.
- 처음부터 컵 사용을 제한하여 빨대컵을 주어서는 안 된다.
- 서툴고 흘리더라도 컵을 입으로 가져가 마시도록 돕는다.

2 행동심리증상 돌봄

> **문제 사례**
>
> ▶ 목욕하기 싫어하는 치매 대상자 [마음 읽어주기 – 공격성 편]
> 치매 대상자에게 오늘은 목욕을 하는 날이라며 강제로 옷을 벗기고 욕실로 데리고 들어갔다.
> 샤워기로 물을 뿌리자 대상자가 놀라서 소리를 지르며 화를 내고 보호자의 손을 뿌리치고, 몸을 밀치며 목욕을 거부하였다.

(1) 치매 대상자의 행동심리

인지기능이 저하된 치매 대상자라도 갑자기 다가와 충분한 설명 없이 행하는 강압적 행동은 대상자 자신을 공격하려는 의도로 이해할 수 있어 더욱 공격적인 행동으로 나타난다.

(2) 행동심리증상 대처 방법

① 차분하게 대상자에게 목욕을 하는 이유와 과정을 설명하고 목욕 후 대상자가 원하는 일을 하거나 좋아하는 간식을 제공하는 등으로 목욕을 유도한다.
   ▶ "어르신, 목욕 후 좋아하는 산책 가요.", "제가 도와드릴게요.", "어르신이 한번 벗어보세요."
② 목욕 중에는 대상자가 좋아하는 주제에 대해 부드럽게 대화를 유도한다.
③ 목욕에 함께 참여시킨다. 목욕물의 온도나 씻는 방법은 치매 어르신의 습관에 맞추는 것이 좋다.
   ▶ "샤워기 한번 들어 보실래요?", "등 밀어 드릴까요?"
④ 목욕은 주의해서 천천히 하여 목욕 후 목욕을 잘 끝낸 것에 대해 칭찬한다.
   ▶ 목욕 후 간식을 제공하고 좋아하는 활동을 하게 한다.

(3) 주의사항

① 순서는 치매 어르신의 습관에 맞춘다.
② 어지러울 수 있으므로 장시간 목욕하지 않는다.
③ 물을 뿌린다는 설명을 하여 놀라지 않게 한다.

문제 사례

▶ 치매가족의 어려움 공감하기

치매 대상자인 시아버지를 돌보며 집안일까지 혼자 하고 있는 주보호자인 며느리는 남편과의 관계가 좋지 않다. 딸 또한 자기에게 신경을 써주지 않고 엄마가 할아버지에게만 신경을 쓴다며 짜증을 내곤 한다. 남편과의 관계는 평소 좋은 편이었으나 시아버지가 치매진단을 받아 집에서 돌보게 된 후부터 나빠졌다고 한다.

· 주보호자 : "시아버지를 돌보지 않겠다는 것은 아니지만 고맙다는 말 한마디도 안 하고 집에 올 때마다 방으로 들어가 버리는 남편이나 자기는 하나도 챙기지 않는다며 투정하는 딸 때문에 스트레스가 이만저만이 아니에요. 난 모든 것을 열심히 하려고 노력하는데 주위에서는 내가 집에서 노는 줄 알아요."
· 요양보호사 : "집안일과 시아버님 돌보는 일로 힘든 것이 많은데 남편분과 가족분들이 몰라주는 것 같아 서운하시군요."

(1) 요양보호사 관찰 내용

가족들이 자신이 힘든 것을 몰라주는 것에 대한 며느리의 감정에 초점을 맞추어 공감한다.

(2) 요양보호사가 개선할 점

① 구체적인 공감을 해준다.

▶ "남편분이 따뜻한 말, 한 마디라도 해주었으면 좋겠는데 그러지 않아 서운하시군요."

② 언어적인 부분 이외에 비언어적인 부분에서도 공감해준다.

▶ 바쁜 시간이더라도 눈을 마주치고 상대방의 표정도 바라본다.

■ 정답 옆에 기재된 페이지는 「요양보호사 양성 표준교재」 참고 페이지입니다.

1　주어진 사례를 읽고 요양보호사가 치매 대상자의 일상생활 돕기 방법으로 <u>옳은</u> 것은?

> • 치매 대상자인 80세 여성은 식사를 할 때 한 가지 반찬만 주로 먹으며 수저를 사용하지 않고 손으로 음식을 집어 먹으려 한다. 요양보호사가 수저로 먹으라고 하면 알았다고 한 후 몇 번 서툴게 수저로 먹지만 금방 다시 손으로 음식을 집는다.
> • 식사 후 물을 컵에 따라주면 손으로 잡아 입에 대긴 하지만 제대로 마시지 못하고 대부분 흘린다. 요양보호사의 도움을 받아 물을 다 마시고 나면 컵을 테이블에 놓지 못하고 바닥에 떨어뜨린다.

① 숟가락을 사용하여 음식을 떠서 입안에 넣어준다.

② 수저를 손에 쥐어 "수저로 드셔야지요." 하며 부드럽게 말한다.

③ 젓가락으로 음식을 집어 입안에 넣어준다.

④ 스스로 컵을 사용한 후 탁자 위에 놓을 수 있도록 격려한다.

⑤ 물을 많이 흘리므로 컵 사용을 제한한다.

01　정답 ②　687~689p

수저를 잡은 치매 대상자의 손을 요양보호사의 손으로 감싸고 밥을 떠서 입으로 가져가도록 도와준다. 이렇게 몇 번 수저질을 같이 해주고 혼자 할 수 있도록 말과 몸짓으로 격려한다.

2　주어진 사례를 읽고 요양보호사의 돕기 방법으로 <u>옳은</u> 것은?

> 보호자는 치매 대상자를 욕실로 데려가 옷을 갈아입히거나 샤워기로 물을 뿌릴 때마다 설명 없이 끌고 가거나 옷을 벗기려 한다. 이럴 때마다 노인은 화를 내며 손을 뿌리치고 보호자를 밀치며 목욕을 거부하고 있다.

① 인지기능이 저하된 치매 대상자는 충분한 설명을 이해하기 어렵다.

② 협조가 어려울 때는 강압적인 행동으로 목욕을 마무리한다.

③ 목욕을 하는 이유와 과정을 설명하고 목욕 후 좋아하는 일을 하자며 유도한다.

④ 목욕물의 온도, 옷 갈아입을 준비하기는 스스로 하도록 격려한다.

⑤ 목욕을 자주 할 수 없으므로 가능한 오랜 시간 동안 목욕한다.

02　정답 ③　697p

① 인지기능이 저하된 대상자라도 충분한 설명 없이 강압적인 행동은 자신을 공격하려는 의도로 이해한다.

③ 충분한 설명과 함께 자신이 좋아하는 일까지 보상으로 주어진다면 목욕을 자발적으로 하게 될 것이다.

④ 목욕물의 온도, 옷 갈아입을 준비하기는 요양보호사나 가족과 함께 하는 것이 좋다.

⑤ 목욕은 너무 오래하면 어지럽기 때문에 장시간의 목욕은 자제하는 것이 좋다. 20~30분 이내로 끝낸다.

3 주어진 내용을 읽고 치매 대상자에 대한 요양보호사의 돕기 방법으로 옳은 것은?

> • 치매 어르신에게 인사를 해도 멍하니 반응이 없다.
> • 이야기를 해도 대꾸가 없다.
> • 그냥 가만히 의자에 앉아만 있다.
> • 텔레비전 시청도, 산책도 아무런 소용이 없다.

① 갑자기 뒤에서 안으며 이름을 부른다.
② 대답을 하지 않으면 큰소리로 물어본다.
③ 과거에 좋아했던 활동을 하도록 유도한다.
④ 반응이 없으면 화를 내어 관심을 갖도록 한다.
⑤ 방으로 들어가 편히 쉬게 한다.

4 주어진 사례를 읽고 치매 시아버지를 돌보는 며느리에 대한 요양보호사의 반응으로 옳은 것은?

> "시아버지를 돌보지 않겠다는 것은 아니지만 고맙다는 말 한마디도 안 하고 집에 올 때마다 방으로 들어가 버리는 남편이나 자기는 하나도 챙기지 않는다며 투정하는 딸 때문에 스트레스가 이만저만이 아니에요. 난 모든 것을 열심히 하려고 노력하는데, 주위에서는 내가 집에서 노는 줄 알아요."

① "남편들이 다 그렇지요, 많이 속상하시겠어요."
② "아…. 그러시군요. 네네…." 하며 하던 일을 계속한다.
③ "제가 남편분께 한번 말씀드려볼까요."
④ "남편분이 따뜻한 말 한마디 해주시면 좋겠는데 그렇지 않아서 서운하시군요."
⑤ "따님이 아직 어려서 엄마가 힘든 걸 모르네요. 속상하시겠어요."

03   **정답 ③**   698p

치매 대상자의 무간동 대처
• 사려 깊은 관심을 기울인다.
• 반응이 없어도 화를 내지 않는다.
• 현재 능력에 맞는 활동을 확인한다.
• 좋아하는 활동 참여에 격려한다.

04   **정답 ④**   707~708p

② 상대의 표정을 바라보며 진심으로 공감하도록 노력한다.
④ 구체적인 공감을 표현해주는 것이 좋다.

5 주어진 사례를 읽고 치매에 걸린 아내를 돌보는 주보호자인 남편에 대한 요양보호사의 반응으로 옳은 것은?

> "아내는 갈수록 상태가 더 나빠지는 것 같아요. 내가 잘 돌보지 못해서 나날이 나빠지는 것만 같아 힘이 들어요. 나도 잘하고 싶은데 이게 잘하는 건지 못하는 건지 몰라 매번 답답해요. 이러다 아내가 어디로 없어지거나 더 상태가 나빠질까 봐 걱정이네요."

① "다른 가족분은 안 계시나요? 혼자서 돌보시기 힘드시겠어요."

② "제가 바빠서요, 말씀은 나중에 다시 듣겠습니다."

③ "다른 집들도 다 똑같은 것 같아요. 너무 힘들어하지 마세요."

④ "더 잘 돌봐드리고 싶은데, 아내분이 더 나빠질까 봐 걱정이 되시나 봐요."

⑤ "더 도와드릴 부분이 있는지 시설장님께 말씀드려볼게요."

05   정답 ④   709p

주보호자가 말씀하신 부분에 대한 진심 어린 공감을 표현한다.

그림문제
50

01 대상자의 칫솔질을 도울 때 치약을 올바르게 짠 상태로 옳은 것은?

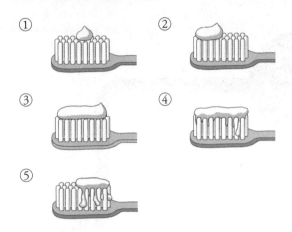

① ② ③ ④ ⑤

02 그림과 같이 수액을 맞고 있는 오른쪽 편마비 대상자의 상의 입히기 순서로 옳은 것은?

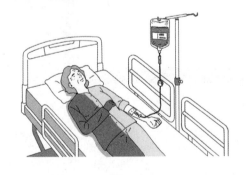

① 오른쪽 팔 → 수액 → 왼쪽 팔
② 오른쪽 팔 → 왼쪽 팔 → 수액
③ 왼쪽 팔 → 오른쪽 팔 → 수액
④ 왼쪽 팔 → 수액 → 오른쪽 팔
⑤ 수액 → 오른쪽 팔 → 왼쪽 팔

03 다음 그림과 같이 휠체어를 자동차 트렁크로 옮기는 방법으로 옳은 것은?

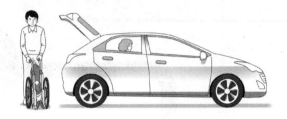

① 몸에서 멀리 하여 들어 올린다.
② 허리의 회전을 이용하여 옮긴다.
③ 허리를 굽혔다 펴면서 들어 올린다.
④ 무릎을 굽혀 자세의 중심을 낮춰서 들어 올린다.
⑤ 다리를 모아 지지면을 좁혀 들어 올린다.

04 휠체어에 앉아있는 대상자를 일으킬 때 요양보호사의 허리 손상을 예방하기 위한 자세로 옳은 것은?

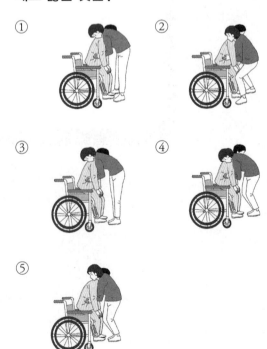

① ② ③ ④ ⑤

05 다음과 같이 누워서 엉덩이를 들어 올리는 운동을 할 때의 효과로 옳은 것은?

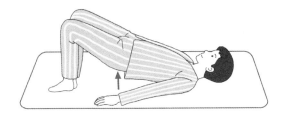

① 복부둘레 감소

② 기관지 확장

③ 감각기능 향상

④ 인지능력 개선

⑤ 보행 시 신체 안정

06 다음 그림과 같이 미끄러져 내려가 누워있는 대상자를 두 명의 요양보호사가 올려 눕히는 방법으로 옳은 것은?

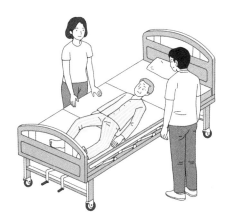

① 어깨와 대퇴 밑을 지지하여 올린다.

② 팔과 다리를 잡고 잡아 당겨 올린다.

③ 목과 무릎 밑을 지지하여 올린다.

④ 상의와 바지를 잡고 들어 올린다.

⑤ 양쪽 겨드랑이를 잡고 당겨 올린다.

07 그림과 같이 침대 한쪽에 누워있는 편마비 대상자를 침대 가운데로 옮기는 방법으로 옳은 것은?

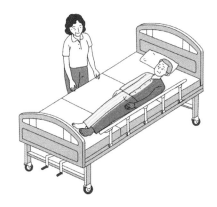

① 상반신은 불편한 팔을 잡고 옮긴다.

② 상반신은 머리와 목 아래를 지지하여 옮긴다.

③ 하반신은 다리를 잡고 옮긴다.

④ 하반신은 엉덩이 부위의 옷을 잡고 옮긴다.

⑤ 하반신은 허리와 엉덩이를 지지하여 옮긴다.

08 그림과 같은 상태로 누워있는 오른쪽 편마비 대상자를 일으켜 앉히는 방법으로 옳은 것은?

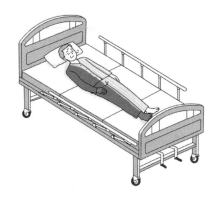

① 양팔을 잡아 일으켜 앉힌다.
② 어깨 옷자락을 당겨 앉힌다.
③ 머리와 목 밑을 받쳐 앉힌다.
④ 등과 어깨 밑을 받쳐 앉힌다.
⑤ 건강한 쪽 팔을 당겨 앉힌다.

09 다음 그림에서 옆으로 누워있는 오른쪽 편마비 대상자를 침대에 걸터앉힐 때 지지하는 방법으로 옳은 것은?

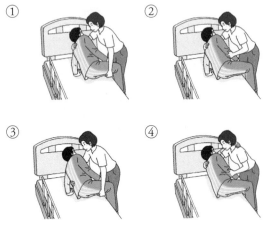

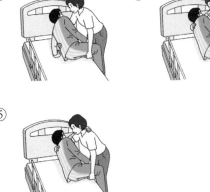

10 다음 그림과 같이 앉아있는 오른쪽 편마비 대상자를 앞에서 일으킬 때 요양보호사의 지지 방법으로 옳은 것은?

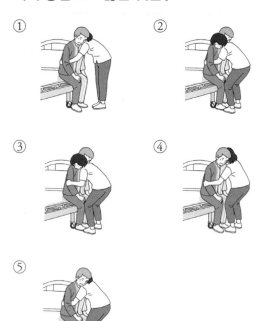

11 그림과 같은 자세로 장시간 누워있을 때 나타날 수 있는 부작용은?

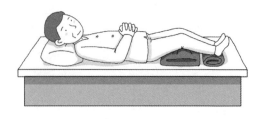

① 무릎관절 염증
② 엉덩관절 구축
③ 발목관절 마비
④ 어깨관절 마모
⑤ 허리관절 수축

12 대상자가 숨이 차다고 할 때 취하게 해야 하는 자세로 옳은 것은?

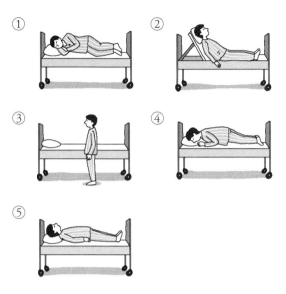

13 그림과 같이 반좌위를 하고 있는 대상자가 미끄러져 내려가지 않고 편안하게 하는 방법으로 옳은 것은?

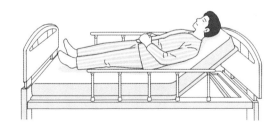

① 발바닥에 베개를 대어준다.
② 다리 쪽 침대를 살짝 높여준다.
③ 목과 어깨 밑에 베개를 받쳐준다.
④ 머리 쪽 침대를 더 높이 올려준다.
⑤ 등 뒤에 베개를 A자 형태로 받쳐준다.

14 엎드린 자세에서 등근육과 넙다리 근육의 휴식을 위해 타월이나 베개를 받쳐주는 위치로 옳은 것은?

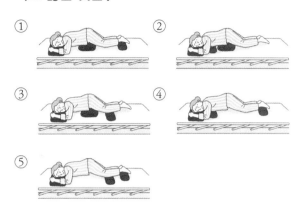

15 대상자의 둔부의 압력을 피하고, 관장할 때 자세로 옳은 것은?

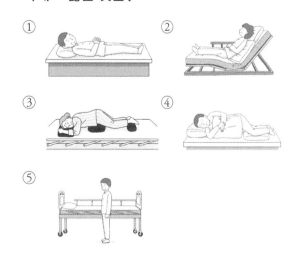

16 다음 그림과 같이 휠체어 앞바퀴를 들고 이동해야 하는 상황으로 옳은 것은?

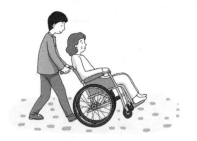

① 평평한 길을 갈 때
② 오르막길을 갈 때
③ 내리막길을 갈 때
④ 엘리베이터를 탈 때
⑤ 울퉁불퉁한 길을 갈 때

17 그림과 같은 턱에서 내려갈 때 휠체어 이동 방법으로 옳은 것은?

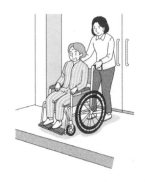

① 앞바퀴를 들고 앞으로 내려간다.
② 뒤로 돌려 뒷걸음으로 한 번에 내려간다.
③ 바퀴 한쪽씩 지그재그로 앞으로 내려간다.
④ 뒤로 돌려 바퀴 한쪽씩 지그재그로 내려간다.
⑤ 뒤로 돌려 뒷바퀴를 먼저 내린 후 앞바퀴를 들어 내려간다.

18 다음 그림과 같이 가파른 내리막길에서 휠체어를 타고 있는 대상자를 이동시키는 방법으로 옳은 것은?

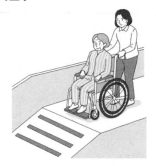

① 휠체어를 뒤로 돌려 지그재그로 내려간다.
② 휠체어를 뒤로 돌려 자세를 낮추어 내려간다.
③ 휠체어를 앞으로 하여 뒷걸음으로 내려간다.
④ 휠체어를 앞으로 하여 지그재그로 내려간다.
⑤ 휠체어를 앞으로 하여 앞바퀴를 들고 내려간다.

19 다음과 같이 오르막길을 갈 때 휠체어 작동법으로 옳은 것은?

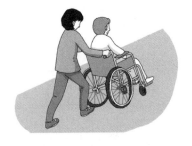

① 뒷바퀴를 천천히 밀면서 올라간다.
② 앞바퀴를 든 상태로 이동한다.
③ 지그재그로 밀고 올라간다.
④ 고개를 돌려 뒤를 보면서 올라간다.
⑤ 양팔에 힘을 주고 휠체어를 기울이면서 올라간다.

20 다음 그림과 같이 휠체어에 탄 대상자를 엘리베이터에 태우는 방법으로 옳은 것은?

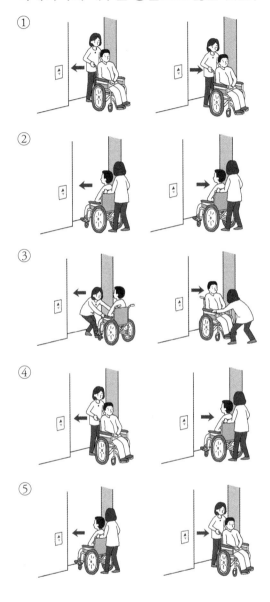

21 왼쪽 편마비 대상자가 바닥에서 휠체어로 이동할 때 돕는 방법으로 옳은 것은?

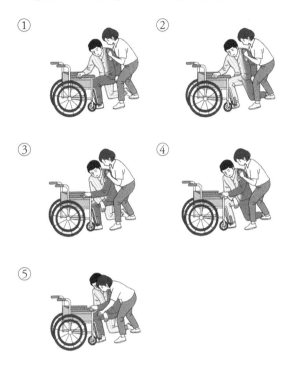

22 오른쪽 편마비 대상자를 휠체어에서 침상으로 옮길 때 휠체어의 위치로 옳은 것은?

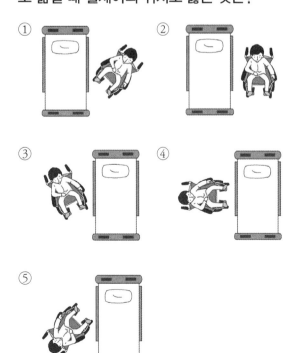

23 휠체어에 앉아있는 대상자를 침대로 옮길 때 두 명의 요양보호사가 각각 지지해야 하는 부위로 옳은 것은?

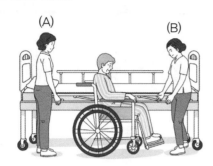

	(A)	(B)
①	겨드랑이와 가슴	종아리와 발목
②	겨드랑이와 가슴	대퇴와 발목
③	겨드랑이와 팔	대퇴와 종아리
④	등과 허리	종아리와 발목
⑤	등과 허리	대퇴와 발목

24 그림처럼 대상자를 휠체어에서 자동차로 옮길 때 순서로 옳은 것은?

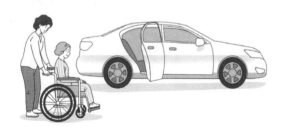

가. 대상자의 다리를 한쪽씩 올려놓고 깊숙이 앉게 한다.
나. 휠체어를 자동차와 평행하게 놓는다.
다. 대상자의 엉덩이부터 자동차 시트에 앉힌다.
라. 요양보호사의 무릎을 대상자의 마비된 무릎에 대어 지지한다.

① 나 - 가 - 다 - 라 ② 나 - 가 - 라 - 다
③ 나 - 다 - 가 - 라 ④ 나 - 다 - 라 - 가
⑤ 나 - 라 - 다 - 가

25 다음 그림과 같이 자동차에 앉아있는 편마비 대상자를 휠체어로 옮기는 순서로 옳은 것은?

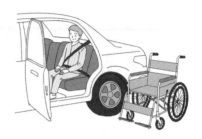

가. 자동차 안전벨트를 푼다.
나. 휠체어를 자동차와 평행하게 놓고 잠금장치를 잠근 후 발 받침대를 접는다.
다. 대상자의 두 발이 바닥을 지지하게 한다.
라. 대상자의 어깨를 지지하면서 다리부터 밖으로 내린다.
마. 마비된 쪽 무릎을 지지하면서 일으켜 휠체어로 돌려 앉힌다.

① 가 - 나 - 다 - 라 - 마
② 가 - 나 - 라 - 다 - 마
③ 나 - 가 - 다 - 라 - 마
④ 나 - 가 - 라 - 다 - 마
⑤ 나 - 라 - 다 - 가 - 마

26 왼쪽 편마비 대상자가 지팡이를 짚고 계단을 오를 때 순서로 옳은 것은?

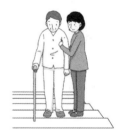

① 지팡이 → 오른쪽 다리 → 왼쪽 다리
② 지팡이 → 왼쪽 다리 → 오른쪽 다리
③ 왼쪽 다리 → 지팡이 → 오른쪽 다리
④ 왼쪽 다리 → 오른쪽 다리 → 지팡이
⑤ 오른쪽 다리 → 지팡이 → 왼쪽 다리

27 그림과 같이 편마비 대상자가 버스에서 내리려고 한다. 지팡이 이용 돕기로 옳은 것은?

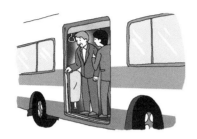

① 왼쪽 다리 → 지팡이 → 오른쪽 다리
② 오른쪽 다리 → 지팡이 → 왼쪽 다리
③ 오른쪽 다리 → 왼쪽 다리 → 지팡이
④ 지팡이 → 왼쪽 다리 → 오른쪽 다리
⑤ 지팡이 → 오른쪽 다리 → 왼쪽 다리

28 노인장기요양보험 복지용구 급여로 대여할 수 있는 품목으로 옳은 것은?

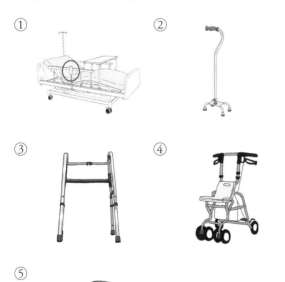

29 대상자의 보행기 사용방법으로 옳은 것은?

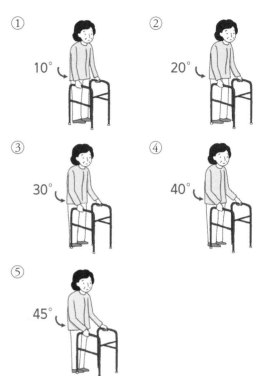

30 오른쪽 다리가 약한 대상자가 보행보조차로 이동하는 순서로 옳은 것은?

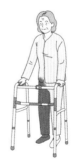

① 왼쪽 다리 → 오른쪽 다리 → 보행기
② 왼쪽 다리 → 오른쪽 다리와 보행기
③ 왼쪽 다리와 보행기 → 오른쪽 다리
④ 오른쪽 다리 → 왼쪽 다리 → 보행기
⑤ 오른쪽 다리와 보행기 → 왼쪽 다리

31 다음 그림과 같은 휠체어를 사용할 때 대상자의 다리 길이에 맞추어 조절하여야 하는 부분으로 옳은 것은?

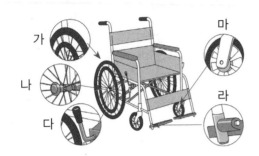

① 가 　② 나 　③ 다 　④ 라 　⑤ 마

32 다음 설명에 해당하는 복지용구로 옳은 것은?

- 체중을 지지하고 균형을 잡아준다.
- 뇌졸중, 반신마비 대상자는 사용하지 않거나 신중하게 고려한다.
- 지팡이로 걷는 연습하기 바로 전 단계에서 사용한다.

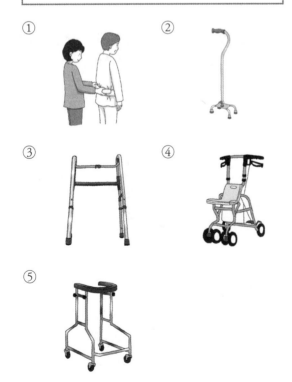

33 다음 그림과 같은 보행보조차를 안전하게 사용할 수 있는 대상자로 옳은 것은?

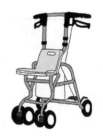

① 하체에 힘이 없어 보행이 어려운 대상자
② 어느 정도 균형감각과 보행능력이 있는 대상자
③ 뇌졸중으로 오른쪽 편마비가 있는 대상자
④ 손잡이에 체중을 실어야 하는 대상자
⑤ 이동 중 보행보조차에 기대어 쉬어야 하는 대상자

34 그림에서 오른쪽 편마비 대상자의 지팡이 보행을 도울 때 지팡이 끝을 놓는 위치로 옳은 것은?

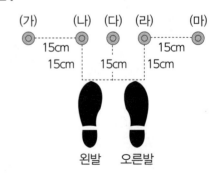

① 가 　② 나 　③ 다 　④ 라 　⑤ 마

35 지팡이 길이 결정방법으로 옳은 것은?

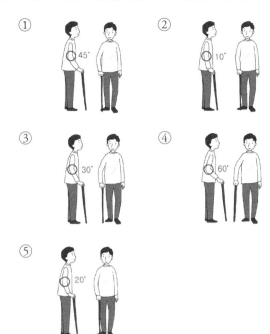

36 거동이 불편한 대상자의 안전을 위해 선택해야 할 목욕의자로 옳은 것은?

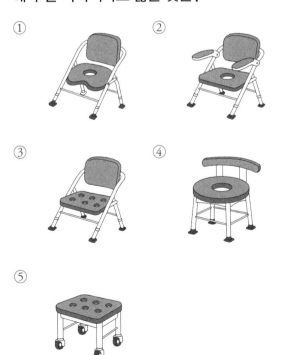

37 그림과 같은 목욕리프트를 선정할 때 고려할 사항으로 옳은 것은?

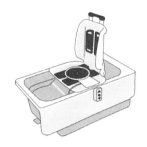

① 금속으로 된 것

② 등받이 각도가 고정된 것

③ 대상자의 무게를 지탱할 수 있는 것

④ 높낮이가 수동으로 조절되는 것

⑤ 콘센트에 전원을 연결하여 사용하는 것

38 욕창예방 매트리스를 사용하는 대상자를 돕는 방법으로 옳은 것은?

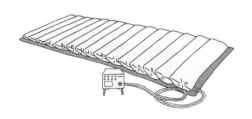

① 매트리스 위에 전기담요를 깔아둔다.

② 대상자 외에 1인 이상이 동시에 사용한다.

③ 1주일에 한 번 작동 여부를 확인한 후 사용한다.

④ 매트리스는 끓는 물에 소독한 후 말려 사용한다.

⑤ 엉덩이 밑에 손을 넣어 매트리스 공기압을 확인한다.

39 자세 변환용 쿠션을 선택할 때 고려해야 할 사항으로 옳은 것은?

① 지퍼가 잘 보이도록 노출되어 있어야 한다.
② 내부 충전재가 커버 밖으로 나와있어야 한다.
③ 마찰이 적은 소재로 잘 미끄러져야 한다.
④ 커버는 분리되지 않아야 한다.
⑤ 변색과 탈색이 되지 않아야 한다.

40 다음과 같은 침대를 안전하게 사용하는 방법으로 옳은 것은?

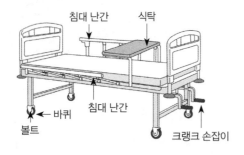

① 낮 동안에는 침대난간을 내려놓는다.
② 이송 시 침대 난간을 잡고 이동한다.
③ 침대 바퀴의 볼트를 느슨하게 해놓는다.
④ 크랭크 손잡이의 주변 공간을 확보해둔다.
⑤ 부착된 식탁을 누워있는 대상자의 위쪽에 펴둔다.

41 본세탁의 세탁물 기호에 대한 설명으로 옳은 것은?

①  95℃ 물로 세탁, 삶을 수 없음

② 30℃ 물로 세탁, 중성세제 사용 안 됨

③  40℃ 물로 세탁, 세제의 종류 제한이 있음

④ 30℃ 물로 세탁, 세탁기 사용 불가

⑤ 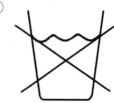 세탁기 사용 불가, 물세탁 가능

42 다음 그림의 세탁표시에 따른 방법으로 옳은 것은?

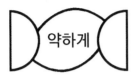

① 약하게 짜면 안 됨
② 다림질을 약한 온도로 함
③ 드라이클리닝을 약하게 함
④ 산소계 표백제를 적게 사용함
⑤ 세탁기에서는 단시간에 짜야 함

43 대상자의 옷을 세탁하려고 할 때 "옷걸이에 걸어 그늘에 건조"하라는 표시가 되어 있다. 세탁 표시로 옳은 것은?

① 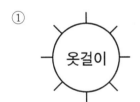 ②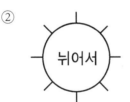

③ 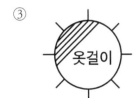 ④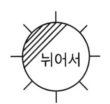

⑤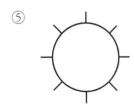

44 다음과 같은 표시 기호가 있는 의복의 다림질 방법으로 옳은 것은?

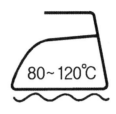

① 80~120℃로 다림질한다.
② 80~120℃의 물로 분무한 후 다림질한다.
③ 80~120℃로 다림질한 후 펴서 보관한다.
④ 80~120℃로 다림질한 후 완전히 말린다.
⑤ 원단 위에 천을 덮고 80~120℃로 다림질한다.

45 대상자가 고구마를 먹다가 목에 걸려 호흡 곤란을 일으켰다. 요양보호사의 응급처치 방법으로 옳은 것은?

① 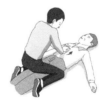 ②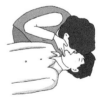

③ 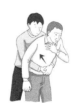 ④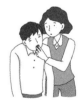

⑤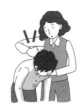

46 대상자가 갑자기 몸이 뻣뻣해지면서 호흡곤란과 함께 침을 흘릴 때 요양보호사의 돕기 방법으로 옳은 것은?

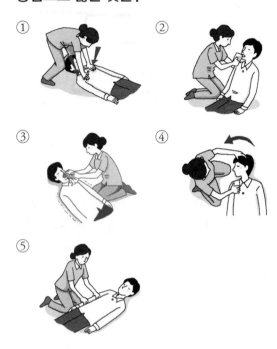

47 심폐소생술을 할 때 가슴을 압박하는 자세로 옳은 것은?

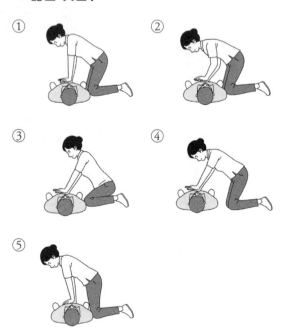

48 심정지 대상자에게 심폐소생술을 하는 순서로 옳은 것은?

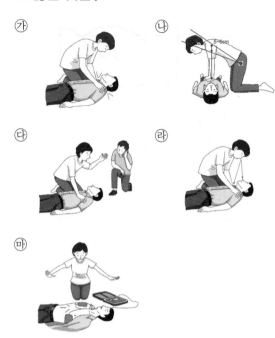

① 가 → 다 → 나 → 라 → 마
② 가 → 다 → 라 → 나 → 마
③ 다 → 가 → 나 → 라 → 마
④ 다 → 가 → 라 → 나 → 마
⑤ 라 → 가 → 다 → 나 → 마

49 자동심장 충격기 패드 사용위치로 옳은 것은?

①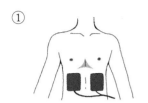
②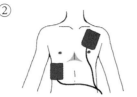
③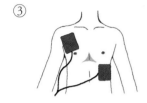
④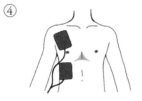
⑤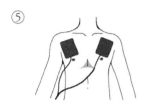

50 심정지 대상자에게 자동심장충격기 사용 순서로 옳은 것은?

㉠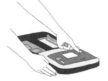
㉡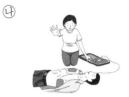
㉢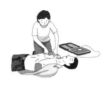
㉣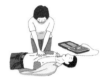
㉤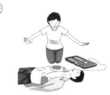

① 가→다→나→라→마
② 가→다→마→나→라
③ 다→가→나→라→마
④ 다→가→마→나→라
⑤ 라→가→다→나→마

1. ④	2. ①	3. ④	4. ②	5. ⑤	6. ①	7. ⑤	8. ④	9. ①	10. ②
11. ②	12. ②	13. ②	14. ①	15. ④	16. ⑤	17. ⑤	18. ①	19. ③	20. ①
21. ②	22. ③	23. ③	24. ⑤	25. ④	26. ①	27. ④	28. ①	29. ③	30. ⑤
31. ⑤	32. ⑤	33. ②	34. ①	35. ③	36. ②	37. ③	38. ⑤	39. ⑤	40. ④
41. ④	42. ⑤	43. ③	44. ⑤	45. ③	46. ④	47. ①	48. ②	49. ③	50. ②

■ 해설에 기재된 페이지는 「요양보호사 양성 표준교재」 참고
페이지입니다.

01　398p

치약의 양이 너무 많으면 입안에 거품이 가득 차서 칫
솔질이 어렵고, 치약으로 인한 청량감 때문에 치아가
잘 닦였을 것이라고 오해하기 쉽다.

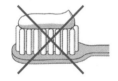 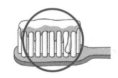

02　432p

- 건 → 벗 / 불 → 입
- 입히기 순서이므로 마비된 팔 → 수액 → 건강한 쪽
팔 순서로 입힌다.

03　436p

① 요양보호사의 허리와 가슴 사이의 높이로 몸 가까이
들어 올린다.
② 다리와 몸통의 큰 근육을 이용하여 옮긴다.
③ 허리는 펴고, 무릎을 굽혀 올린다.
⑤ 다리는 적당히 벌리고 지지면을 넓혀 들어 올린다.

04　436p

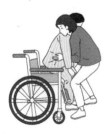

올바른 신체정렬 방법

- 요양보호사의 가슴과 허리 사이의 높이로 몸 가까이
에서 잡고 보조한다.
- 안정된 균형을 잡기 위하여 한 발은 다른 발보다 약간
앞에 놓아 지지면을 넓힌다.
- 양쪽 다리에 체중을 지지하고 무릎을 굽혀 중심을 낮
게 하여 골반을 안정시킨다.
- 이동 시 다리와 몸통의 큰 근육을 사용하여 척추의 안
전성을 유지한다.
- 갑작스러운 동작은 피하고 적절한 휴식을 취한다.

05　437p
누워서 엉덩이를 들어 올리는 운동

- 휴대용 변기 사용과 침대 위에서의 이동, 보행 시 신
체 안정에 도움이 된다.
- 엉덩이를 들어 올리고, 배와 허리에 힘을 주고 숫자를
세면서 있는다.
- 동작은 몇 번으로 나누어 천천히 시행한다.

06　437p

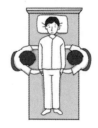

07　438p

①, ② 대상자의 두 팔을 가슴 위에 포갠 후 요양보호사
의 한 손은 대상자의 목에서 겨드랑이를 향해 넣어서 받
쳐 옮긴다.
③, ④ 허리와 엉덩이 아래에 손을 깊숙이 넣고 이동시킨다.

08 439p

요양보호사의 팔을 대상자의 목 밑에 깊숙하게 넣어 손바닥으로 등과 어깨를 지지하고, 반대 손은 엉덩이 또는 대퇴(넙다리)를 지지하여 일으켜 앉힌다. 이때 대상자가 건강한 손으로 짚고 일어날 수 있게 한다.

09 440p

요양보호사는 대상자의 목 밑으로 팔을 깊숙이 넣고 다른 한 손은 다리를 지지한다. 이때 대상자가 건강한 손(왼손)으로 짚고 일어날 수 있게 한다.

10 440p

요양보호사는 한 손으로 대상자의 마비된 대퇴부(오른쪽)를 지지하고, 다른 한 손은 대상자의 반대 허리를 부축하여 천천히 일으켜 세운다.

11 442~443p

바로 누운 자세(앙와위) : 휴식하거나 잠을 잘 때 자세로, 편안함을 위해 무릎과 발목 밑에 작은 타월을 받친다.

12 442~443p

반 앉은 자세(반좌위) : 숨차거나 얼굴을 씻을 때, 식사나 위관 영양을 할 때 자세로, 천장을 보며 누운 상태에서 침상머리를 45° 정도 올린 자세이다.

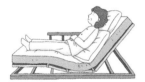

13 442~443p

다리 쪽의 침대를 살짝 올려주면 대상자가 미끄러져 내려가지 않고 편안하다.

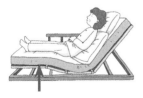

14 443p

대상자의 아랫배에 낮은 베개를 놓아 허리의 과도한 앞굽음을 감소시킨다. 발목 밑에 타월을 받쳐 허벅지 다리와 허리의 긴장을 완화시킨다.

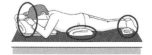

15 444p

옆으로 누운 자세(측위)

• 엉덩이와 무릎관절은 굽힘 자세가 되어야 한다.

• 머리 아래, 다리 밑, 앞가슴에 베개를 받쳐 팔이 지지되게 한다.

16 450p

울퉁불퉁한 길을 갈 때

• 앞바퀴를 살짝 들어 올린다.

• 휠체어를 약간 뒤로 젖힌 상태에서 이동한다.

• 앞바퀴가 지면에 닿으면 휠체어를 밀기도 힘들고 대상자가 진동을 많이 느낀다.

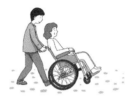

17 450p

도로 턱이나 문턱을 내려갈 때

• 요양보호사가 도로 턱이나 문턱을 먼저 내려와 뒷바퀴를 돌린다.

• 앞바퀴를 들어 올린 상태로 뒷바퀴를 천천히 뒤로 빼면서 앞바퀴를 조심히 내려놓는다.

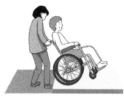

18 450p

내리막길을 갈 때

• 요양보호사는 반드시 고개를 뒤로 돌려 가고자 하는 방향을 살핀다.

• 방향을 확인하면서 뒷걸음질로 내려간다.

• 체중이 많이 나가는 대상자거나 경사가 큰 경우 지그재그로 내려간다.

19 450p

오르막길을 갈 때

• 자세를 가급적 낮춘다.

• 다리에 힘을 주어 휠체어를 밀고 올라간다.

• 체중이 많이 나가는 대상자이거나 경사가 큰 경우에는 지그재그로 밀고 올라간다.

20 **450p**

뒤로 들어가서 앞으로 밀고 나온다. 엘리베이터에서 돌려야 하는 불편함을 피할 수 있다.

21 **452p**

- 요양보호사는 대상자 뒤에서 한 손으로 허리를 잡아주고 다른 한 손은 어깨를 지지하여 준다.
- 대상자의 건강한 쪽 무릎을 세워 천천히 일어나도록 도와주어 휠체어에 앉힌다.
- 대상자의 건강한 손으로 휠체어 팔걸이를 잡아 균형을 유지한다.

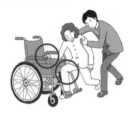

22 **454~455p**

휠체어를 45° 각도로 대상자의 건강한 쪽으로 놓는다.

23 **455~456p**

두 사람이 대상자를 이동

- 대상자 뒤쪽에 있는 사람이 대상자의 겨드랑이 아래로 팔을 집어넣어 대상자의 팔을 안쪽에서 바깥쪽으로 붙든다.
- 다리 쪽에 있는 사람은 한 손을 대상자의 종아리 아래에, 다른 한 손은 대퇴 아래에 집어넣어 올바른 신체정렬을 한다.

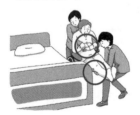

24 **457p**

25 **458p**

26 **466p**

지팡이 이동 → 건강한(오른쪽) 다리 이동 → 마비된(왼쪽) 다리 이동

27 **466p**

지팡이를 짚고 있는 오른쪽이 건강한 쪽이므로 지팡이 이동 → 마비된(왼쪽) 다리 이동 → 건강한(오른쪽) 다리 이동

28 **471p**

- 대여품목(6종) : 수동휠체어, 전동침대, 수동침대, 이동욕조, 목욕리프트, 배회감지기
- 구입품목(10종) : 이동변기, 목욕의자, 성인용보행기, 안전손잡이, 미끄럼방지 용품(미끄럼방지 매트, 미끄럼방지액, 미끄럼방지 양말), 간이변기(간이대변기, 소변기), 지팡이·욕창예방 방석, 자세변환용구, 요실금팬티
- 구입 또는 대여품목(2종) : 욕창예방 매트리스, 경사로(실내용, 실외용)

29 **484~486p**

팔꿈치가 약 30° 구부러지도록 보행보조차의 손잡이를 엉덩이 높이로 조절한다.

30 **467p**

약한 다리와 보행보조차 → 건강한 다리 순서로 옮긴다.

31 **478~480p**

④ 발판 : 휠체어 발판의 높낮이를 조절할 수 있다.
① 바퀴, ③ 잠금장치 : 잠금장치가 고정되지 않을 때는 타이어 공기압을 확인한다.

32 **483p**

33 **482p**

34 **484p**

지팡이를 사용하는(건강한) 쪽 발의 새끼발가락으로부터 앞 15cm, 옆 15cm 지점에 지팡이 끝을 놓는다.

35 **486p**

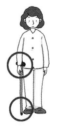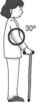

- 신발을 신고 손잡이가 손목(둔부) 높이
- 발 앞 15cm, 옆 15cm 지점에 지팡이 끝

- 건강한 쪽 손에 지팡이
- 지팡이를 한 걸음 앞에 놓았을 때 30° 구부러지는 팔꿈치

왼발   오른발

36 489p

- 의자 부분에 구멍이 있거나 홈이 파여 있어 물이 흐를 수 있어야 한다.
- 등받이와 팔걸이가 있어야 한다.
- 모든 바퀴에 잠금장치가 있어야 한다.

37 490~491p

① 녹이 슬지 않는 재질이어야 한다.
② 편안한 자세로 목욕할 수 있게 등받이 각도가 조절되어야 한다.
③, ⑤ 감전예방을 위해 충전배터리만 사용해야 한다.
④ 높낮이가 자동으로 조정되어야 한다.

38 495~496p

① 매트리스는 열을 발산하는 제품(찜질기 등)을 사용하지 않는다.
② 24시간 사용하는 복지용구이므로 사용 중에는 대상자 외에 다른 사람이 사용하지 않는다.
③ 하루 한 번은 정상 동작을 확인한다.
④ 매트리스는 흐르는 물로 씻거나 세탁하여 말린다.
⑤ 엉덩이 밑에 손을 넣어 매트리스 공기압을 확인한다.

39 496p

① 부착된 지퍼는 대상자와 신체적 접촉이 되지 않도록 감춰져 있어야 한다.
② 내부 충전재가 커버 밖으로 나오지 않아야 하며, 딱딱하지 않아야 한다.
③ 너무 미끄럽지 않아야 한다.
④ 커버는 분리해서 세척, 소독할 수 있어야 한다.

40 497~500p

① 침대 난간은 항상 올려놓아야 한다.
② 난간에 몸을 지탱하거나 잡고 움직이지 않는다.
③ 침대와 침대 난간을 고정하는 볼트 등은 항상 확인하여 흔들리지 않게 유지한다.
⑤ 부착된 식탁을 사용하지 않을 경우 안전하게 접어놓는다.

41 551p

42 552p

탈수 표시	
약하게	
• 손으로 약하게 짬 • 세탁기에서는 단시간에 짬	짜면 안 됨

43 552p

- 흰색 면직물 : 햇볕에 건조하는 것이 살균효과가 있다.
- 합성섬유 의류, 색상, 무늬가 있는 의류 : 햇볕에 말리면 변색될 수 있으므로 그늘에서 말린다.
- 니트류(스웨터 등) : 통기성이 좋은 곳에서 채반 등에 펴서 말린다.
- 청바지류 : 주머니 부분이 잘 마르고 색이 바래지 않게 뒤집어서 말린다. 이때 지퍼는 열어둔다.

건조 표시			
옷걸이	옷걸이	뉘어서	뉘어서
• 햇볕에 건조 • 옷걸이에 걸어서 건조	• 그늘에서 건조 • 옷걸이에 걸어서 건조	• 햇볕에 건조 • 뉘어서 건조	• 그늘에서 건조 • 뉘어서 건조

44 553p

다림질 표시 기호		
180~210℃	80~120℃	
180~210℃로 다림질	원단 위에 천을 덮고 80~120℃로 다림질	다림질 불가

45 673p

46 675〜676p

47 680p
양팔을 쭉 편 상태로 체중을 실어서 환자의 몸과 수직이
되도록 가슴을 압박한다.

48 679〜681p

의식 확인 ➡	도움 요청 ➡	호흡 확인 ➡	가슴 압박 ➡	자동심장충격기

49 682p
- 1패드 : 오른쪽 빗장뼈 아래에 부착한다.
- 2패드 : 왼쪽 젖꼭지 아래 중간 겨드랑선에 부착한다.
- 패드 부착 부위에 이물질이 있다면 제거하며, 패드와
심장충격기 본체가 분리되어 있는 경우 연결한다.

50 681〜683p

전원 켜기 ➡	패드 부착 ➡	심장리듬 분석 ➡	심장충격 시행 ➡	즉시 심폐소생술 시행